21 menus minceur
pour perdre du poids

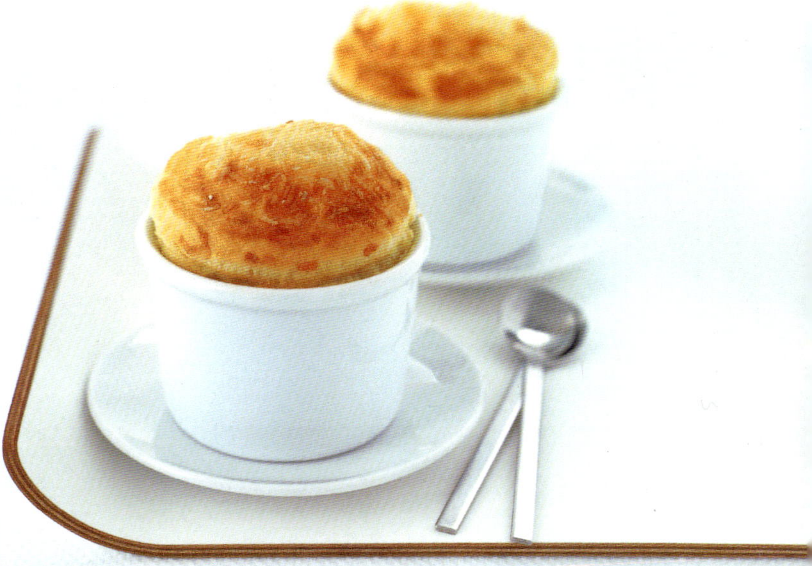

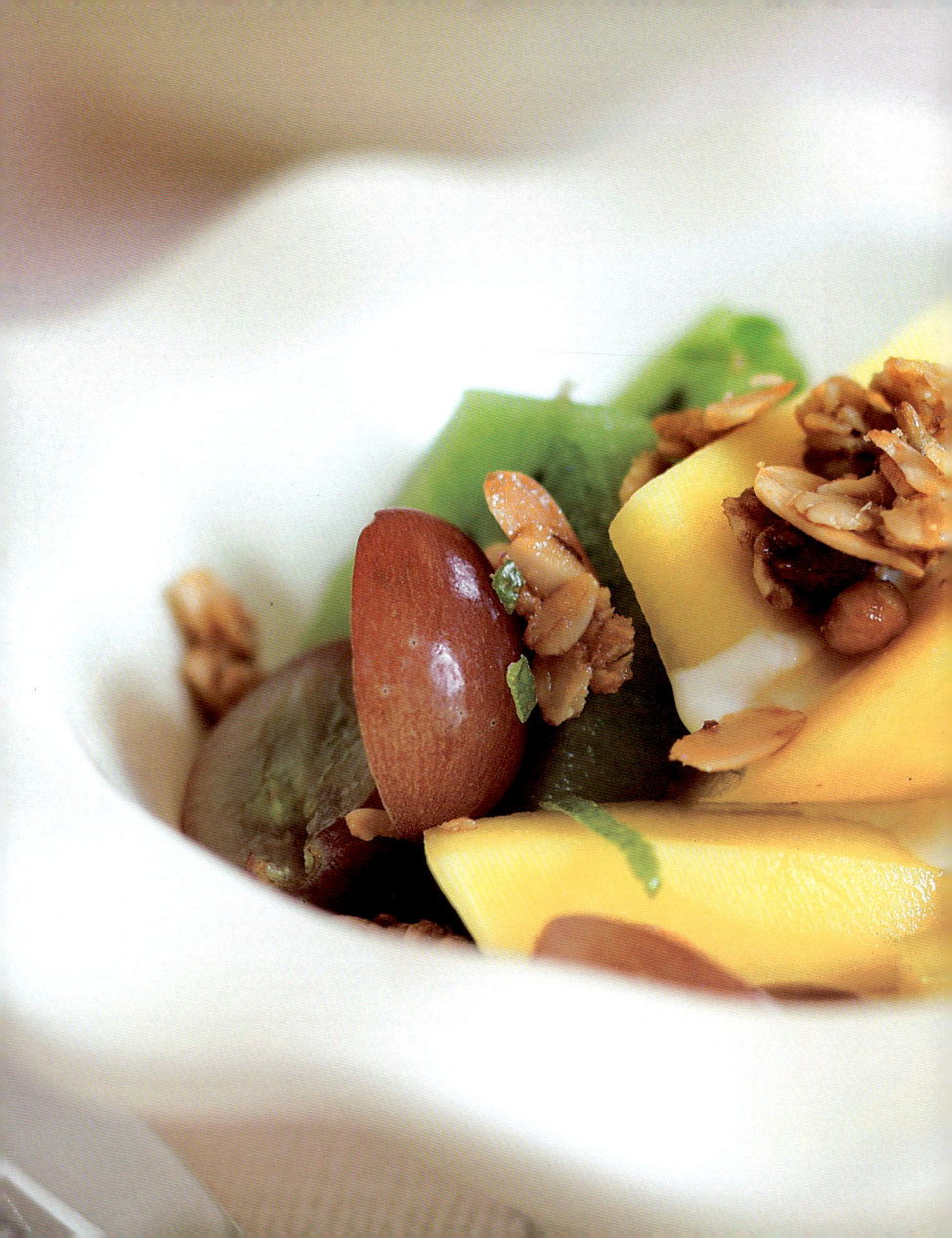

21 menus minceur
pour perdre du poids

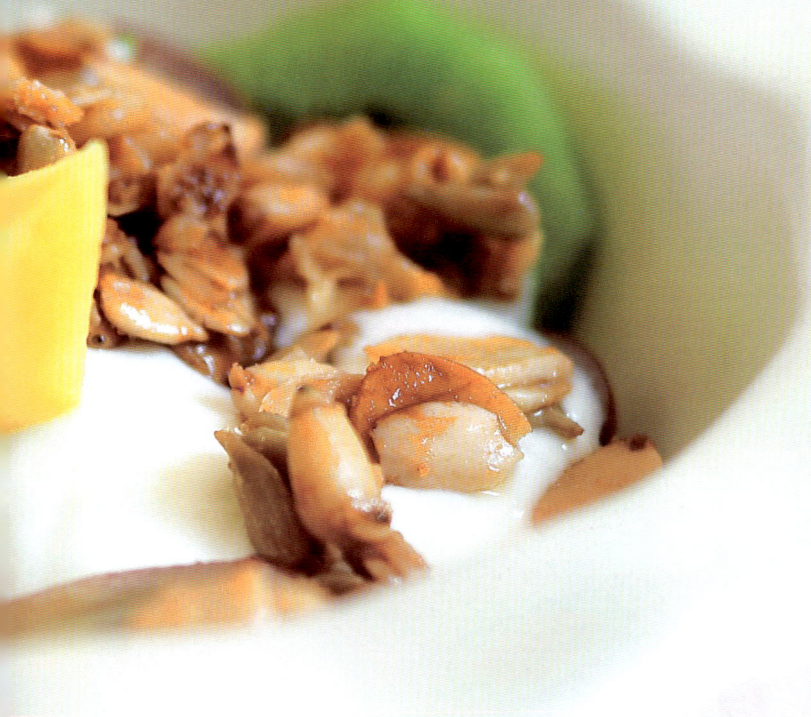

marabout

Publié pour la première fois en Grande-Bretagne en 2010 sous le titre *200 low calorie recipes*.

© 2010 Octopus Publishing Group Ltd.
© 2011 Hachette Livre (Marabout) pour la traduction et l'adaptation françaises.

Crédits photos © Octopus Publishing Group Ltd/ William Shaw, sauf les photos suivantes : Stephen Conroy pp. 55, 57, 61, 85, 153 ; Will Heap p. 162 ; David Munns p. 42 ; Emma Neish pp. 167, 173, 193, 199, 201, 203, 213, 215, 217, 221, 225, 227, 229, 231, 233 ; Lis Parsons pp. 17, 21, 83, 95, 97, 100, 103, 105, 107, 113, 117, 119, 123, 125, 129, 145, 149, 157, 161, 169, 177, 181, 195, 205, 209, 219, 223, 235 ; William Reavell pp. 29, 99, 109, 111, 115, 121, 141 ; Craig Robertson pp. 25, 33, 35, 47, 89, 93 ; Ian Wallace pp. 6, 14, 126, 190.

Les cuillerées à soupe et à café utilisées dans nos recettes correspondent aux volumes suivants :
1 c. à s. = 15 ml - 1 c. à c. = 5 ml

Traduit de l'anglais par Florence Raffy.
Mise en pages : les PAOistes.

Tous droits réservés. Toute reproduction ou utilisation de l'ouvrage sous quelque forme et par quelque moyen électronique, photocopie, enregistrement ou autre que ce soit est strictement interdite sans autorisation écrite de l'éditeur.

Pour l'éditeur, le principe est d'utiliser des papiers composés de fibres naturelles, renouvelables, recyclables et fabriquées à partir de bois issus de forêts qui adoptent un système d'aménagement durable. En outre, l'éditeur attend de ses fournisseurs de papier qu'ils s'inscrivent dans une démarche de certification environnementale reconnue.

ISBN : 978-2-501-06971-7
Dépôt légal : janvier 2011
40.6336.8/01
Imprimé en Espagne par Impresia-Cayfosa

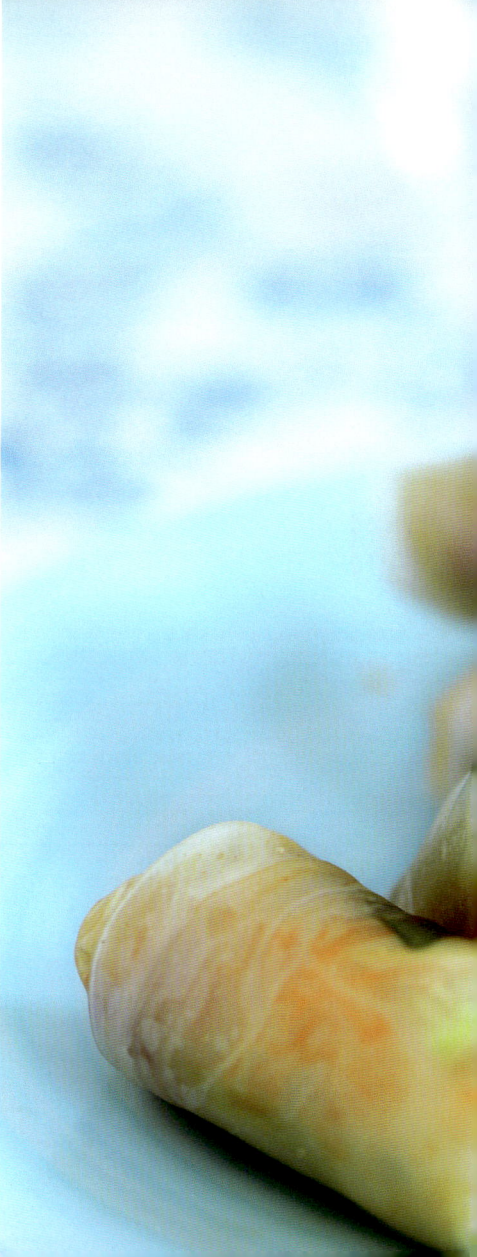

sommaire

introduction	6
7 jours de menus à 1 500 kcal / jour	14
petits déjeuners & brunchs	18
rapide & léger	44
plats minceur à moins de 400 kcal	102
plats minceur à moins de 300 kcal	128
desserts	164
gâteaux, biscuits & coupe-faim	190
annexe	236

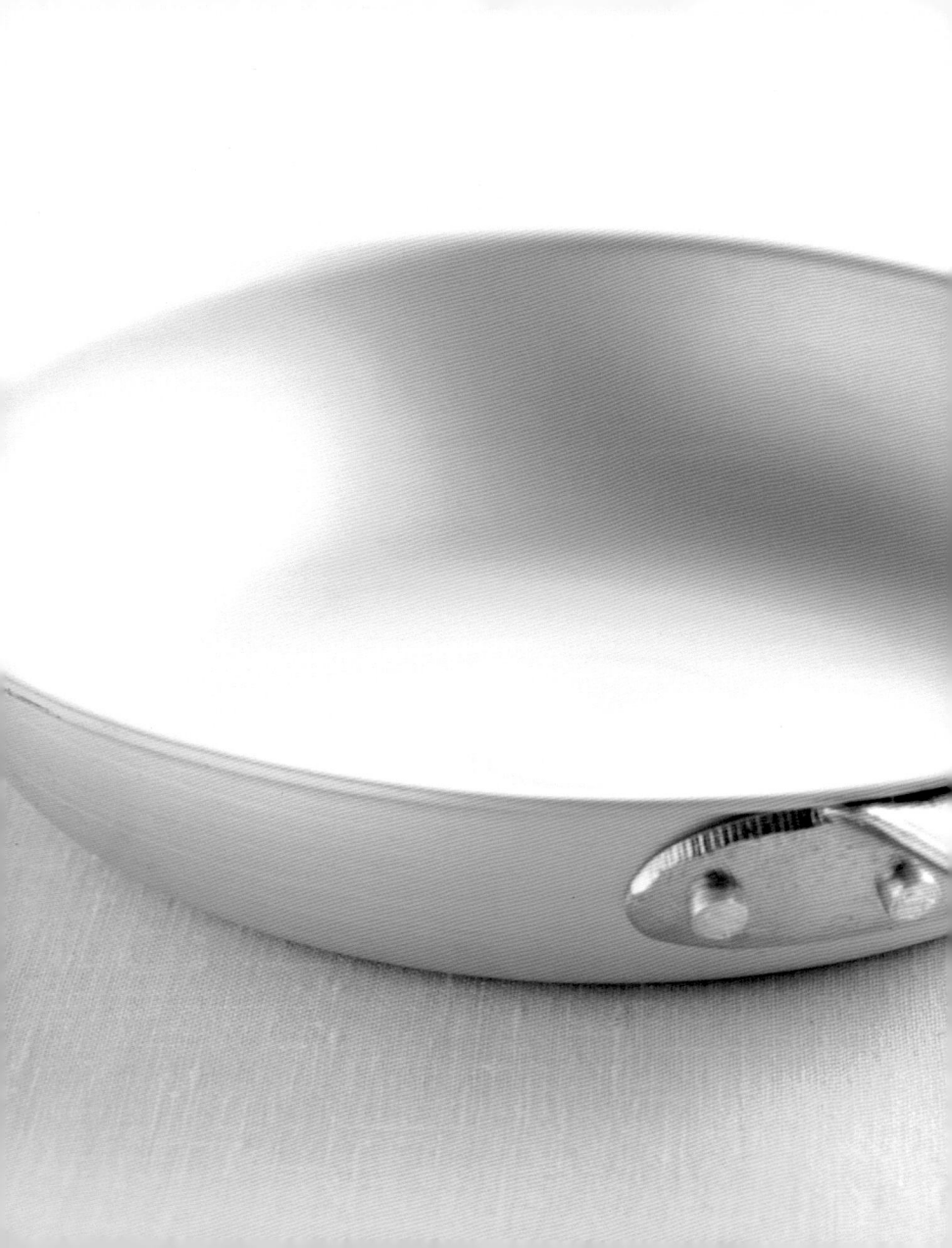

introduction

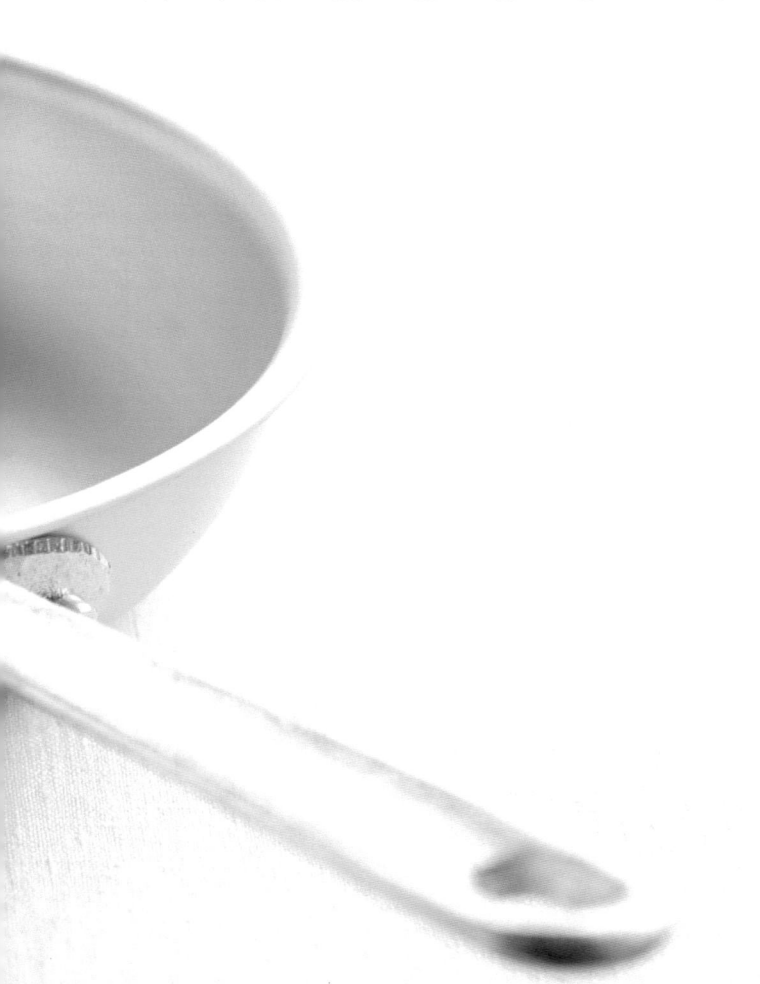

Il est difficile de résister aux nombreuses tentations gourmandes et la balance peut vite pencher du mauvais côté. Cependant, il est tout à fait possible d'assouvir sa gourmandise sans pour autant faire exploser son quota de calories.

Les personnes souhaitant perdre du poids trouveront dans cet ouvrage de nombreuses recettes délicieuses et peu caloriques mentionnant chacune le nombre de calories par personne. Les différentes recettes permettent de faire de vrais repas et sont conçues pour vous apprendre à équilibrer votre alimentation à long terme. Nous vous proposons également des recettes de gâteaux et de biscuits, mais leur consommation doit rester occasionnelle.

Les risques de l'obésité

En Occident, une femme sur deux et deux hommes sur trois présentent un problème de surpoids ou d'obésité. Le surpoids est non seulement source de complexes mais peut également être à l'origine de graves problèmes de santé, comme des maladies cardiaques, de l'hypertension ou du diabète.

Quant à l'obésité, elle représente un danger réel pour la santé. Il faut savoir que l'obésité est le deuxième facteur de risque en matière de cancer, juste derrière le tabac. De même, les femmes obèses sont davantage susceptibles de développer des complications pendant et après leur grossesse. Les personnes obèses ou en surpoids souffrent plus de maladies cardiovasculaires, de calculs biliaires, d'ostéoarthrite, d'hypertension et de diabète de type 2. Selon l'OMS, 300 millions de personnes seront atteintes de diabète de type 2 en 2025 à cause du problème de l'obésité.

Comment savoir si je suis en surpoids ?

L'indice de masse corporelle (IMC) est le meilleur moyen de savoir si l'on est ou non en surpoids. Il se calcule en divisant le poids par la taille au carré : IMC = poids (kg) ÷ taille $(m)^2$. Par exemple, si vous mesurez 1,70 m et pesez 70 kg, le calcul sera 70 ÷ (1,70 x 1,70) = 24,2. Comparez le chiffre obtenu avec la grille ci-dessous (ces chiffres ne sont valables que pour des adultes en bonne santé).

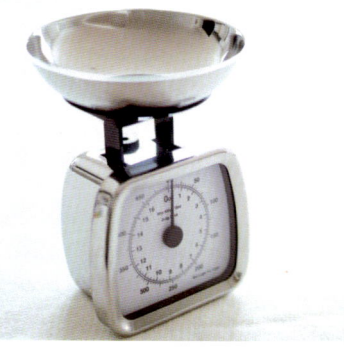

Moins de 20	Maigreur
20-25	Corpulence normale
25-30	Surpoids
Plus de 30	Obésité

Nous savons tous que l'une des principales causes de l'obésité est une alimentation trop riche en graisses animales et en produits sucrés.

Définition d'une calorie

Notre corps a besoin d'énergie pour vivre, grandir, se réchauffer et se déplacer. Nous tirons notre énergie des lipides, des glucides, des protéines et de l'alcool contenus dans les aliments et les boissons.

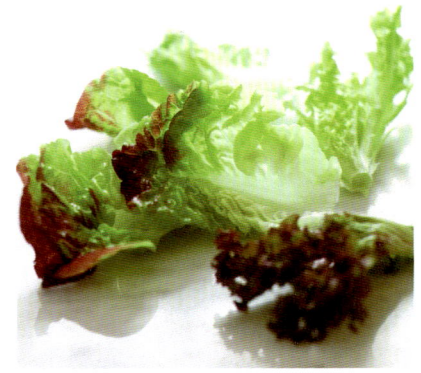

Une calorie (kcal), comme toute personne ayant fait un régime le sait, est l'unité servant à mesurer la valeur énergétique d'un aliment. Une calorie peut être scientifiquement définie comme la quantité de chaleur nécessaire pour élever 1 gramme d'eau de 14,5 °C à 15,5 °C. Une kilocalorie (kcal) correspond à 1 000 calories et c'est en fait aux kilocalories que nous pensons généralement lorsque nous parlons de calories. Les aliments ne contiennent pas tous le même nombre de calories. Par exemple, les glucides (sucre ou farine) contiennent 3,75 kcal par gramme, les protéines 4 kcal par gramme, les lipides 9 kcal par gramme et l'alcool 7 kcal par gramme. Ainsi, les lipides sont les plus énergétiques. À poids égal, ils contiennent deux fois plus de calories que les protéines ou les glucides et presque autant que l'alcool. La valeur énergétique d'un aliment ou d'une boisson dépend donc de sa quantité de glucides, lipides, protéines et d'alcool.

Les besoins caloriques

Les besoins caloriques sont variables d'une personne à l'autre, mais le poids est un bon indicateur pour savoir si vous mangez correctement. Le poids est déterminé par le nombre de calories absorbées par rapport au nombre de calories nécessaires pour notre métabolisme et nos dépenses physiques. Si vous absorbez plus de calories que vous n'en dépensez, vous allez commencer à grossir car l'énergie supplémentaire est stockée sous forme de graisse par le corps. En se basant sur notre mode de vie relativement sédentaire, les nutritionnistes conseillent aux femmes de consommer environ 2 000 calories (kcal) par jour et aux hommes environ 2 500. Bien sûr, la quantité d'énergie nécessaire dépend de votre niveau d'activité physique. Une personne plus active aura besoin de plus d'énergie pour conserver un poids stable.

Un mode de vie plus sain

Pour conserver un poids de forme, il faut dépenser autant d'énergie que nous en absorbons. Pour perdre du poids, il faut dépenser plus d'énergie que nous en consommons. L'exercice physique est donc un allié précieux des régimes. L'activité physique n'aide pas seulement à maigrir, elle permet également de diminuer l'appétit et a un effet positif sur le cœur et la tension, réduisant ainsi les risques de maladies cardiovasculaires.

Cependant, il n'est pas toujours évident de se motiver ou de trouver du temps pour faire du sport. Ainsi, le meilleur moyen d'augmenter son activité physique est de l'intégrer dans sa vie quotidienne, par exemple en vous rendant à pied ou en vélo à un rendez-vous plutôt qu'en voiture (surtout pour les petits trajets). Vous pouvez aussi pratiquer des loisirs qui permettent de remuer davantage comme le jardinage, ou bien opter pour les escaliers à la place de l'ascenseur.

En règle générale, un adulte devrait pratiquer cinq fois par semaine au moins 30 minutes d'activité physique modérée, comme une marche rapide. Les 30 minutes peuvent être morcelées si vous le souhaitez : 3 sessions de 10 minutes sont tout autant bénéfiques. Les enfants et les adolescents devraient effectuer au moins 60 minutes d'activité physique modérée par jour.

Certaines activités permettent de brûler plus d'énergie que d'autres. La liste suivante indique le nombre de calories dépensées par une personne de 60 kg en pratiquant ces activités pendant 30 minutes :

activité	énergie
Repassage	69 kcal
Ménage	75 kcal
Marche	99 kcal
Golf	129 kcal

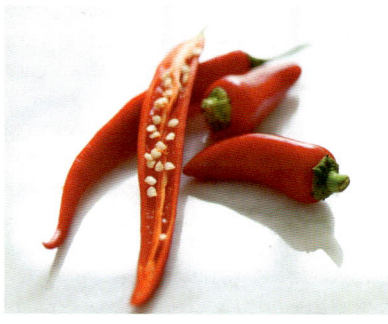

Marche rapide	150 kcal
Vélo	180 kcal
Aérobic	195 kcal
Nage	195 kcal
Course à pied	300 kcal
Sprint	405 kcal

Un changement durable

Le meilleur moyen de perdre du poids est d'adopter des habitudes alimentaires plus saines et faciles à suivre à long terme et pas seulement pendant un régime. Essayez de viser une perte de poids de 1 kilo par semaine pour perdre seulement de la graisse. Les personnes qui veulent maigrir trop vite et qui font des régimes draconiens perdent de la graisse et du muscle et risquent de reprendre rapidement le poids perdu. Pour une femme, l'objectif est de diminuer le nombre de calories à 1 500 kcal par jour pour perdre du poids, puis de consommer 2 000 kcal pour maintenir son poids de forme. La pratique régulière d'une activité physique sera également déterminante : plus vous brûlerez de calories, moins vous aurez besoin de faire un régime alimentaire.

Adopter une meilleure alimentation

Pour la plupart d'entre nous, il suffit d'adopter une alimentation plus équilibrée pour maigrir. Suivez ces quelques recommandations simples :

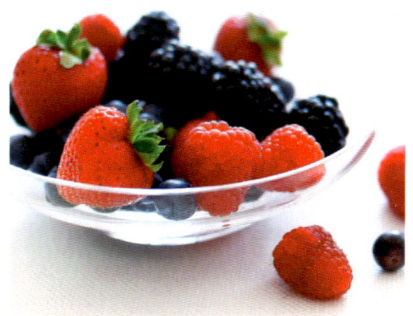

Mangez plus de féculents, comme le pain complet, les pommes de terre, le riz complet et les pâtes complètes. Si vous les préparez sans les noyer dans l'huile ou le beurre, ils permettront de diminuer les lipides et d'augmenter les fibres de votre alimentation. Essayez les muffins aux cranberries (page 26) ou les muffins au maïs et au bacon (page 36) pour un brunch, ou le riz sauvage jambalaya (page 110) pour dîner. N'hésitez pas à consommer de la farine, des pâtes ou du riz complets car ils sont assimilés plus lentement par le corps et vous donnent un sentiment de satiété plus durable.

Mangez plus de fruits et de légumes. Essayez de consommer au moins 5 portions de fruits et de légumes (sauf les pommes de terre) par jour. Tant que vous n'ajoutez pas de matières grasses à vos fruits et légumes sous forme de crème, beurre ou huile, ce changement d'alimentation va vous permettre de diminuer les lipides absorbés et d'augmenter votre quantité de fibres et de vitamines. Vous pouvez commencer par un milk-shake d'été aux fruits (page 20) au petit déjeuner ou une piperade au pastrami (page 34) pour un brunch. Essayez le délicieux et sain gaspacho (page 48) ou la caponata (page 78) pour savourer tous les parfums de la Méditerranée. Qui a dit que les légumes étaient tristes et insipides ?

Mangez moins d'aliments sucrés de type biscuits, gâteaux ou barres chocolatées. Vous diminuerez ainsi le nombre de calories absorbées. Si vous avez envie de manger du sucré, optez de préférence pour des fruits frais.

Réduisez la quantité de matières grasses dans votre alimentation pour diminuer les calories. Les versions allégées des produits laitiers, comme le lait écrémé ou les yaourts à 0 %, ne signifient pas forcément que vos plats n'auront pas de goût, comme en témoignent les lasagnes légères (page 112). Des versions allégées existent pour la plupart des produits laitiers, y compris le lait, le fromage, la crème fraîche, le yaourt et même la crème liquide et le beurre.

Choisissez des morceaux de viande maigre, comme le bacon au lieu des lardons, les blancs de poulet au lieu des cuisses ou le rumsteck plutôt que l'entrecôte. Retirez le gras de la viande avant de la faire cuire et évitez la friture – préférez la cuisson au gril ou au four. Le poisson est naturellement pauvre en matières grasses. Le saumon, les sardines et le maquereau contiennent des graisses excellentes pour l'organisme.

Astuces simples pour réduire les calories

Il est difficile de faire un régime sur le long terme sans craquer. Voici quelques astuces qui vous permettront de tenir plus facilement :

• Servez des petites parts. Si vous n'êtes pas rassasié après avoir mangé, vous pourrez toujours vous resservir.

• Ne remplissez pas trop les plats de service car vous serez tenté de vous resservir même si vous n'avez plus faim.

• Mangez lentement et prenez le temps de savourer. Vous serez certainement satisfait après avoir mangé votre plat. Si

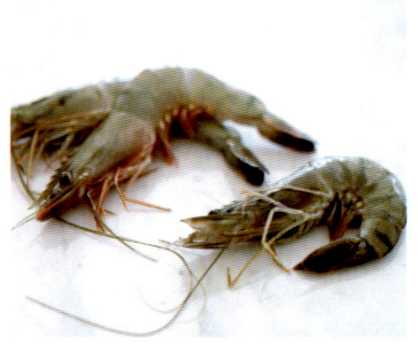

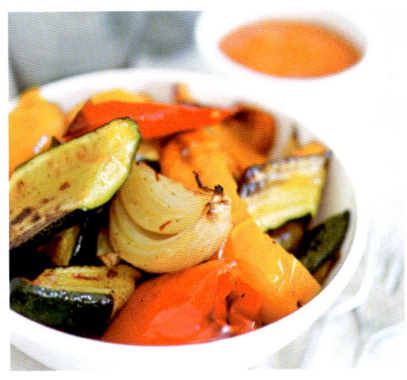

vous avalez votre repas à toute vitesse, vous risquez d'avoir encore faim.
- Prenez le temps de préparer des plats appétissants. Ce n'est pas parce que vous êtes au régime que vos plats doivent manquer de saveur. Vous aurez davantage de plaisir en mangeant un plat que vous appréciez vraiment et vous aurez moins tendance à rechercher du réconfort dans un paquet de chips ou une barre chocolatée.
- Planifiez vos repas à l'avance pour être sûr d'avoir les ingrédients nécessaires. Ce n'est pas en regardant ce que vous avez dans vos placards au moment où vous avez faim que vous préparerez un repas équilibré.
- Ayez toujours de quoi grignoter des aliments bons et sains lorsque vous avez besoin de réconfort. Vous ne serez pas tenté de succomber à une barre chocolatée si vous avez autre chose à manger.

Remarque importante sur le calcul des calories

Toutes les recettes de ce livre indiquent le nombre de calories (kcal) par portion. Les chiffres sont basés sur l'utilisation de produits laitiers allégés. Il est donc important de choisir du lait écrémé ou du yaourt à 0 % en faisant vos courses. Nos recettes sont également réalisées avec des morceaux de viande peu gras et vous devez donc retirer le maximum de gras visible et la peau du poulet. N'oubliez pas de tenir compte du nombre de personnes indiquées pour chaque recette et de diviser les quantités si nécessaire pour connaître le nombre de calories consommées.

Savourez !

Par-dessus tout, amusez-vous à tester les délicieuses recettes de cet ouvrage pour découvrir de nouvelles saveurs. Ne considérez pas que votre régime vous prive de vos aliments préférés, mais plutôt qu'il est un pas vers un nouveau mode de vie. Non seulement vous perdrez du poids et gagnerez en assurance, mais ce régime sera bénéfique pour votre santé. Sans compter que vous aurez des cheveux, des ongles et un teint plus beaux et plus resplendissants que jamais.

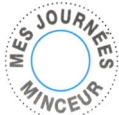

7 jours de menus...

Si votre objectif est de perdre du poids, votre apport calorique journalier ne doit pas dépasser 1 500 calories.

Les menus que nous vous proposons sont des idées de repas à préparer lorsque vous voulez perdre du poids. Vous pouvez vous en inspirer pour composer vos propres menus avec les recettes de ce livre.

Vous trouverez dans cet ouvrage des recettes gourmandes et peu caloriques pour tous les goûts. Vous verrez qu'il ne s'agit pas d'un régime restrictif qui interdit tous vos aliments préférés. Variez les petits déjeuners : prenez un granola aux fruits (jour 3) un jour de semaine où vous êtes pressé et préparez des asperges au saumon fumé (jour 7) pour le brunch du dimanche. Emportez des muffins au cassis et aux amandes (jour 4) pour tenir le coup entre le repas du midi et le dîner, et préparez-vous un bon petit plat pour le soir en rentrant du travail.

Le nombre de calories est indiqué pour chaque recette. Ainsi, faites votre menu, comptez les calories pour la journée et ajustez si nécessaire... sans dépasser les 1 500 calories !

Jour 1 / 1 507 kcal

Petit déjeuner
1 yaourt passion noisettes **348 kcal** (p. 24)
+ 1 tranche de pain complet beurré **118 kcal**

Déjeuner
dip au poivron et aux oignons **60 kcal** (p. 100)
+ 200 g de bâtonnets de concombre et de carotte **40 kcal**
+ lentilles vertes au saumon **382 kcal** (p. 122)
+ 250 g d'ananas frais **100 kcal**

En-cas
milk-shake d'été aux fruits **89 kcal** (p. 20)

Dîner
caponata **90 kcal** (p. 78)
+ 2 frittatas courgettes-menthe **200 kcal** (p. 80)
+ granité au pamplemousse et au gingembre **80 kcal** (p. 182, variante)

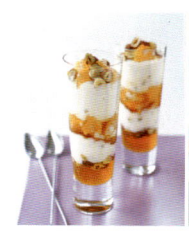
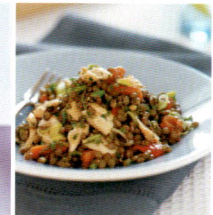

…à 1 500 kcal / jour

Jour 2 / 1 506 kcal

Petit déjeuner
piperade au pastrami **186 kcal** (p. 34)
+ pain moulé à la feta et aux herbes **118 kcal** (p. 228)

Déjeuner
moules au gingembre **230 kcal** (p. 148)
+ saint-jacques et purée de haricots **293 kcal** (p. 146)
+ assiette de pamplemousse rose et figues (250 g) **100 kcal**

En-cas
1 fromage blanc à 0 % (100 g) **40 kcal**
+ 200 g de framboises **50 kcal**

Dîner
4 rouleaux au crabe et aux nouilles **199 kcal** (p. 74)
+ 1 brochette de bœuf **140 kcal** (p. 134)
+ 1 part de gâteau ricotta-prunes-amandes **150 kcal** (p. 170)

Jour 3 / 1 500 kcal

Petit déjeuner
granola aux fruits **246 kcal** (p. 22)

Déjeuner
saint-jacques aux asperges **248 kcal** (p. 62)
+ langoustines au tamarin **122 kcal** (p. 152)
+ salade d'oranges à la fleur d'oranger (200 g) **100 kcal**

En-cas
25 g de pain complet **60 kcal**
+ 1 fromage fondu allégé (type Vache qui rit allégé) **30 kcal**

Dîner
gaspacho **135 kcal** (p. 48)
+ saumon edamame et céleri-rave **399 kcal** (p. 118)
+ 1 part de cheese-cake à la vanille **160 kcal** (p. 178)

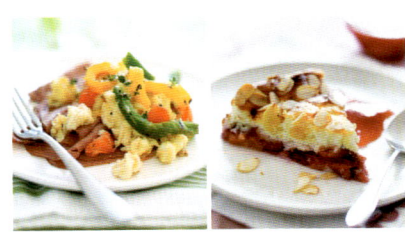
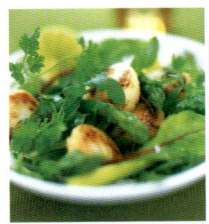
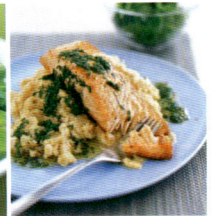

Jour 4 / 1 501 kcal

Petit déjeuner
crêpes légères **150 kcal** (p. 32)
+ 125 g de myrtilles **48 kcal**
+ 1 yaourt nature velouté à 0 % **40 kcal**

Déjeuner
lasagnes légères **340 kcal** (p. 112)
+ 1 kiwi **53 kcal**

En-cas
2 muffins au cassis et aux amandes
153 kcal x 2 (p. 194)

Dîner
salade haricots verts et asperges
285 kcal (p. 92)
+ 2 brochettes de poulet tikka
179 kcal (p. 138)
+ mangue et coulis de fruits
de la passion (250 g) **100 kcal**

Jour 5 / 1 497 kcal

Petit déjeuner
milk-shake au lait de soja et
à la mangue **89 kcal** (p. 20, variante)
+ 2 muffins aux cranberries
172 kcal x 2 (p. 26)

Déjeuner
émincé de champignons de Paris frais
+ 1 c. à c. de jus de citron + 1 c. à c.
d'huile d'olive **60 kcal**
+ homard aux échalotes et au vermouth
275 kcal (p. 154)
+ parfait rhubarbe-gingembre
110 kcal (p. 184)

En-cas
1 scone olives-tomates séchées
198 kcal (p. 42)

Dîner
granité de melon et jambon cru
125 kcal (p. 86)
+ tortilla aux pommes de terre
et aux oignons **296 kcal** (p. 94)

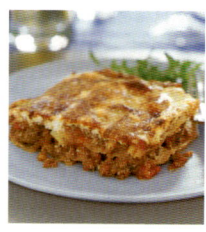
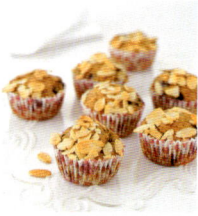
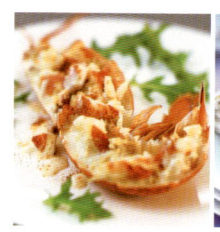
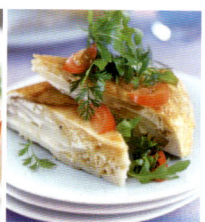

Jour 6 / 1 503 kcal

Petit déjeuner
2 barres aux céréales **156 kcal x 2** (p. 28)
+ 1 orange pressée **45 kcal**

Déjeuner
1 barquette de laitue au crabe
50 kcal (p. 68)
+ haddock aux œufs pochés
397 kcal (p. 114)
+ 1 kiwi **50 kcal**

En-cas
1 triangle de pommes de terre au thym
91 kcal (p. 224)
+ 1 clémentine **30 kcal**

Dîner
soupe de haricots blancs au bacon
136 kcal (p. 52)
+ saint-jacques et sauce au yaourt
217 kcal (p. 150)
+ 1 verrine myrtilles-mascarpone
175 kcal (p. 188)

Jour 7 / 1 502 kcal

Petit déjeuner
asperges au saumon fumé
150 kcal (p. 38)
+ pain aux olives et halloumi
189 kcal (p. 234)

Déjeuner
aubergines au four et tzatziki
325 kcal (p. 124)
+ 1 brochette de lotte à la thaïe
192 kcal (p. 142)
+ 200 g de fraises des bois **50 kcal**

En-cas
1 flapjack à la mangue **219 kcal** (p. 202)

Dîner
soupe miso aux crevettes **57 kcal** (p. 54)
+ gratin betterave-potiron au chèvre
230 kcal (p. 156)
+ salade de fruits frais (200 g) **90 kcal**

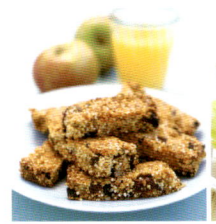
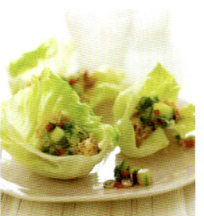
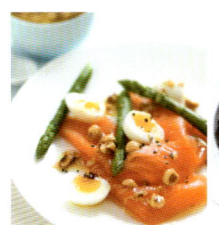
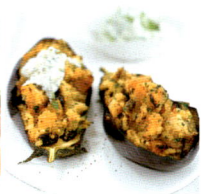

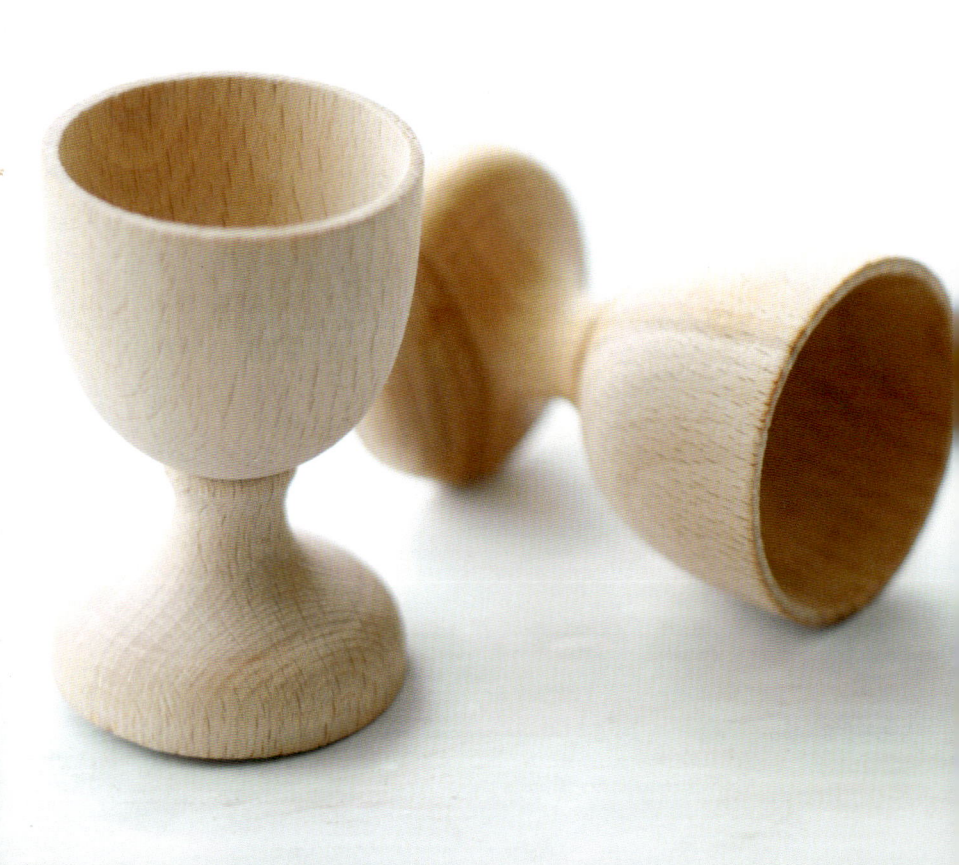

petits déjeuners & brunchs

milk-shake d'été aux fruits

Par verre **89 kcal**
Pour **2 verres de 300 ml**
Préparation **2 minutes**

1 **pêche** mûre, coupée en deux, dénoyautée et coupée en morceaux
150 g de **fraises**
150 g de **framboises**
200 ml de **lait écrémé**
glaçons

Mettez les morceaux de pêche, les fraises et les framboises dans le bol d'un blender ou d'un robot. Mixez pour obtenir un mélange lisse en raclant les parois du bol si nécessaire.

Ajoutez le lait et mixez de nouveau jusqu'à ce que le mélange soit onctueux et mousseux. Mettez les glaçons dans 2 grands verres et versez le milk-shake.

Pour un milk-shake au lait de soja et à la mangue, remplacez la pêche, les fraises et les framboises par 1 grosse mangue mûre et le jus de 1 orange. Mixez les fruits comme ci-dessus puis ajoutez 200 ml de lait de soja. Mixez de nouveau. Mettez les glaçons dans 2 grands verres et versez le milk-shake.

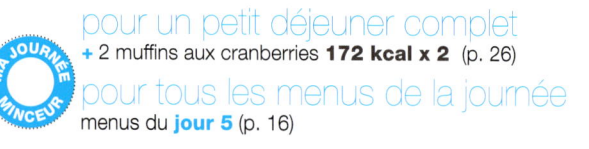

pour un petit déjeuner complet
+ 2 muffins aux cranberries **172 kcal x 2** (p. 26)

pour tous les menus de la journée
menus du **jour 5** (p. 16)

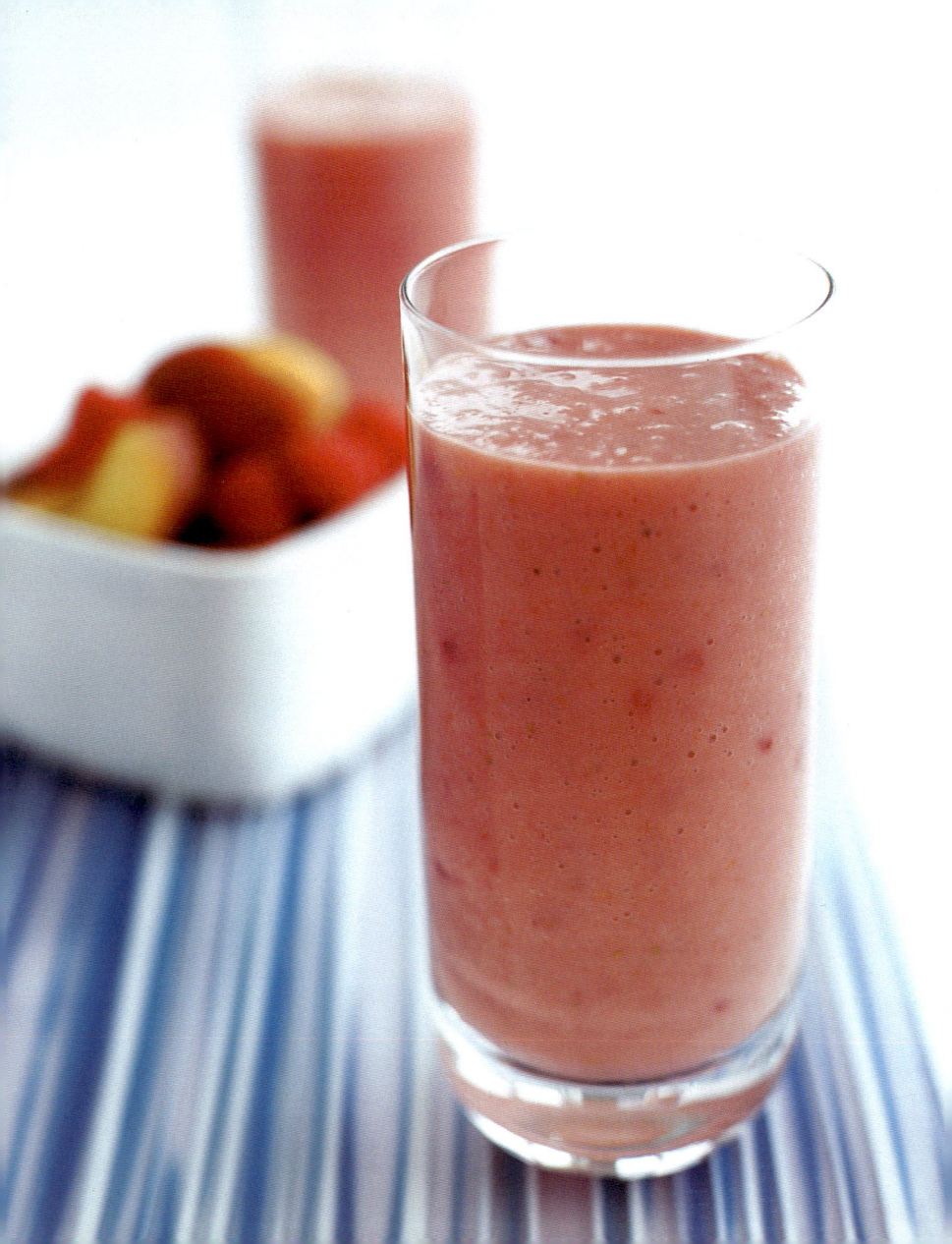

granola aux fruits

Par personne **246 kcal**
Pour **6 personnes**
Préparation **20 minutes**
 + refroidissement
Cuisson **5 à 8 minutes**

2 c. à s. d'**huile d'olive**
2 c. à s. de **sirop d'érable**
40 g d'**amandes** effilées
40 g de **pignons de pin**
25 g de **graines de tournesol**
25 g de **flocons d'avoine**
375 g de **yaourt nature à 0 %**

Salade de fruits
1 petite grappe de **raisins rouges**
1 **mangue** dénoyautée, pelée et coupée en tranches
2 **kiwis** pelés et coupés en tranches
le **zeste** râpé et le **jus** de 1 **citron vert**

Faites chauffer l'huile d'olive dans une poêle munie d'un manche en métal. Ajoutez le sirop d'érable, les amandes, les pignons de pin, les graines de tournesol et les flocons d'avoine. Mélangez.

Enfournez la poêle dans un four préchauffé à 180 °C et faites cuire 5 à 8 minutes en remuant à mi-cuisson pour ramener les bords dorés au centre jusqu'à ce que le mélange soit uniformément grillé.

Laissez le granola refroidir et mettez-le dans un récipient hermétique. Le granola doit être consommé dans les 10 jours.

Préparez la salade de fruits. Coupez les grains de raisin en deux. Mélangez les fruits avec le zeste et le jus de citron vert. Répartissez la salade de fruits dans des bols et ajoutez sur le dessus quelques cuillerées de yaourt nature et de granola.

Pour une compote de fruits rouges à servir avec le granola à la place de la salade de fruits, mettez 150 g de framboises, 150 g de fraises et 150 g de myrtilles dans une casserole avec le zeste râpé et le jus de 1 citron. Faites chauffer à feu doux jusqu'à ce que les fruits commencent à cuire et que les myrtilles éclatent. Sucrez avec du miel. Servez avec le granola et le yaourt comme ci-dessus.

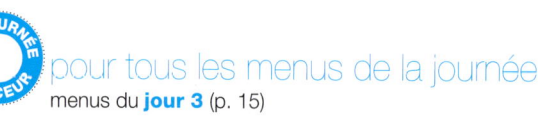

pour tous les menus de la journée
menus du **jour 3** (p. 15)

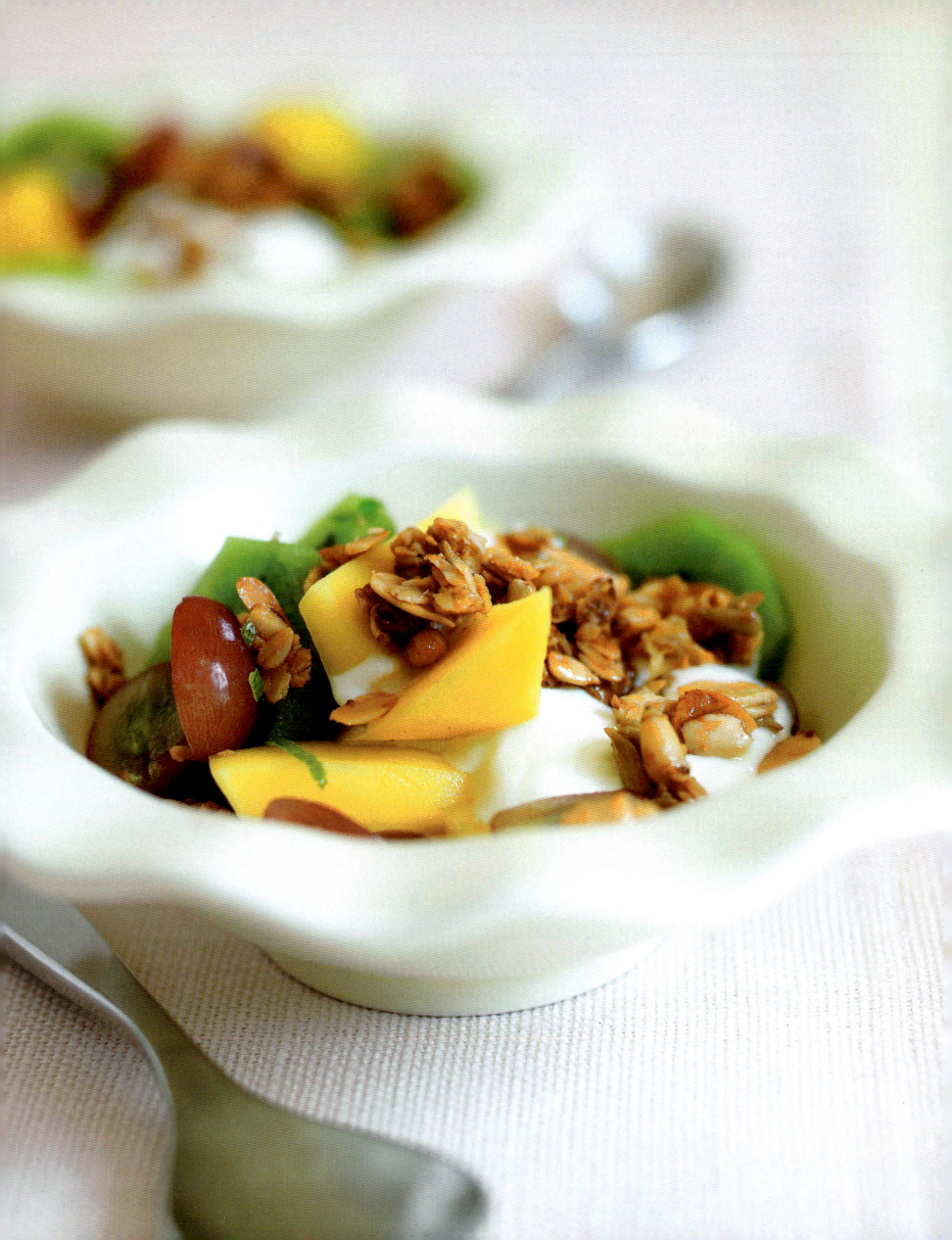

yaourts passion noisettes

Par portion **348 kcal**
Pour **2 personnes**
Préparation **5 minutes**
  + refroidissement

2 **fruits de la passion**
250 ml de **yaourt nature à 0 %**
4 c. à s. de **miel** liquide
50 g de **noisettes** grillées et grossièrement hachées
4 **clémentines** pelées et coupées en dés

Coupez les fruits de la passion en deux et mettez la chair dans un saladier. Ajoutez le yaourt et mélangez délicatement.

Mettez 2 cuillerées à soupe de miel au fond de 2 grands verres étroits et parsemez avec la moitié des noisettes. Versez la moitié du yaourt dessus et ajoutez la moitié des morceaux de clémentines sur le yaourt.

Superposez de nouvelles couches de la même façon en gardant quelques noisettes pour décorer. Saupoudrez le reste de noisettes sur le dessus et placez au réfrigérateur jusqu'au moment de servir.

Pour des yaourts aux fruits de la passion, noix de coco et fraises, faites tremper 2 cuillerées à soupe de noix de coco râpée dans 4 cuillerées à soupe de lait écrémé. Mélangez les fruits de la passion et le yaourt comme ci-dessus puis incorporez la noix de coco. Formez les couches comme ci-dessus en supprimant les noisettes et en remplaçant les clémentines par 100 g de fraises coupées en morceaux.

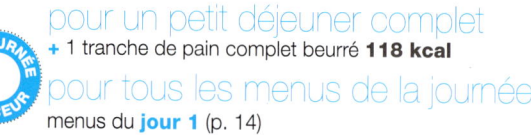

pour un petit déjeuner complet
+ 1 tranche de pain complet beurré **118 kcal**
pour tous les menus de la journée
menus du **jour 1** (p. 14)

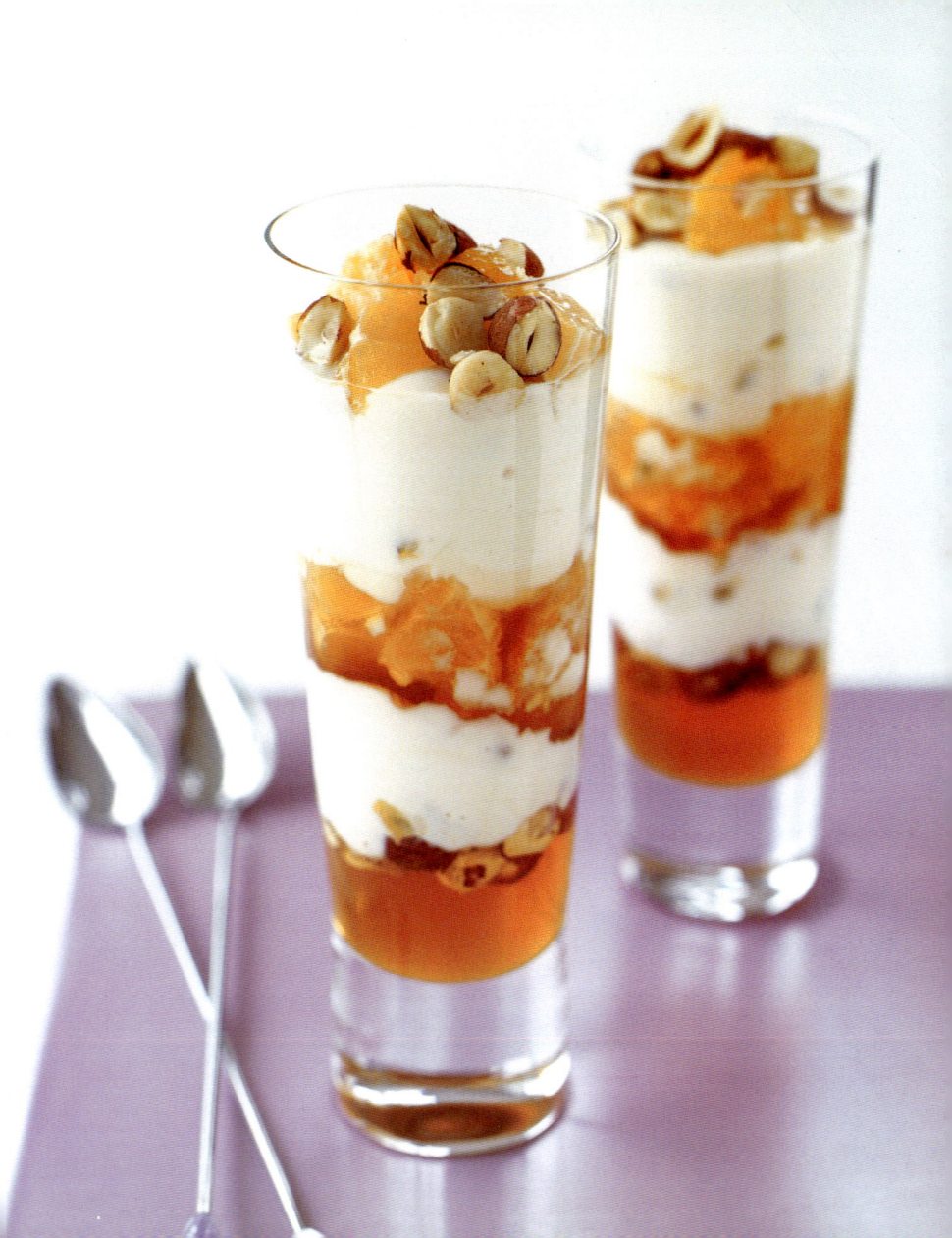

muffins aux cranberries

Par muffin **172 kcal**
Pour **12 muffins**
Préparation **10 minutes**
Cuisson **20 minutes**

150 g de **farine de blé** type 55
150 g de **farine avec levure incorporée**
1 c. à s. de **levure chimique**
65 g de **sucre muscovado** clair
50 g de **gingembre confit** finement haché
100 g de **cranberries** séchées
1 **œuf**
250 ml de **lait écrémé**
4 c. à s. d'**huile végétale**

Placez 12 caissettes en papier dans une plaque de 12 muffins. Tamisez les farines et la levure dans un saladier. Incorporez le sucre, le gingembre et les cranberries.

Fouettez l'œuf, le lait et l'huile dans un autre saladier et ajoutez-les au mélange précédent. Mélangez juste assez pour incorporer les farines car la pâte doit rester grumeleuse.

Répartissez la pâte dans les moules en la déposant au centre des caissettes. Faites cuire dans un four préchauffé à 200 °C pendant 18 à 20 minutes jusqu'à ce que les muffins soient dorés et gonflés. Posez-les sur une grille et servez-les tièdes.

Pour des muffins aux abricots secs et à l'orange, remplacez la farine de blé par 150 g de farine complète. Remplacez les cranberries par 100 g d'abricots secs coupés en dés et supprimez le gingembre confit. Incorporez le zeste finement râpé de 1 orange à la pâte puis faites cuire les muffins comme ci-dessus.

pour un petit déjeuner complet
+ milk-shake au lait de soja et à la mangue **89 kcal** (p. 20, variante)

pour tous les menus de la journée
menus du **jour 5** (p. 16)

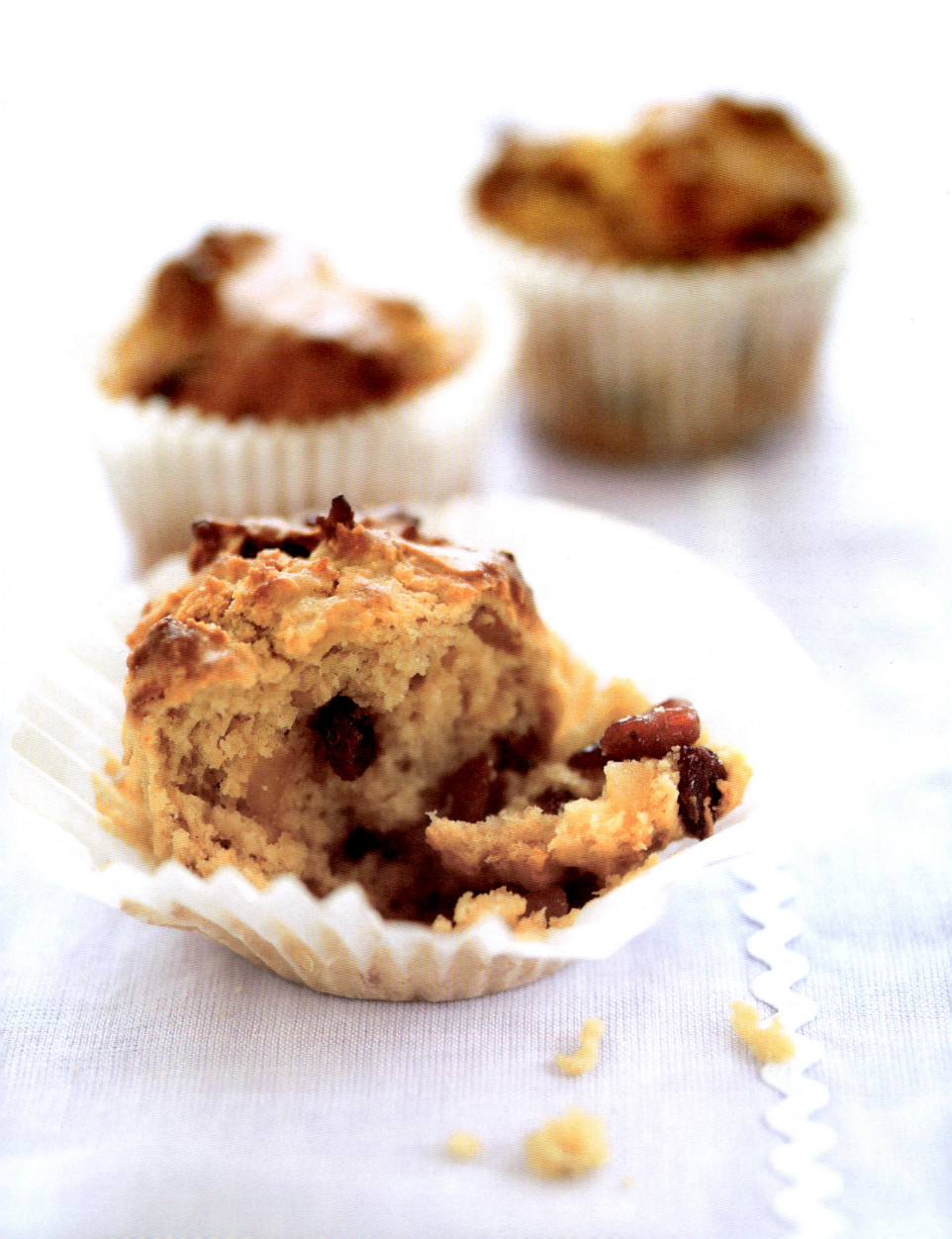

barres aux céréales

Par barre **156 kcal**
Pour **16 barres**
Préparation **10 minutes**
  + refroidissement
Cuisson **35 minutes**

100 g de **beurre** ramolli
25 g de **sucre muscovado** clair
2 c. à s. de **golden syrup** (au rayon des produits britanniques)
125 g de **flocons de millet**
50 g de **quinoa**
50 g de **cerises séchées** ou de **cranberries séchées**
75 g de **raisins secs**
25 g de **graines de tournesol**
25 g de **graines de sésame**
25 g de **graines de lin**
40 g de **noix de coco** râpée
2 **œufs** légèrement battus

Beurrez un moule rectangulaire de 28 x 20 cm. Mélangez le beurre, le sucre et le golden syrup jusqu'à ce que le mélange devienne crémeux.

Ajoutez le reste des ingrédients et mélangez bien. Versez dans le moule et égalisez la surface avec le dos d'une cuillère.

Faites cuire dans un four préchauffé à 180 °C pendant 35 minutes jusqu'à ce que le dessus soit bien doré. Laissez refroidir dans le moule.

Démoulez sur une planche en bois et découpez délicatement 16 barres avec un couteau à pain.

Pour des barres aux céréales exotiques, préparez la recette comme ci-dessus, en remplaçant les cerises ou les cranberries séchées par 50 g d'ananas séché coupé en dés et les raisins secs par 75 g de mangue séchée coupée en dés.

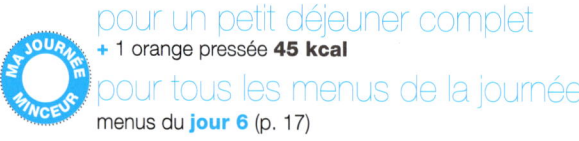

pour un petit déjeuner complet
+ 1 orange pressée **45 kcal**

pour tous les menus de la journée
menus du **jour 6** (p. 17)

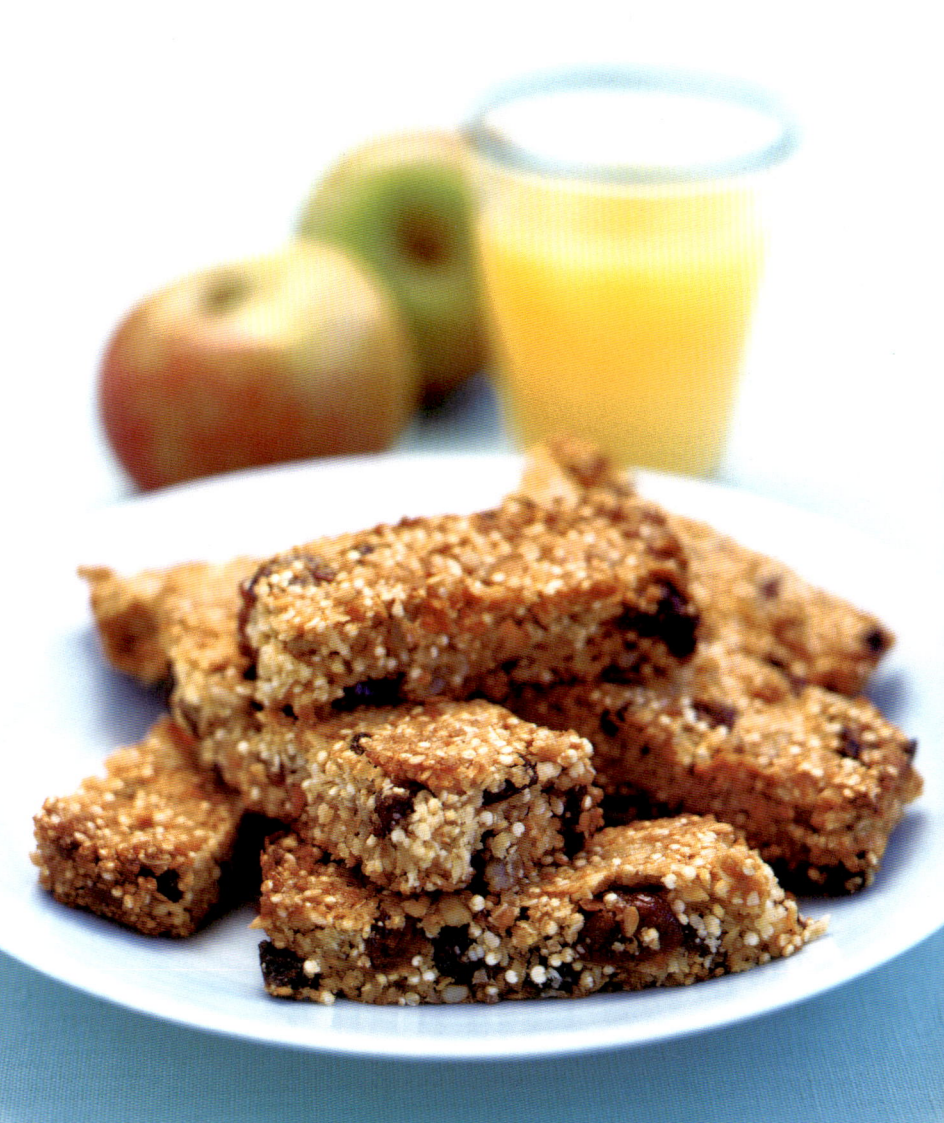

muffins à la vanille

Par muffin **198 kcal**
Pour **12 muffins**
Préparation **10 minutes**
 + refroidissement
Cuisson **20 minutes**

1 **gousse de vanille**
200 ml de **lait écrémé**
325 g de **farine avec levure incorporée**
1 c. à s. de **levure chimique**
125 g de **sucre en poudre**
2 **œufs**
4 c. à s. d'**huile végétale**
200 ml de **yaourt nature à 0 %**
sucre glace
 pour saupoudrer

Tapissez les moules d'une plaque de 12 muffins de papier sulfurisé. Fendez la gousse de vanille en deux à l'aide d'un couteau pointu et mettez-la dans une petite casserole avec 100 ml de lait. Portez à ébullition et retirez du feu dès que le lait commence à bouillir. Laissez refroidir quelques instants. Retirez la gousse de vanille et grattez les graines avec une cuillère à café. Mélangez-les au lait et jetez la gousse.

Tamisez la farine et la levure dans un saladier puis incorporez le sucre. Dans un autre saladier, fouettez les œufs, l'huile, le yaourt, le lait vanillé et le reste de lait, puis incorporez-les à la farine sans trop mélanger.

Répartissez la pâte dans les moules à muffins et faites cuire dans un four préchauffé à 200 °C pendant 20 minutes environ jusqu'à ce que les muffins soient bien gonflés et dorés. Démoulez sur une grille et saupoudrez de sucre glace. Servez les muffins tièdes.

Pour des muffins à la cannelle, faites infuser la vanille dans le lait comme ci-dessus, en ajoutant 1 bâton de cannelle. Laissez le lait refroidir complètement avant de retirer la vanille et la cannelle. Terminez la recette comme ci-dessus. Mélangez 1 cuillerée à soupe de sucre roux et 1 cuillerée à café de cannelle en poudre. Saupoudrez les muffins de ce sucre à la cannelle juste avant de les faire cuire.

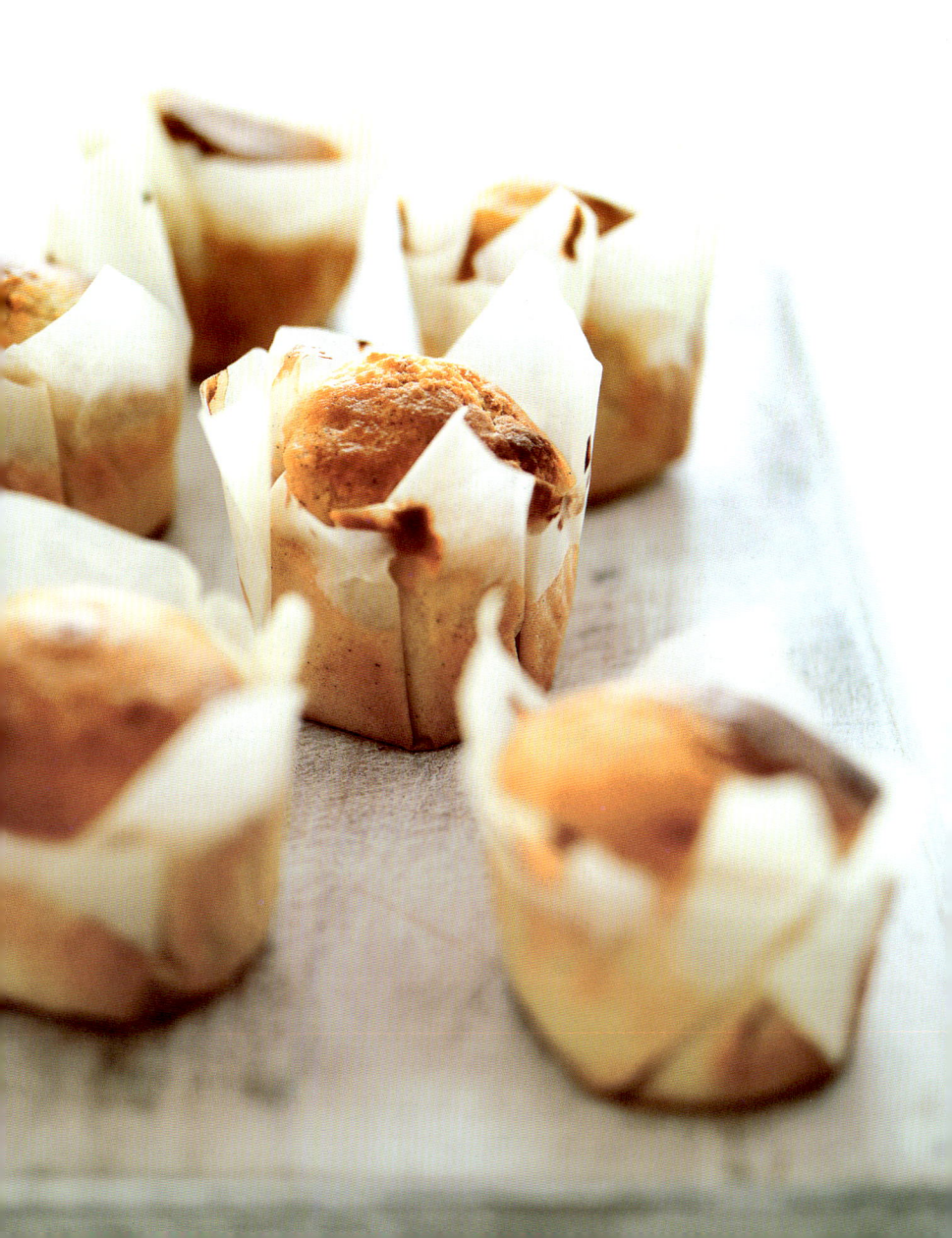

crêpes légères

Par portion **150 kcal**
(2 crêpes)
Pour **4 personnes**
Préparation **10 minutes**
 + repos
Cuisson **20 minutes**

125 g de **farine bise**
 ou **complète**
1 **œuf**
300 ml de **lait écrémé**
 (un peu plus pour la farine complète)
1 c. à c. d'**huile végétale**
 + un peu pour la cuisson

Idées de garniture
dés de fruits frais
dés de pommes, **raisins secs** et **cannelle moulue**
cottage cheese
fromage frais
 (type St-Môret)
confiture ou **compote**

Tamisez la farine dans un saladier à l'aide d'une passoire fine. Si vous utilisez de la farine complète, remettez le son resté dans la passoire.

Battez l'œuf, le lait et l'huile ensemble, puis mélangez-les progressivement avec la farine. Remuez pour obtenir une pâte lisse et sans grumeaux. Laissez reposer 20 minutes puis remuez de nouveau.

Faites chauffer une poêle antiadhésive. Versez un peu d'huile ou vaporisez-la avec un spray. Lorsque l'huile est chaude, versez 2 cuillerées à soupe de pâte dans la poêle pour napper le fond en une fine couche. Faites cuire la crêpe 2 minutes jusqu'à ce que le dessous soit doré puis retournez-la à l'aide d'une spatule. Faites cuire l'autre face 1 minute environ.

Pendant la cuisson des autres crêpes, réservez les crêpes au four chaud en les empilant sur une assiette. La pâte permet de réaliser 8 crêpes. Servez les crêpes avec la garniture de votre choix.

Pour une garniture aux fraises et au citron vert
à servir avec les crêpes, écrasez grossièrement le zeste et le jus de 1 citron vert, 150 g de fraises lavées et 2 cuillerées à café de miel. Ajoutez un peu de miel en plus si nécessaire et servez avec les crêpes.

pour un petit déjeuner complet
+ 125 g de myrtilles **48 kcal**
+ 1 yaourt nature velouté à 0 % **40 kcal**

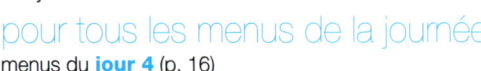

pour tous les menus de la journée
menus du **jour 4** (p. 16)

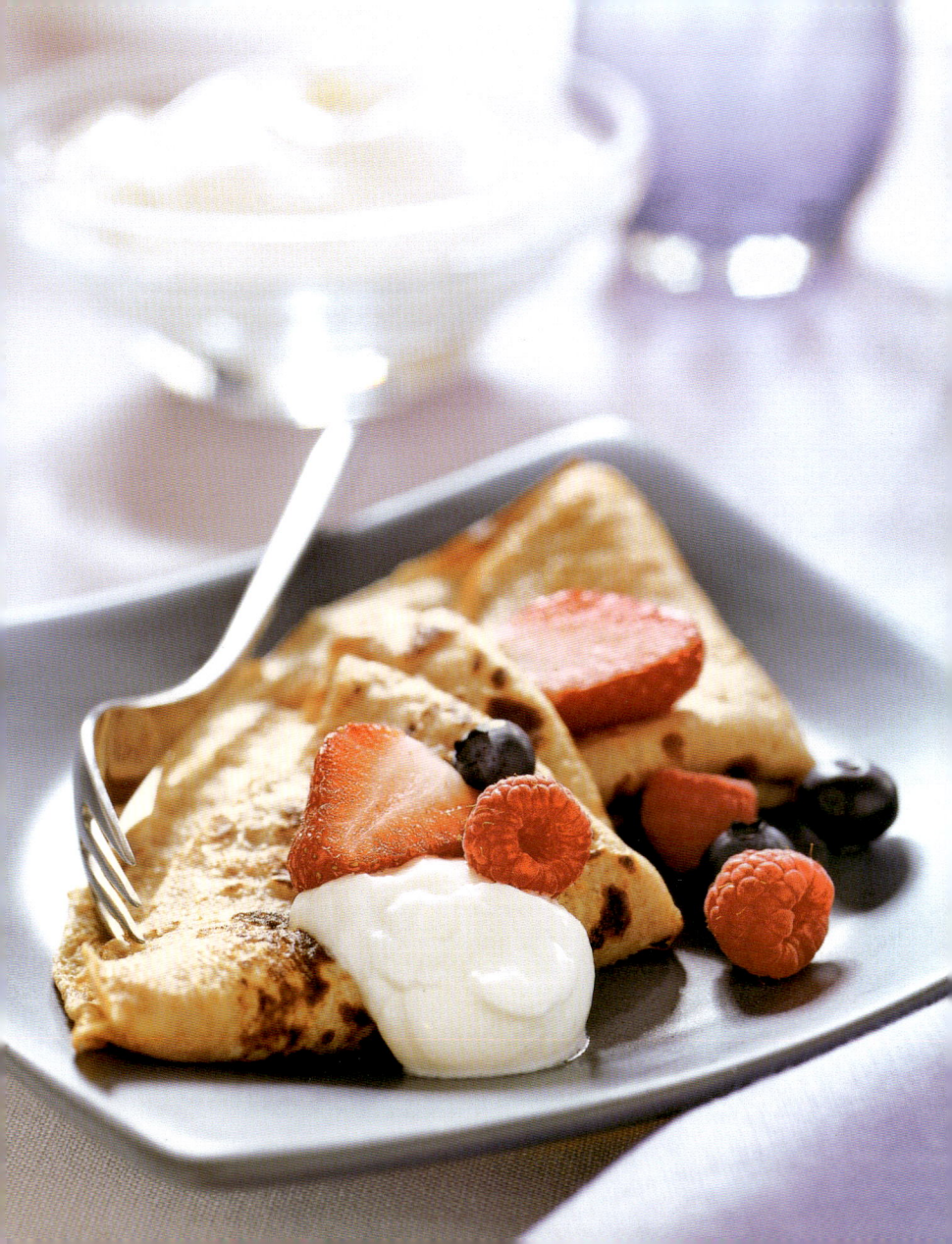

piperade au pastrami

Par personne **186 kcal**
Pour **6 personnes**
Préparation **20 minutes**
Cuisson **25 minutes**

6 gros **œufs**
quelques branches de **thym** frais (sans les tiges) ou 1 grosse pincée de thym séché + quelques brins pour décorer
1 c. à s. d'**huile d'olive**
125 g de tranches fines de **pastrami**
sel et **poivre**

Piperade
375 g ou 3 petits **poivrons** de couleurs différentes
1 c. à s. d'**huile d'olive**
1 **oignon** finement haché
2 gousses d'**ail** écrasées
500 g de **tomates** pelées, épépinées et coupées en dés

Préparez la piperade. Faites griller les poivrons sous le gril du four pendant 10 minutes. Retirez la peau et passez les poivrons à l'eau froide. Coupez-les en deux et retirez les pépins. Coupez la chair en lanières.

Faites chauffer l'huile dans une grande poêle et faites fondre l'oignon 10 minutes à feu doux sans le faire dorer. Ajoutez l'ail, les tomates et les poivrons. Faites cuire 5 minutes pour faire évaporer le jus des tomates. Réservez jusqu'au moment de servir.

Battez les œufs, le thym, du sel et du poivre dans un saladier. Réchauffez la piperade. Faites chauffer l'huile d'olive dans une casserole, versez les œufs en remuant. Mélangez les œufs brouillés avec la piperade réchauffée. Répartissez sur des assiettes.

Disposez les tranches de pastrami autour de la piperade et servez aussitôt en décorant avec un peu de thym.

Pour une piperade aux œufs pochés, préparez la piperade. Coupez 3 muffins anglais en deux et faites-les griller de chaque côté. Mettez les muffins dans 6 assiettes et répartissez la piperade sur le dessus. Faites pocher 6 œufs. Posez les œufs pochés sur la piperade et saupoudrez chaque œuf d'un peu de paprika. Servez sans le pastrami.

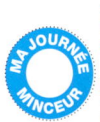

pour un petit déjeuner complet
+ pain moulé à la feta et aux herbes **118 kcal** (p. 228)

pour tous les menus de la journée
menus du **jour 2** (p. 15)

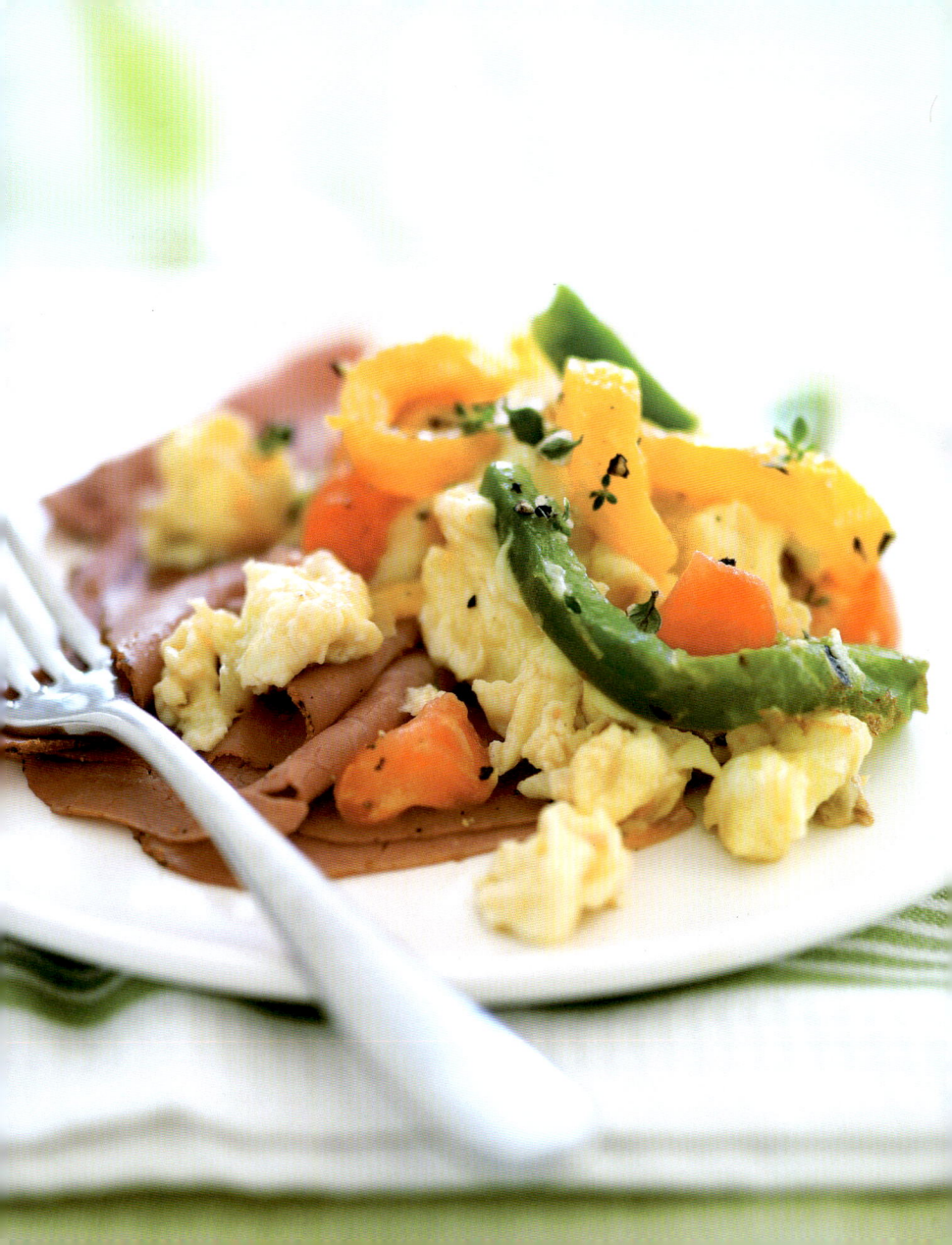

muffins au maïs et au bacon

Par muffin **228 kcal**
Pour **12 personnes**
Préparation **10 minutes**
  + refroidissement
Cuisson **20 minutes**

6 fines tranches de **bacon**
1 petit **oignon rouge**
  finement haché
200 g de **grains de maïs**
  surgelés
175 g de **farine de maïs**
125 g de **farine de blé**
2 c. à c. de **levure chimique**
50 g de **gruyère** ou
  de **cheddar râpé**
200 ml de **lait**
2 **œufs**
3 c. à s. d'**huile végétale**

Huilez légèrement une plaque de 12 muffins. Retirez le gras des tranches de bacon et coupez-les en petits morceaux. Faites-les dorer à la poêle avec l'oignon à feu moyen pendant 3 à 4 minutes jusqu'à ce que le bacon soit croustillant. Faites cuire les grains de maïs dans l'eau bouillante pendant 2 minutes.

Mélangez la farine de maïs, la farine de blé et la levure dans un saladier. Incorporez les grains de maïs, le fromage râpé, le bacon et l'oignon.

Fouettez le lait, les œufs et l'huile. Ajoutez-les à la préparation précédente. Remuez pour bien mélanger. Répartissez la pâte dans les moules à muffins.

Faites cuire les muffins dans un four préchauffé à 220 °C pendant 15 à 20 minutes jusqu'à ce qu'ils soient dorés et fermes au toucher. Détachez les bords des muffins avec la pointe d'un couteau pour les démouler et faites-les refroidir sur une grille.

Pour des muffins au maïs et à la ciboule, préparez la recette comme ci-dessus, en supprimant le bacon et en remplaçant l'oignon rouge par 4 ciboules coupées en fines rondelles et en ajoutant 1 cuillerée à café de paprika pimenté et 1 piment rouge épépiné et finement haché à la pâte.

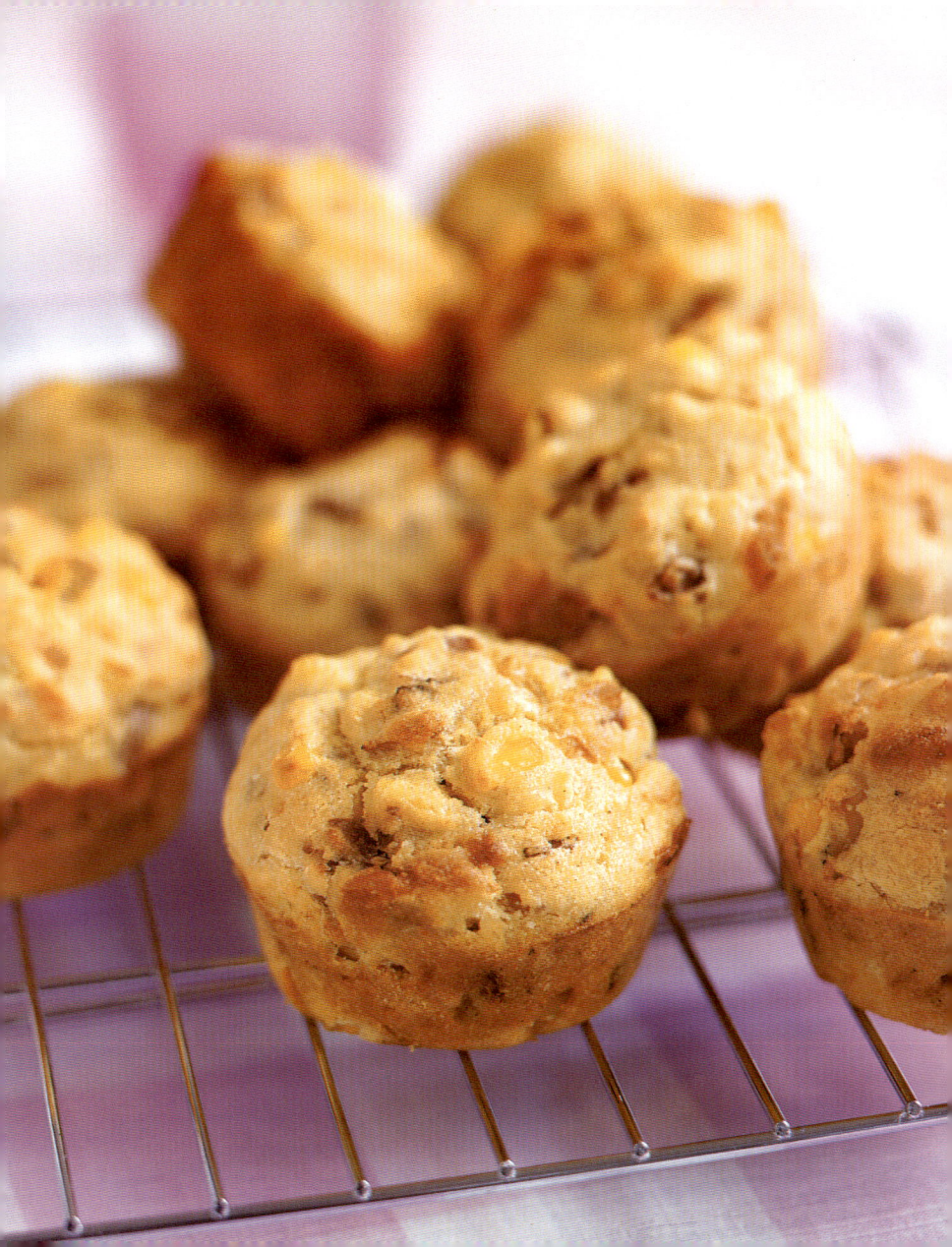

asperges au saumon fumé

Par portion **150 kcal**
Pour **6 personnes**
Préparation **10 minutes**
Cuisson **20 minutes**

200 g d'**asperges vertes** pelées
3 c. à s. de **noisettes** grossièrement hachées
4 c. à c. d'**huile d'olive**
le **jus** de 1 **citron vert**
1 c. à c. de **moutarde de Dijon**
12 **œufs de caille**
250 g de **saumon fumé**
sel et **poivre**

Faites cuire les asperges à la vapeur 20 minutes.

Pendant ce temps, placez les noisettes sur une feuille d'aluminium et faites-les dorer sous le gril du four. Mélangez l'huile d'olive, le jus de citron vert et la moutarde. Salez et poivrez. Mélangez la vinaigrette et les noisettes grillées encore chaudes. Réservez au chaud.

Versez 4 cm d'eau dans une casserole et portez l'eau à ébullition. Plongez délicatement les œufs de caille dans l'eau à l'aide d'une écumoire et faites-les cuire 1 minute. Retirez la casserole du feu et laissez les œufs reposer 1 minute. Videz l'eau, rincez les œufs à l'eau froide et égouttez-les.

Coupez le saumon en lanières et répartissez-les dans 6 assiettes en essayant de leur donner une jolie forme. Glissez les asperges dans les lanières de saumon et coupez les œufs de caille en deux. Vous pouvez laisser la coquille si vous le souhaitez. Disposez-les sur le dessus. Pour servir, versez la vinaigrette aux noisettes, puis poivrez.

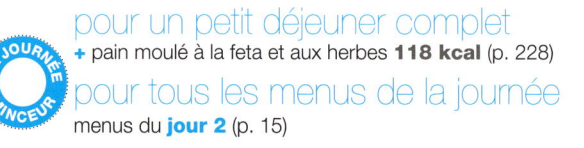

pour un petit déjeuner complet
+ pain moulé à la feta et aux herbes **118 kcal** (p. 228)

pour tous les menus de la journée
menus du **jour 2** (p. 15)

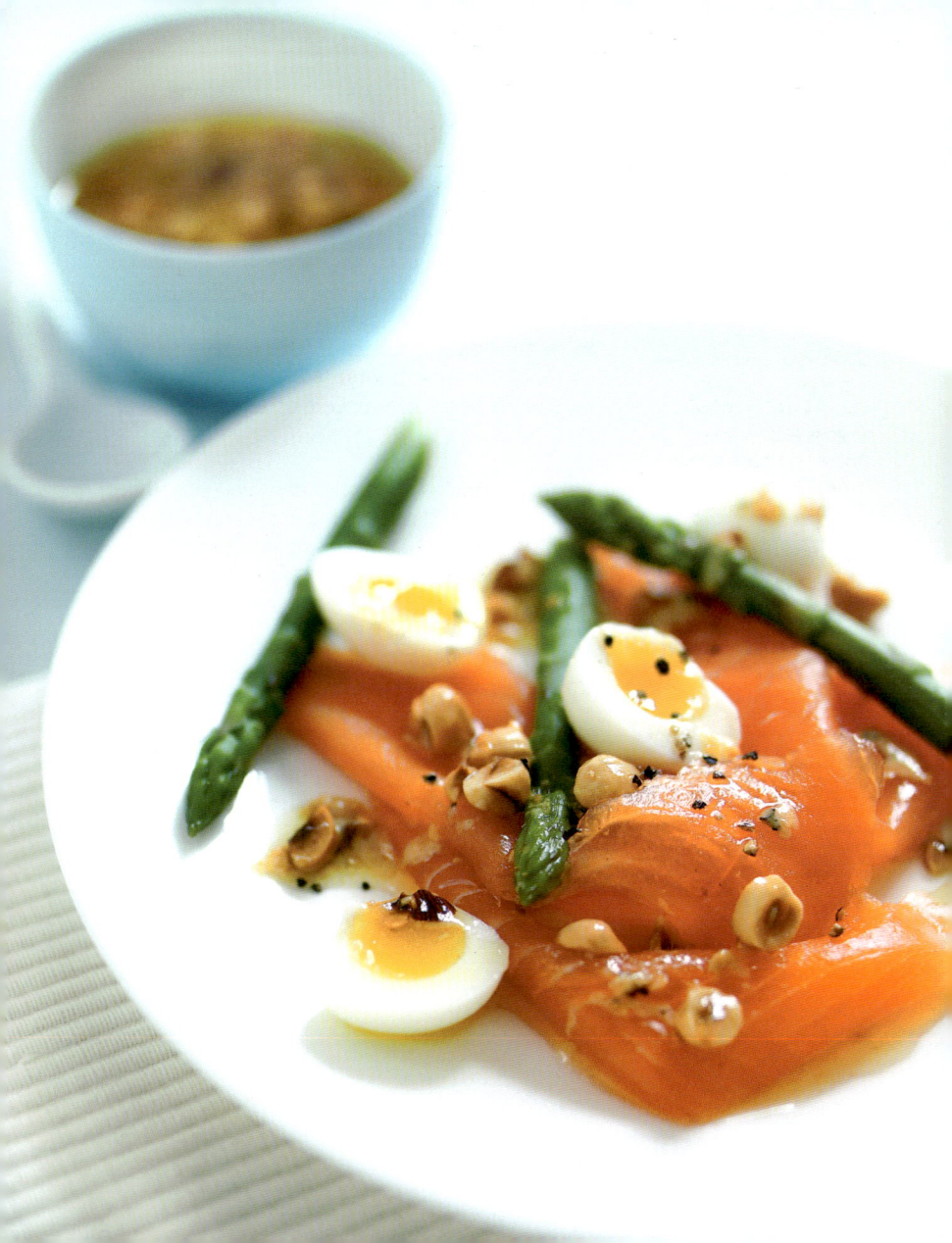

croquettes de courgettes au bleu

Par croquette **95 kcal**
Pour **20 croquettes**
Préparation **10 minutes**
Cuisson **10 minutes**

- 1 c. à s. d'**huile d'olive**
- 1 grosse **courgette** coupée en dés
- 3 **œufs**
- 150 ml de **lait écrémé**
- 150 g de **farine avec levure incorporée**, tamisée
- 400 g de **flageolets** en boîte, égouttés et rincés
- 1 poignée de **persil** haché
- 3 **ciboules** ou 1 **oignon nouveau** coupées en fines tranches
- 325 g de **grains de maïs** en boîte
- 100 g de **bleu d'Auvergne** ou de **stilton** émietté

Faites chauffer un peu d'huile d'olive dans une poêle antiadhésive, ajoutez la courgette et faites dorer 3 à 4 minutes.

Battez les œufs, le lait et la farine ensemble dans un saladier, puis incorporez les flageolets, le persil, les ciboules, le maïs, le bleu et la courgette.

Faites chauffer le reste d'huile dans une poêle antiadhésive et versez des cuillerées à soupe de pâte dans la poêle. À l'aide du dos d'une fourchette, aplatissez les croquettes délicatement et faites cuire 1 à 2 minutes de chaque côté. Recommencez avec le reste de pâte et réservez les croquettes au chaud dans un four doux.

Lorsque toutes les croquettes sont cuites, servez-les avec la salsa de tomates (page 60).

Pour des croquettes aux épinards et au bleu, remplacez la courgette par 200 g de pousses d'épinard. Faites fondre les épinards avec un peu d'huile d'olive dans une poêle antiadhésive pendant 1 à 2 minutes. Ajoutez les autres ingrédients en remplaçant les flageolets par 400 g de haricots cannellini en boîte et en ajoutant 1 pincée de noix de muscade râpée. Faites cuire et servez comme ci-dessus.

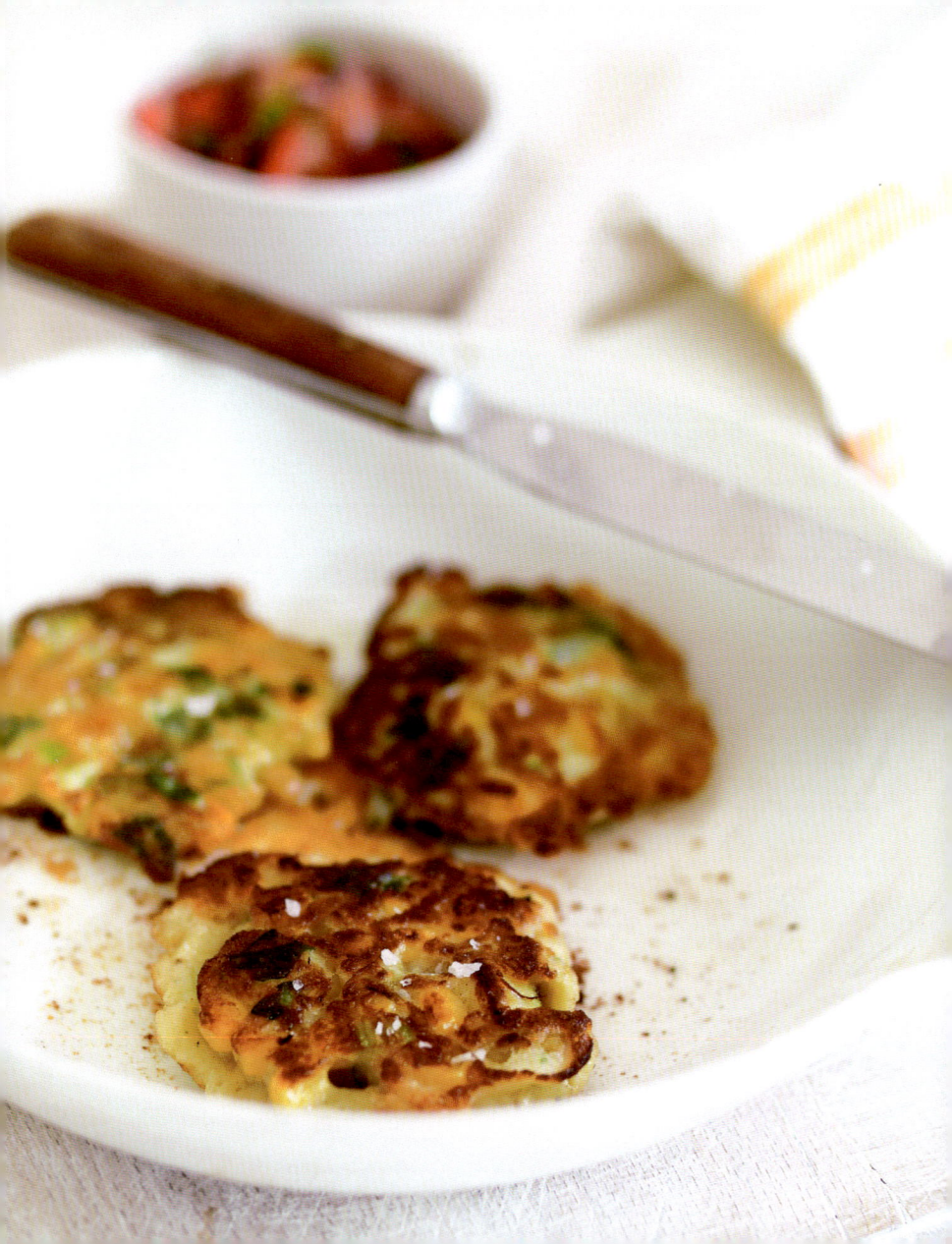

scones olives-tomates séchées

Par scone **198 kcal**
Pour **8 scones**
Préparation **15 minutes**
 + refroidissement
Cuisson **12 minutes**

175 g de **farine de riz**
75 g de **fécule de pommes de terre**
1 c. à c. de **gomme de xanthane** (magasins diététiques ou professionnels)
1 c. à c. de **levure chimique**
1 c. à c. de **bicarbonate de soude**
75 g de **beurre** coupé en dés
25 g d'**olives vertes** dénoyautées et hachées
4 **tomates séchées** hachées
1 c. à s. de **persil** haché
1 gros **œuf** battu
4 c. à s. de **lait fermenté** ou **lait ribot** + un peu pour badigeonner

Mettez la farine de riz, la fécule de pommes de terre, la gomme de xanthane, la levure, le bicarbonate de soude et le beurre dans le bol d'un robot et mixez pour obtenir un mélange sableux. Vous pouvez également sabler la pâte à la main.

Ajoutez les olives, les tomates séchées et le persil à la pâte, puis incorporez l'œuf et le lait fermenté en vous aidant de la lame d'un couteau jusqu'à ce qu'une boule de pâte se forme.

Posez la pâte sur un plan de travail légèrement fariné et étalez-la sur 2,5 cm d'épaisseur. Découpez les scones avec un emporte-pièce de 5 cm de diamètre.

Posez les scones sur une plaque de cuisson légèrement farinée et badigeonnez-les d'un peu de lait fermenté. Faites cuire dans un four préchauffé à 220 °C pendant 12 minutes environ jusqu'à ce que les scones soient dorés et gonflés. Retirez les scones du four et faites-les refroidir sur une grille.

Pour des scones jambon-fromage, préparez la pâte comme ci-dessus, en remplaçant les olives vertes par 25 g de jambon fumé au miel haché. Ajoutez 2 cuillerées à soupe de parmesan râpé à la pâte avant d'ajouter l'œuf et le lait fermenté.

pour tous les menus de la journée
menus du **jour 5** (p. 16)

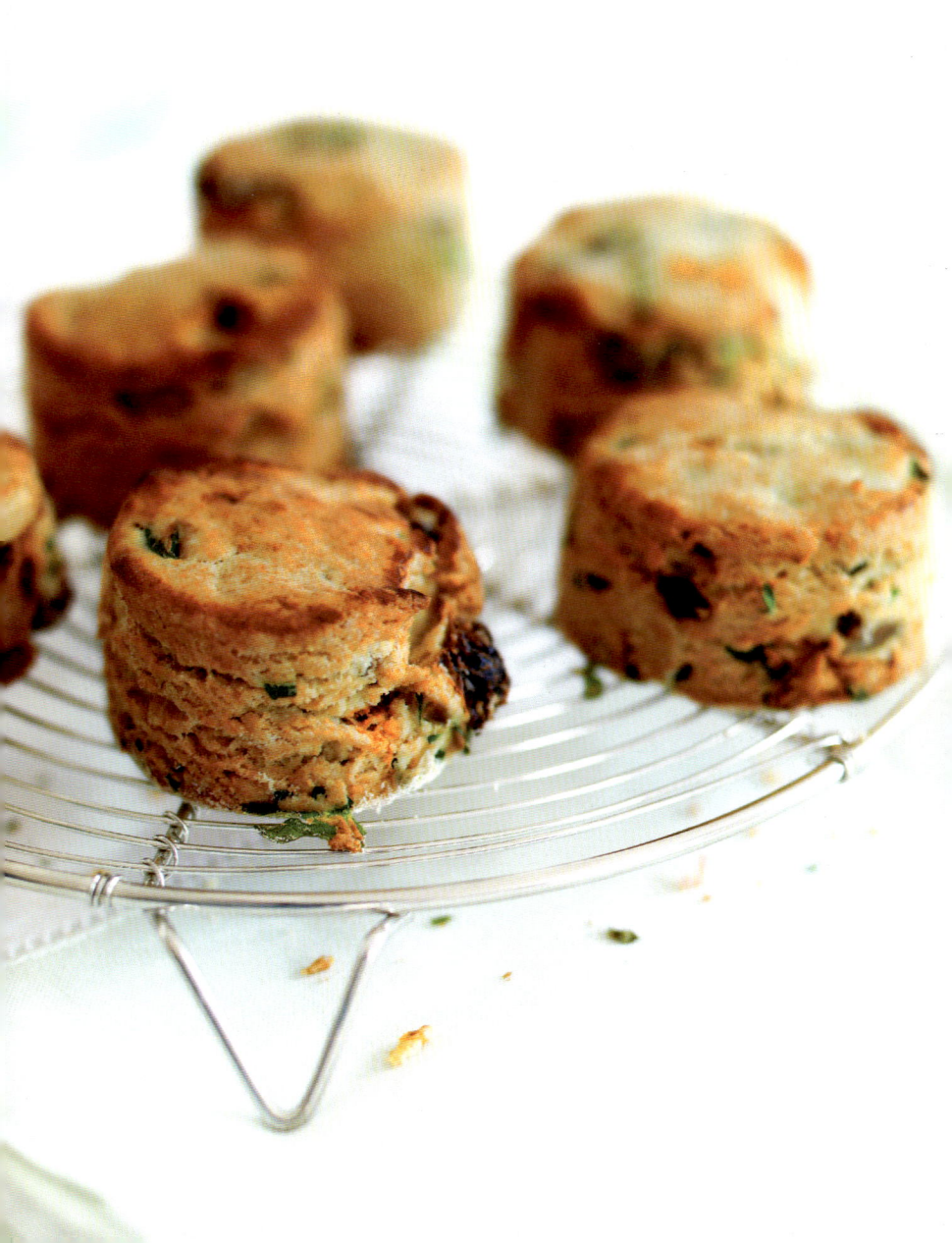

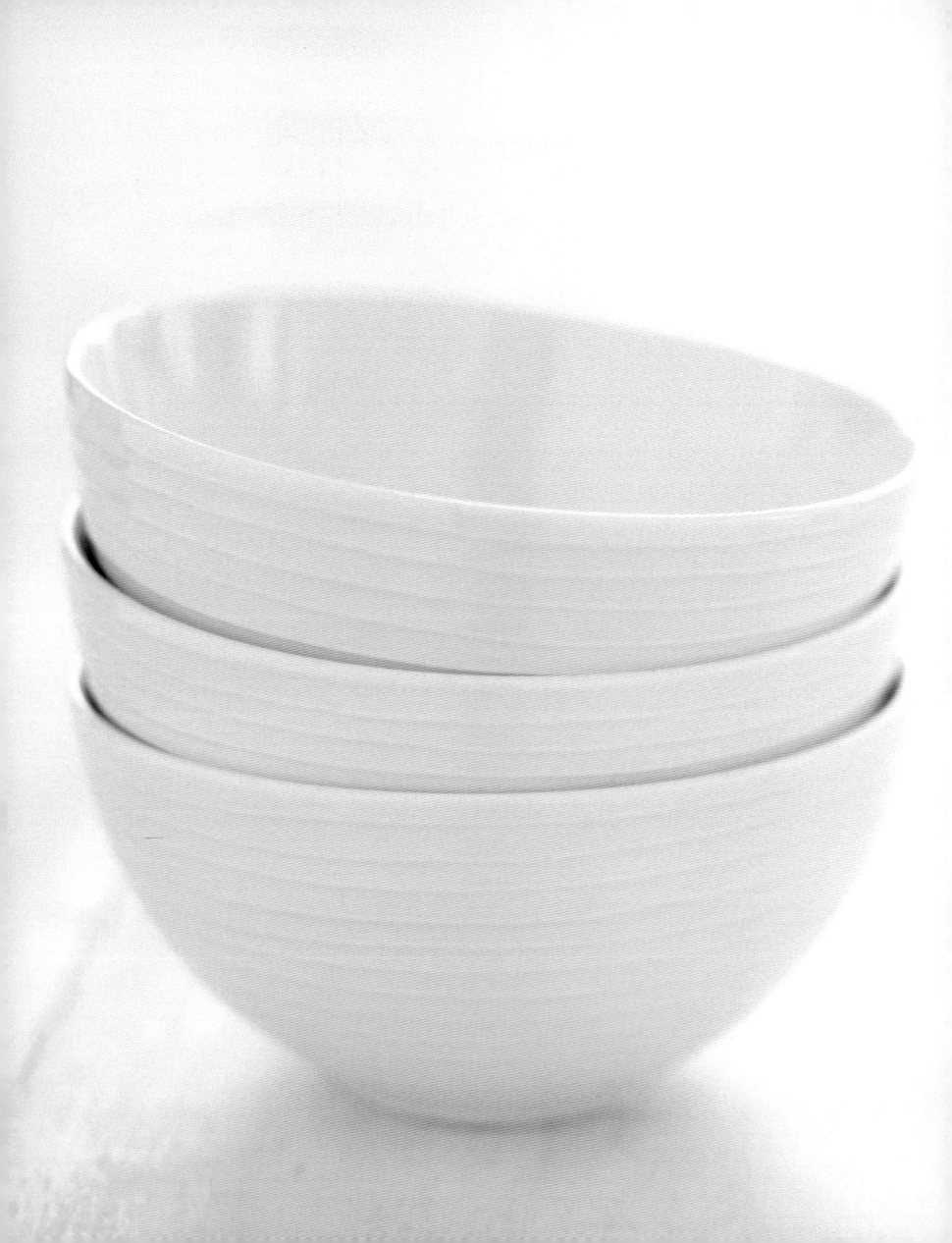

rapide & léger

soupe de lentilles et petits pois

Par portion **141 kcal**
Pour **4 personnes**
Préparation **10 minutes**
Cuisson **2 heures**

1 c. à c. d'**huile d'olive**
1 **poireau** coupé
  en fines rondelles
1 gousse d'**ail** écrasée
400 g de **lentilles vertes
  du Puy** en boîte,
  égouttées
2 c. à s. d'**herbes** mélangées
  hachées, comme du **thym**
  et du **persil**
200 g de **petits pois**
  surgelés
2 c. à s. de **crème fraîche**
  allégée
1 c. à s. de **menthe** hachée
poivre

Bouillon de légumes
1 c. à s. d'**huile d'olive**
1 **oignon** haché
1 **carotte** hachée
4 branches de **céleri**
  coupées en dés
parures de légumes,
comme feuilles de céleri,
  pelures d'oignon
  ou peaux de tomate
1 **bouquet garni**
1,3 litre d'**eau**
sel et **poivre**

Pour préparer le bouillon, faites chauffer l'huile d'olive dans une grande casserole, ajoutez les légumes et faites-les revenir 2 à 3 minutes, puis ajoutez les parures de légumes et le bouquet garni. Salez et poivrez. Versez l'eau, portez à ébullition puis laissez mijoter 1 h 30 à petit feu. Vous obtenez environ 900 ml de bouillon. Passez le bouillon à travers une passoire au-dessus d'un saladier puis jetez les légumes.

Faites chauffer l'huile d'olive dans une casserole et faites revenir le poireau et l'ail 5 à 6 minutes à feu moyen.

Ajoutez les lentilles, le bouillon et les herbes. Portez à ébullition puis laissez mijoter 10 minutes. Ajoutez les petits pois et poursuivez la cuisson 5 minutes.

Mixez la moitié de la soupe à l'aide d'un robot ou d'un blender. Remettez-la dans la casserole, mélangez avec la soupe non mixée, réchauffez le tout et poivrez.

Servez la soupe en ajoutant une cuillerée de crème fraîche à la menthe sur le dessus.

Pour une soupe de lentilles au jambon à servir pour un repas plus copieux, ajoutez 1 tranche de jambon fumé de 200 g dans le bouillon. Faites cuire comme ci-dessus, mais, avant de mixer la soupe, coupez le jambon en morceaux. Mixez la moitié du jambon avec la moitié de la soupe, puis remettez dans la casserole comme ci-dessus. Ajoutez le reste de jambon, faites chauffer et terminez la recette comme ci-dessus.

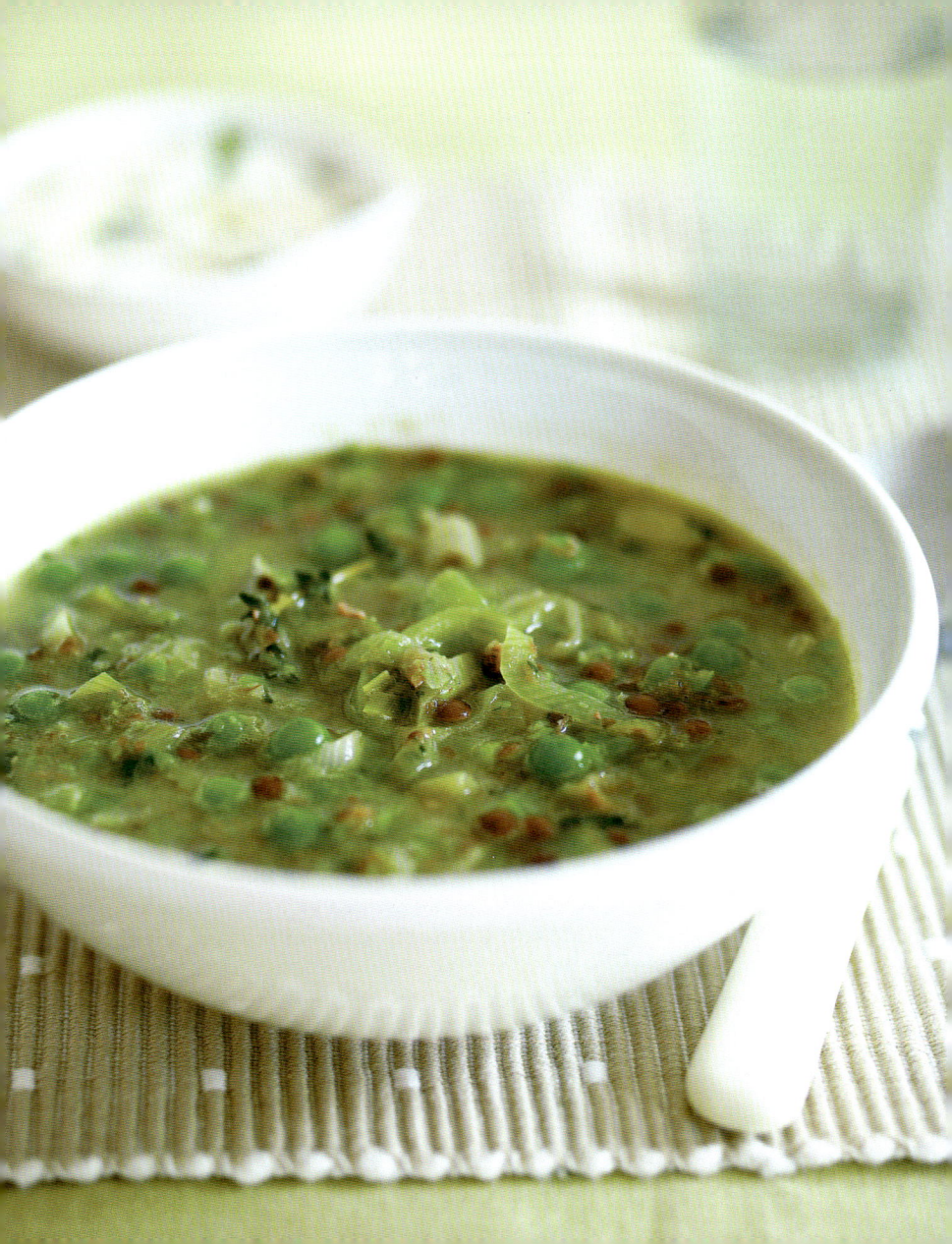

gaspacho

Par portion **135 kcal**
Pour **6 personnes**
Préparation **20 minutes**
 + réfrigération

875 g de **tomates** pelées et coupées en dés
½ **concombre** coupé en dés
2 **poivrons rouges**, épépinés et coupés en gros dés
1 branche de **céleri** coupée en dés
2 gousses d'**ail** hachées
½ **piment rouge**, épépiné et coupé en tranches
1 petite poignée de **coriandre** ou de **persil plat** + un peu pour décorer
2 c. à s. de **vinaigre de vin blanc** ou **de cidre**
2 c. à s. de **pesto de tomates séchées**
4 c. à s. d'**huile d'olive**
sel

Pour servir
glaçons
œufs durs coupés en petits morceaux
dés de **concombre**, **poivron** et **oignon**

Mélangez les légumes, l'ail, le piment et la coriandre dans un saladier.

Ajoutez le vinaigre, le pesto de tomates séchées, l'huile d'olive et un peu de sel. Mixez plusieurs fois dans un robot ou un blender en raclant les parois du bol si nécessaire.

Versez dans un saladier propre, goûtez et salez un peu si nécessaire. Placez au réfrigérateur pendant 24 heures avant de servir.

Pour servir, versez le gaspacho dans des bols de service, ajoutez les glaçons et décorez avec du persil ou de la coriandre et un peu d'œuf dur haché, ainsi que des dés de concombre, de poivron et d'oignon.

Pour un gaspacho au couscous, préparez le gaspacho comme ci-dessus sans les poivrons rouges et placez-le au réfrigérateur. Mettez 50 g de couscous dans un saladier et versez de l'eau chaude à 1 cm au-dessus de la surface du couscous. Couvrez avec du film alimentaire et réservez 10 minutes. Retirez le film, émiettez le couscous avec une fourchette et laissez refroidir à température ambiante. Incorporez-le dans la soupe juste avant de servir avec les herbes hachées et un peu de harissa à côté. Servez sans glaçons et sans garniture.

pour un dîner complet
+ saumon edamame et céleri-rave **399 kcal** (p. 118)
+ 1 part de cheese-cake à la vanille **160 kcal** (p. 178)

pour tous les menus de la journée
menus du **jour 3** (p. 15)

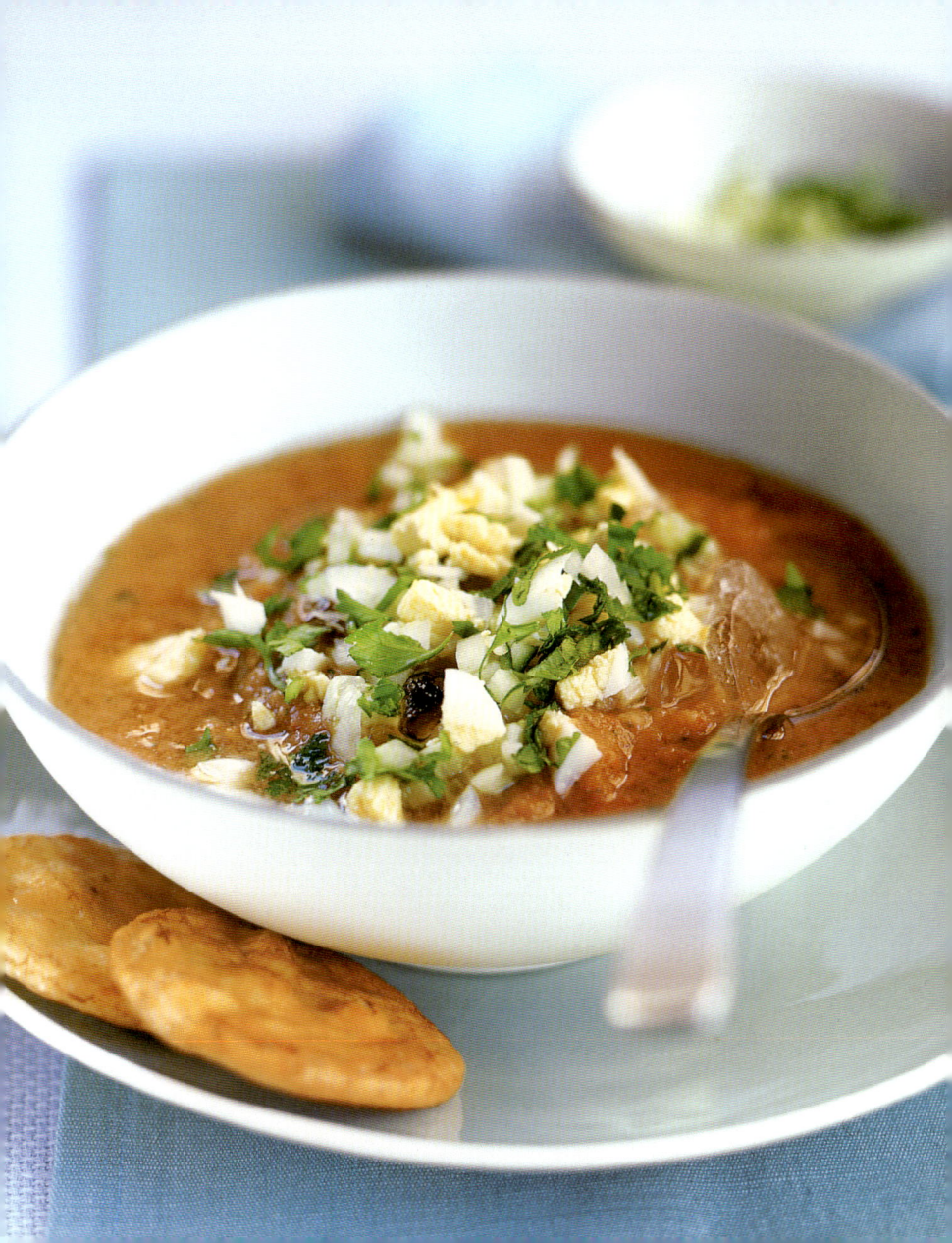

soupe à la patate douce et au chou

Par portion **160 kcal**
Pour **4 personnes**
Préparation **15 minutes**
Cuisson **25 minutes**

2 **oignons** hachés
2 gousses d'**ail** coupées en fines tranches
4 tranches de **bacon** coupées en dés
500 g de **patates douces** coupées en dés
2 **panais** coupés en dés
1 c. à c. de **thym** haché
900 ml de **bouillon de légumes** (page 46)
1 mini **chou vert frisé** coupé en lanières

Mettez les oignons, l'ail et le bacon dans une grande casserole et faites revenir 2 à 3 minutes.

Ajoutez les patates douces, les panais, le thym et le bouillon de légumes. Portez à ébullition et faites cuire à feu doux 15 minutes.

Versez les deux tiers de la soupe dans le bol d'un robot ou d'un blender puis mixez. Remettez dans la casserole, ajoutez le chou et laissez mijoter 5 à 7 minutes de plus jusqu'à ce que le chou soit juste cuit. Servez avec du pain de campagne.

Pour une soupe à la courge et au brocoli, suivez la recette ci-dessus en remplaçant les patates douces par 500 g de courge butternut pelée et coupée en dés. Après avoir remis les deux tiers de la soupe dans la casserole, ajoutez 100 g de brocoli détaillé en petits bouquets. Faites cuire comme ci-dessus en supprimant le chou.

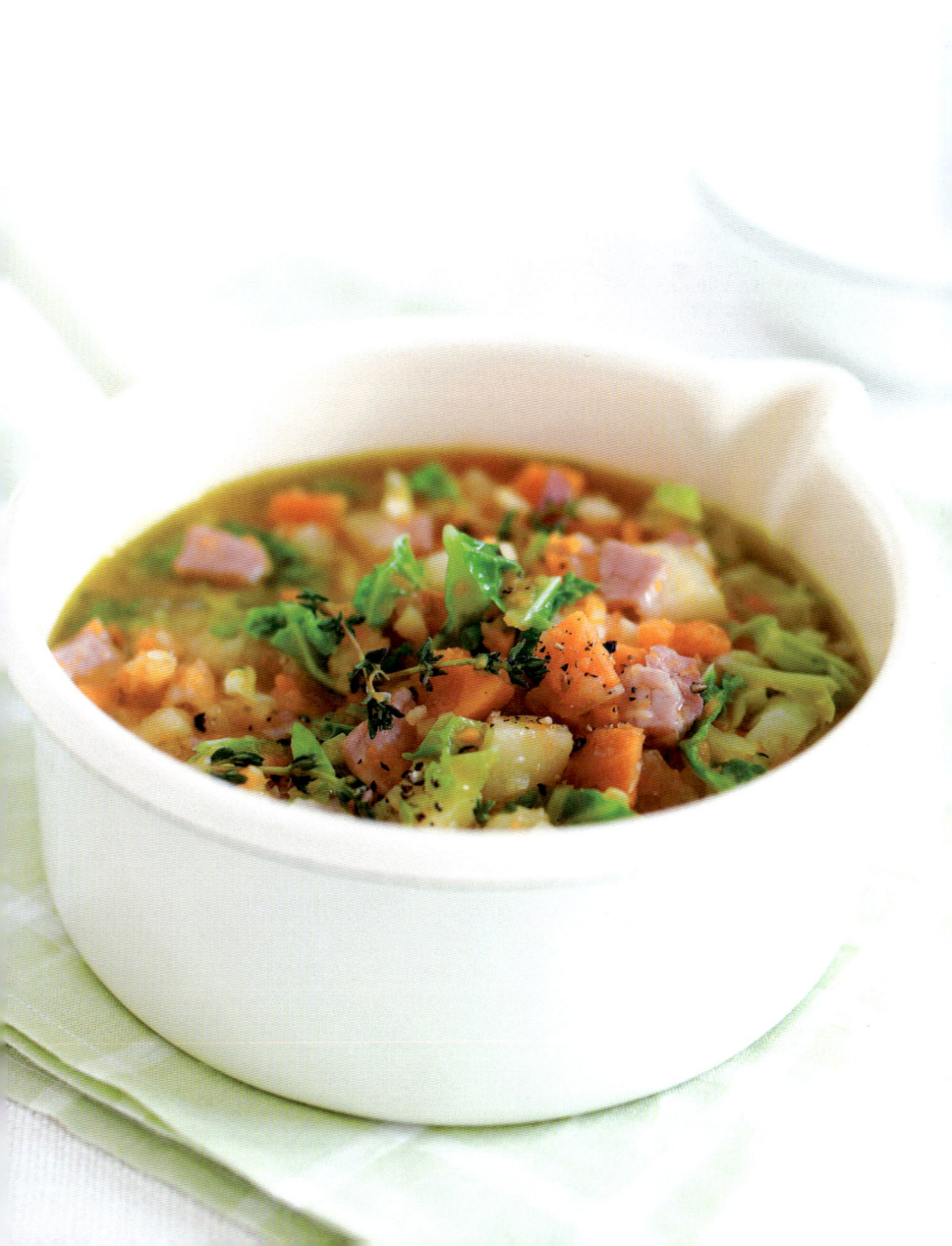

soupe de haricots blancs au bacon

Par portion **136 kcal**
Pour **4 personnes**
Préparation **5 minutes**
Cuisson **15 minutes**

1 c. à c. d'**huile d'olive**
2 tranches de **bacon fumé** coupées en dés
2 gousses d'**ail** écrasées
1 **oignon** haché
quelques brins de **thym** ou de **thym citron**
800 g de **haricots blancs** en boîte, rincés et égouttés
900 ml de **bouillon de légumes** (page 46)
2 c. à s. de **persil** haché
poivre

Faites chauffer l'huile d'olive dans une grande casserole. Ajoutez le bacon, l'ail et l'oignon et faites revenir 3 à 4 minutes jusqu'à ce que le bacon commence à dorer et l'oignon à fondre.

Ajoutez le thym et faites revenir 1 minute. Ajoutez les haricots blancs et le bouillon de légumes, portez à ébullition puis laissez mijoter 10 minutes à feu moyen.

Mixez la soupe dans un robot ou un blender avec le persil et du poivre.

Remettez dans la casserole pour réchauffer. Servez avec du pain frais.

Pour des crostini aux herbes à servir avec la soupe, mélangez 2 cuillerées à soupe de basilic haché et 2 cuillerées à soupe de persil haché dans un bol puis ajoutez 1 gousse d'ail écrasée, 1 pincée de piment séché émietté et 1 cuillerée à soupe d'huile d'olive. Faites griller 8 tranches de baguette et badigeonnez le pain avec le mélange aux herbes juste avant de servir.

pour un dîner complet
+ saint-jacques et sauce au yaourt **217 kcal** (p. 150)
+ 1 verrine myrtilles-mascarpone **175 kcal** (p. 188)

pour tous les menus de la journée
menus du **jour 6** (p. 17)

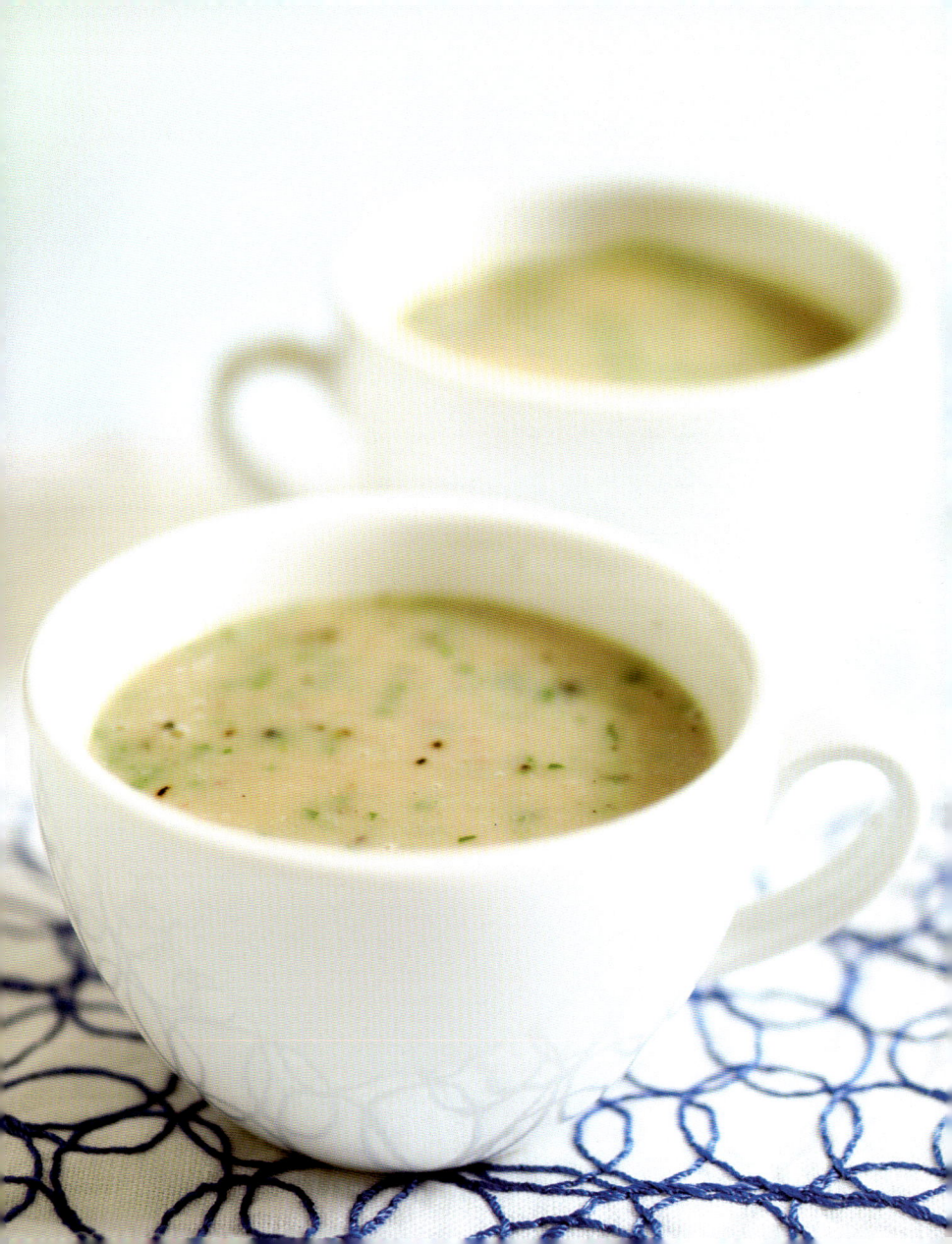

soupe miso aux crevettes

Par portion **57 kcal**
Pour **6 personnes**
Préparation **10 minutes**
Cuisson **7 à 8 minutes**

4 **ciboules** coupées en fines tranches ou 4 **mini poireaux**
1,5 cm de **gingembre frais** finement haché
½ à 1 gros **piment rouge**, épépiné et coupé en fines tranches
1,5 litre de **bouillon de poisson** ou **de légumes** (page 46)
3 c. à s. de **miso**
2 c. à s. de **mirin** (vin de cuisine japonais)
1 c. à s. de **sauce soja**
100 g de **pak choï** coupé en fines lanières
2 c. à s. de **coriandre** hachée
150 g de **crevettes** cuites, décongelées et rincées

Mettez les parties blanches des ciboules ou des poireaux dans une casserole avec le gingembre, le piment et le bouillon.

Ajoutez le miso, le mirin et la sauce soja, mélangez, portez à ébullition puis laissez mijoter 5 minutes.

Ajoutez les parties vertes des ciboules ou des poireaux, le pak choï, la coriandre et les crevettes. Faites cuire 2 à 3 minutes jusqu'à ce que le pak choï commence à fondre. Servez dans des bols.

Pour une soupe miso végétarienne, préparez la soupe comme ci-dessus. Au moment d'ajouter le pak choï, mettez 1 grosse carotte coupée en bâtonnets et 50 g de germes de soja. Supprimez les crevettes. Faites cuire comme ci-dessus pendant 2 à 3 minutes.

pour un dîner complet
+ gratin betterave-potiron au chèvre **230 kcal** (p. 156)
+ salade de fruits frais (200 g) **90 kcal**

pour tous les menus de la journée
menus du **jour 7** (p. 17)

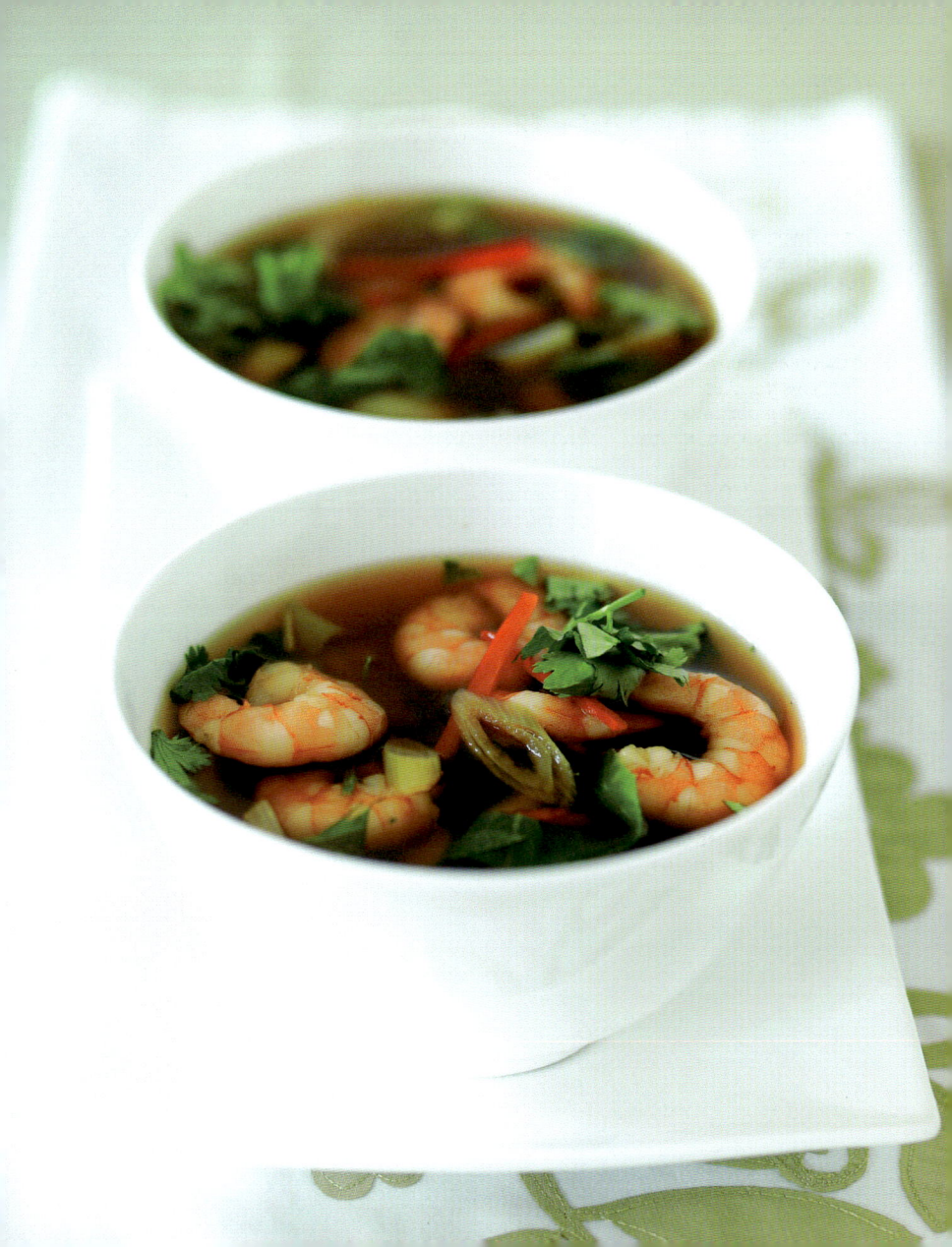

rognons sautés au marsala

Par portion **303 kcal**
Pour **6 personnes**
Préparation **20 minutes**
Cuisson **20 à 23 minutes**

25 g de **beurre**
1 c. à s. d'**huile d'olive**
1 **oignon** coupé en fines rondelles
10 **rognons d'agneau** dont votre boucher aura retiré le gras et les nerfs
375 g de **tomates cerises** coupées en deux
1 c. à c. de **moutarde de Dijon**
1 c. à c. de **concentré de tomates**
200 ml de **marsala**
6 très fines tranches de **lard**
50 g de **roquette**
4 c. à c. de **vinaigre balsamique**
3 tranches de **pain complet**
sel et **poivre**

Faites chauffer le beurre et l'huile d'olive dans une poêle et faites dorer l'oignon légèrement pendant 5 minutes. Ajoutez les rognons et faites-les revenir 3 minutes à feu vif jusqu'à ce qu'ils soient dorés.

Ajoutez les tomates et faites cuire 2 minutes puis incorporez la moutarde, le concentré de tomates, le marsala, du sel et du poivre. Faites cuire 2 à 3 minutes en remuant jusqu'à ce que la sauce réduise légèrement et que les rognons soient cuits. Couvrez et réservez au chaud.

Enroulez les tranches de lard autour de 6 brochettes en métal et faites-les cuire sous le gril du four 8 à 10 minutes jusqu'à ce qu'elles soient croustillantes. Mélangez la roquette et le vinaigre. Faites griller le pain et coupez chaque tranche en deux.

Dressez le pain sur les assiettes, réchauffez les rognons si nécessaire et disposez-les sur le pain. Retirez les tranches de lard des brochettes et disposez-les sur les rognons. Ajoutez la salade de roquette sur le côté et servez aussitôt.

Pour un sauté de bœuf au marsala, remplacez les rognons par 500 g de steak de bœuf coupé en fines lanières. Faites cuire le bœuf comme ci-dessus et retirez du feu après avoir ajouté le marsala. Incorporez la roquette, le vinaigre balsamique et 50 g de pignons de pin. Réservez pour faire fondre la roquette. Supprimez le lard et le pain grillé. Servez.

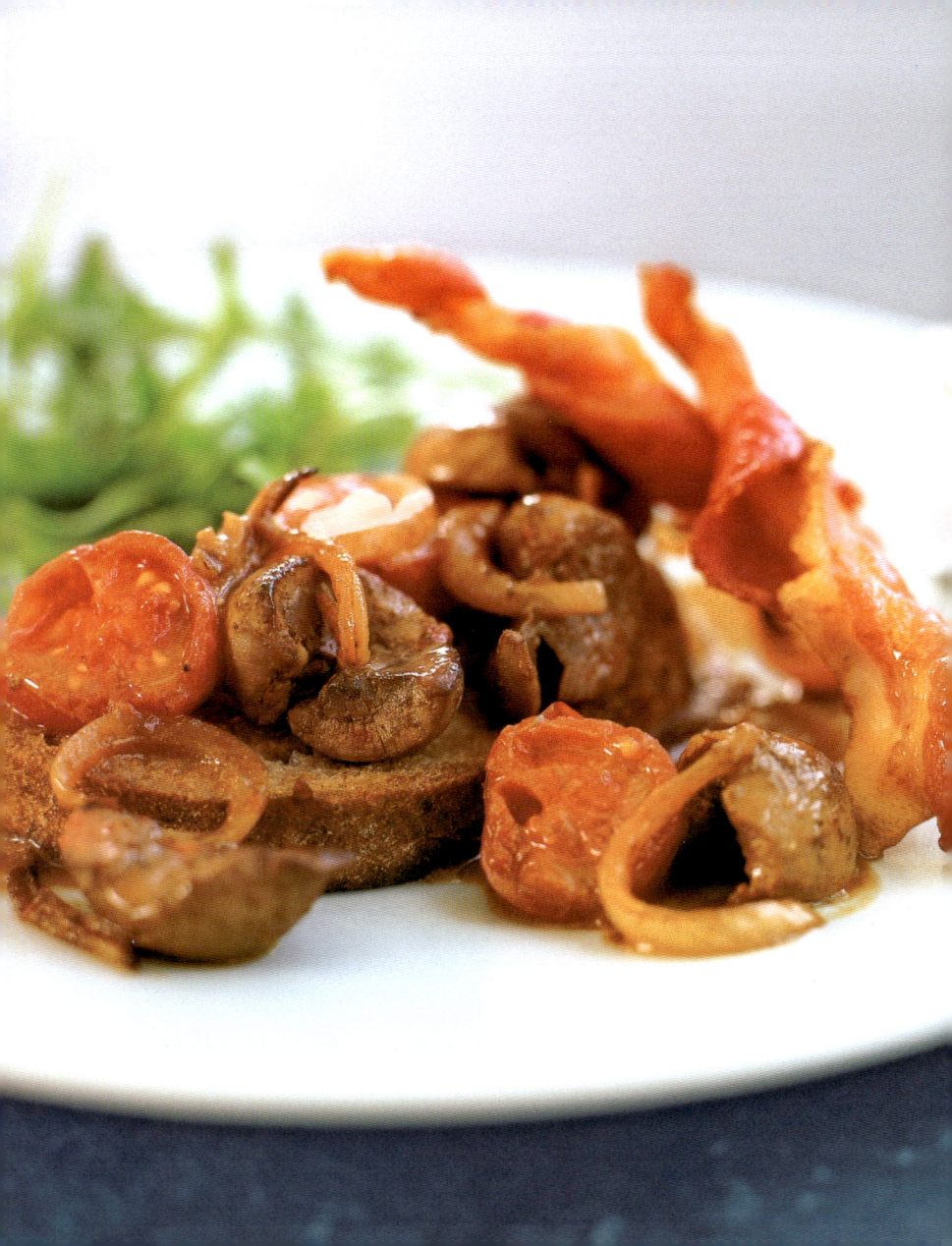

bœuf au poivre et mesclun

Par portion **148 kcal**
Pour **6 personnes**
Préparation **20 minutes**
Cuisson **3 à 5 minutes**

- 2 **steaks épais dans l'aloyau**, 500 g au total
- 3 c. à c. de **poivre aux 5 baies**, concassé
- **gros sel**
- 200 g de **yaourt nature à 0 %**
- 1 à 1 ½ c. à c. de **sauce au raifort** (selon votre goût)
- 1 gousse d'**ail** écrasée
- 150 g de **mesclun**
- 100 g de **champignons de Paris** coupés en tranches
- 1 **oignon rouge** coupé en fines tranches
- 1 c. à s. d'**huile d'olive**
- **sel** et **poivre**

Retirez le gras des steaks et frottez la viande avec le poivre aux 5 baies concassé et le gros sel.

Mélangez le yaourt, la sauce au raifort et l'ail. Salez et poivrez. Ajoutez le mesclun, les champignons et l'oignon rouge (réservez un peu d'oignon pour décorer). Remuez délicatement pour mélanger.

Faites chauffer l'huile d'olive dans une poêle et faites saisir les steaks à feu vif pendant 2 minutes. Retournez les steaks et faites-les cuire 2 minutes pour des steaks saignants, 3 à 4 minutes pour des steaks à point et 5 minutes pour des steaks bien cuits.

Dressez la salade au centre de 6 assiettes. Coupez les steaks en fines tranches et posez-les sur la salade. Décorez avec l'oignon rouge réservé.

Pour un bœuf au citron et à la sauce moutarde,

retirez le gras des steaks et frottez la viande avec du poivre noir concassé et du sel. Préparez la salade comme ci-dessus en remplaçant le yaourt par 200 g de crème fraîche allégée et la sauce au raifort par 2 cuillerées à soupe de moutarde à l'ancienne. Faites cuire les steaks comme ci-dessus puis ajoutez hors du feu le jus de ½ citron dans la poêle. Tournez les steaks plusieurs fois dans le jus de citron et servez comme ci-dessus.

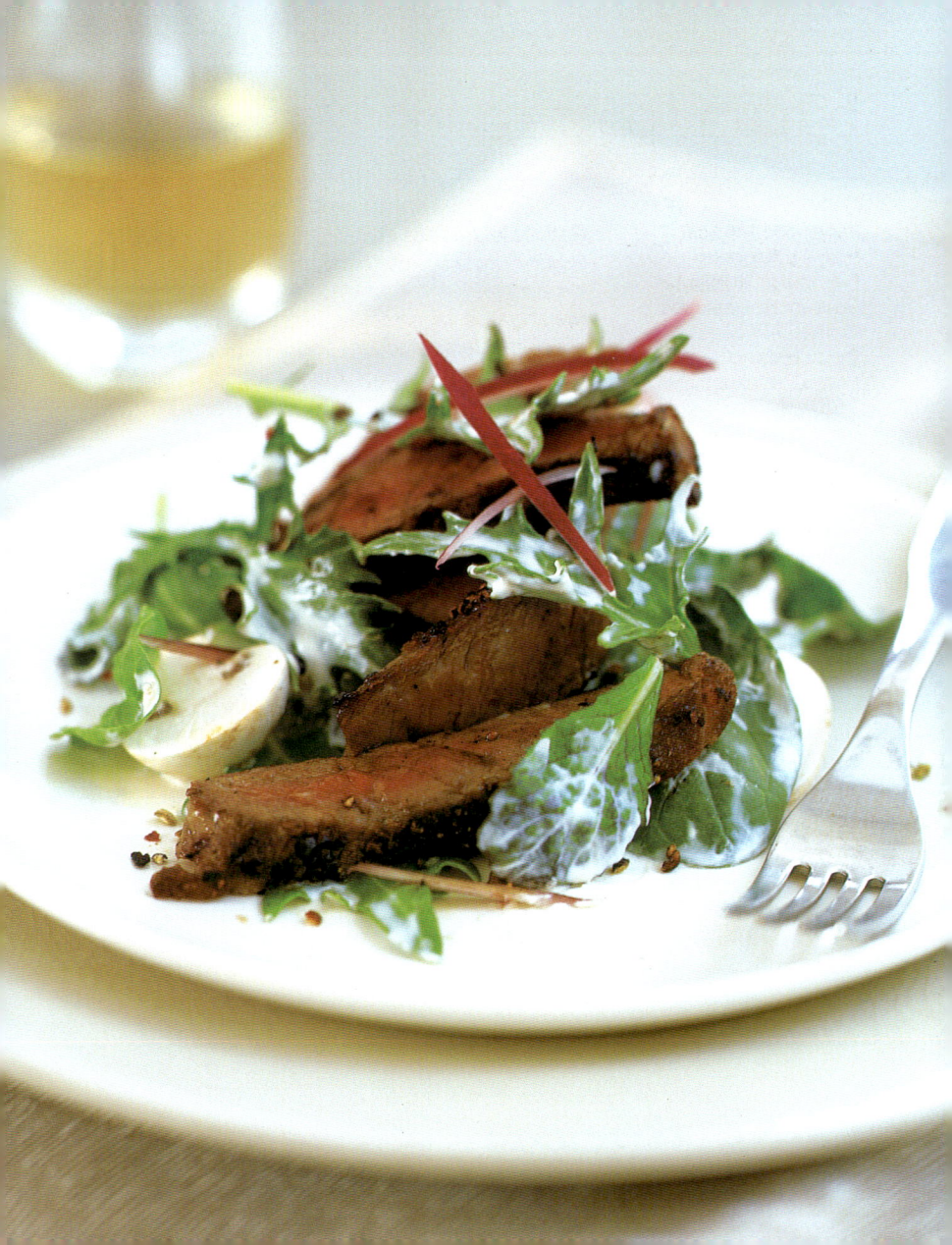

burgers de poulet et salsa de tomates

Par portion **135 kcal**
Pour **4 personnes**
Préparation **15 minutes**
+ refroidissement
Cuisson **10 minutes**

1 gousse d'**ail** écrasée
3 **ciboules** ou 1 **oignon nouveau** coupées en fines tranches
1 c. à s. de **pesto**
2 c. à s. d'**herbes fraîches** mélangées, comme **persil**, **estragon** et **thym**
375 g de **poulet haché**
2 **tomates séchées**, coupées en dés
1 c. à c. d'**huile d'olive**

Salsa de tomates
250 g de **tomates cerises** coupées en quatre
1 **piment rouge** frais, épépiné et finement haché
1 c. à s. de **coriandre** hachée
le **zeste** râpé et le **jus** de 1 **citron vert**

Mélangez tous les ingrédients pour les burgers, sauf l'huile d'olive. Formez 4 galettes. Couvrez et placez au réfrigérateur pendant 30 minutes.

Mélangez les ingrédients pour la salsa de tomates dans un saladier.

Badigeonnez les galettes d'huile d'olive et faites cuire sous le gril du four ou au barbecue 3 à 4 minutes de chaque côté.

Servez chaque burger dans un petit pain individuel avec de la salsa de tomates et des feuilles de salade verte.

Pour des burgers d'agneau à la sauce au yaourt et à la menthe, préparez les burgers comme ci-dessus en remplaçant le poulet haché par 375 g de filet d'agneau haché. Remplacez la salsa de tomates par une sauce préparée avec 5 cuillerées à soupe de yaourt nature, 1 piment rouge épépiné et finement haché, 1 cuillerée à soupe de menthe grossièrement hachée et 1 grosse pincée de cumin en poudre.

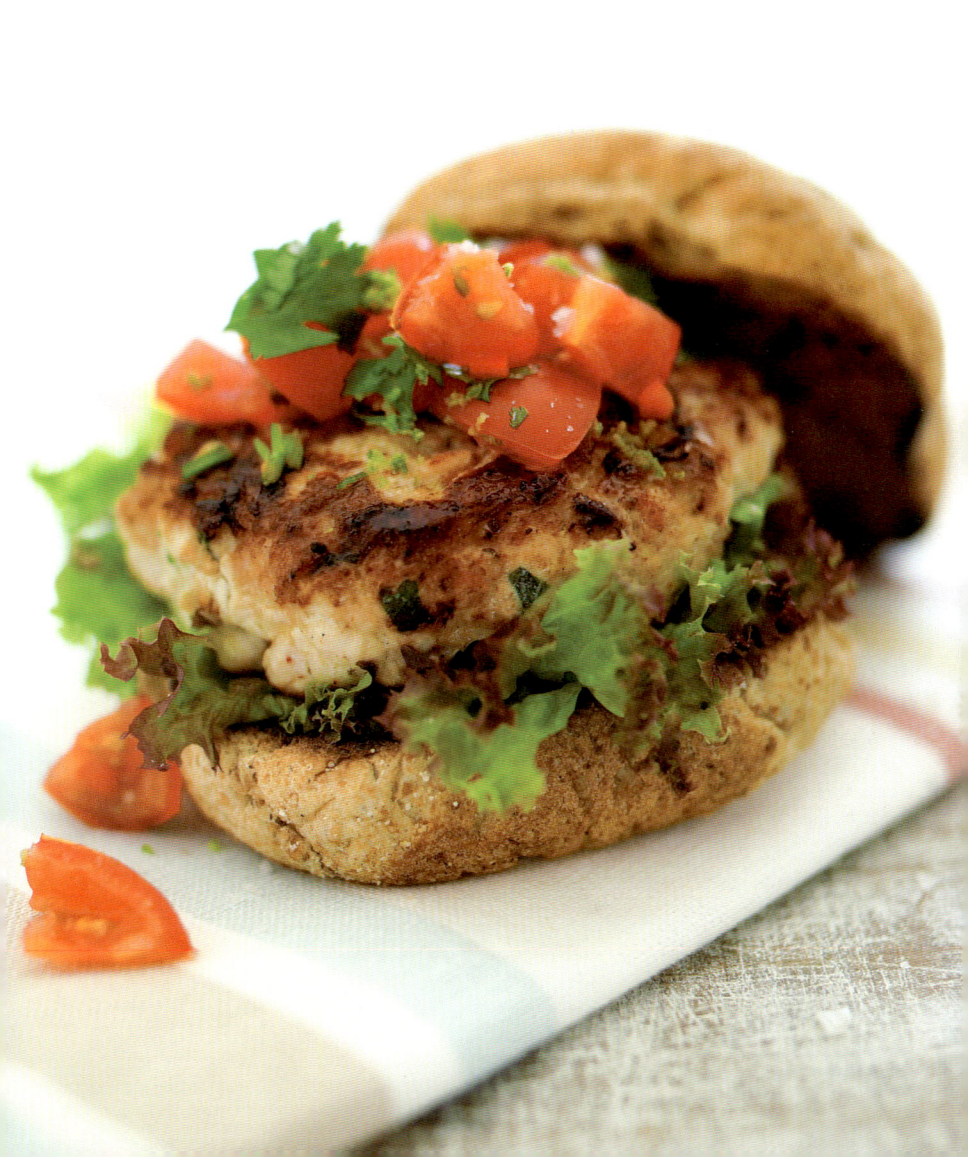

saint-jacques aux asperges

Par portion **248 kcal**
Pour **4 personnes**
Préparation **10 minutes**
 + marinade
Cuisson **20 minutes**

12 **noix de Saint-Jacques**
2 **ciboules** ou 1 **oignon nouveau** coupées en fines tranches
le **zeste** finement râpé de 1 **citron vert**
1 c. à s. de **sirop de gingembre**
2 c. à s. d'**huile d'olive**
250 g de **pointes d'asperges vertes**
le **jus** de ½ **citron vert**
mesclun
sel et **poivre**
cerfeuil pour décorer

Lavez les noix de Saint-Jacques et essuyez-les. Coupez chaque noix en deux et mettez-les dans un saladier.

Mélangez les ciboules, le zeste de citron vert, le sirop de gingembre et 1 cuillerée à soupe d'huile d'olive. Salez et poivrez. Mélangez avec les noix de Saint-Jacques et laissez mariner 15 minutes.

Faites cuire les pointes d'asperges à la vapeur 15 à 20 minutes. Mélangez-les avec le reste d'huile d'olive et le jus de citron vert. Salez et poivrez. Réservez au chaud.

Faites chauffer une grande poêle antiadhésive et faites cuire les noix de Saint-Jacques 1 minute de chaque côté. Ajoutez la marinade.

Dressez les pointes d'asperges, le mesclun et le cerfeuil sur des assiettes puis ajoutez les noix de Saint-Jacques et le jus de cuisson. Servez.

pour un déjeuner complet
+ langoustines au tamarin **122 kcal** (p. 152)
+ salade d'oranges à la fleur d'oranger (200 g) **100 kcal**

pour tous les menus de la journée
menus du **jour 3** (p. 15)

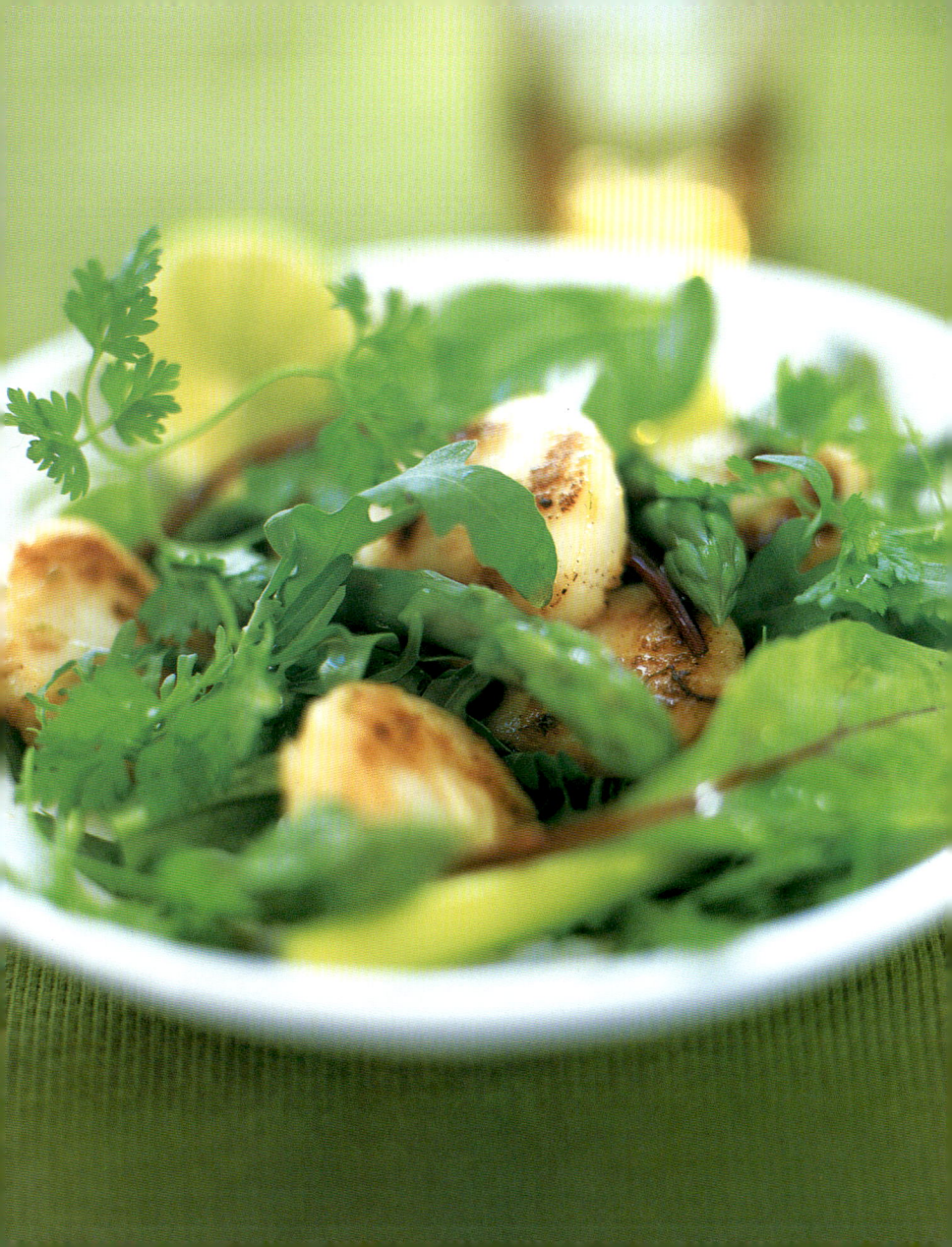

croquettes de crabe à la coriandre

Par portion **185 kcal**
Pour **6 personnes**
Préparation **25 à 30 minutes**
Cuisson **10 minutes**

375 g de **chair de crabe** en boîte, égouttée
250 g de **purée de pommes de terre** froide
2 c. à s. de **coriandre** hachée
1 botte de **ciboules** ou 5 petits **oignons nouveaux** coupées en fines tranches
le **zeste** râpé et le **jus** de ½ **citron**
2 **œufs** battus
un peu de **farine**
150 g de **mie de pain** fraîche mixée
1 c. à s. d'**huile végétale**

Mélangez dans un saladier la chair de crabe, la purée de pommes de terre, la coriandre, les ciboules, le zeste et le jus de citron et la moitié des œufs battus.

Formez 12 croquettes de 1 cm d'épaisseur environ. Trempez les croquettes dans la farine, puis dans le reste d'œuf battu et, enfin, dans la mie de pain mixée.

Faites chauffer l'huile dans une poêle antiadhésive et faites dorer les croquettes 10 minutes environ en les retournant une fois ou deux.

Égouttez-les sur du papier absorbant avant de servir. Servez avec une sauce pimentée ou une salsa de tomates (page 60).

Pour des croquettes de saumon à l'aneth, préparez les croquettes comme indiqué ci-dessus en remplaçant le crabe par 375 g de saumon en boîte et la coriandre par 2 cuillerées à soupe d'aneth hachée. Ajoutez 2 cuillerées à soupe de câpres au mélange et préparez les croquettes comme ci-dessus. Servez avec de la crème fraîche.

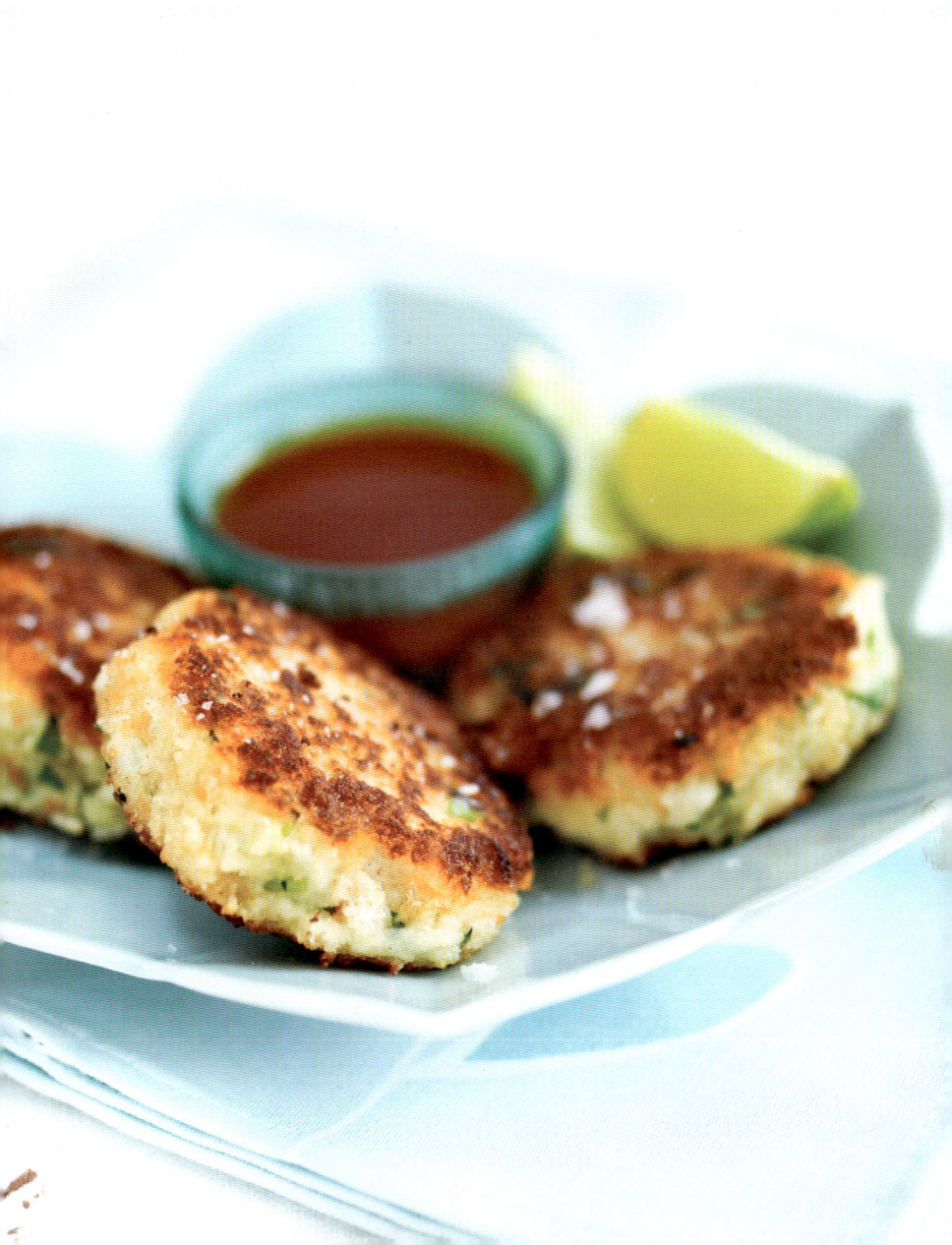

sardines en persillade

Par portion **180 kcal**
Pour **6 personnes**
Préparation **10 minutes**
+ refroidissement (facultatif)
Cuisson **5 minutes**

12 **sardines** fraîches vidées, ou des filets de sardines si vous préférez

Sauce
50 g de **persil** haché
1 c. à c. de **poivre noir** du moulin
1 gousse d'**ail** écrasée
le **zeste** finement râpé et le **jus** de 1 **citron**
2 c. à s. de **vin blanc**
1 c. à s. d'**huile d'olive**

Mettez tous les ingrédients de la sauce dans une casserole. Portez à ébullition puis retirez du feu.

Faites cuire les sardines au barbecue, sur un gril en fonte chaud, ou sous le gril du four 1 à 2 minutes de chaque côté jusqu'à ce qu'elles soient dorées et croustillantes.

Placez les sardines dans un plat creux et versez la sauce dessus. Servez chaud. Autrement, vous pouvez couvrir les sardines et les placer au réfrigérateur pendant 1 heure au moins avant de les servir froides avec du taboulé et une salade verte si vous le souhaitez.

Pour des sardines à la harissa et aux amandes, mélangez les ingrédients de la sauce ci-dessus dans un bol en remplaçant le vin blanc par 1 ½ cuillerée à café de harissa. Faites cuire les sardines comme ci-dessus. Placez-les dans un plat creux et versez la sauce. Couvrez et placez au réfrigérateur pendant 1 heure au moins en les retournant de temps en temps. Pour servir, parsemez les sardines avec 2 cuillerées à soupe d'amandes effilées grillées.

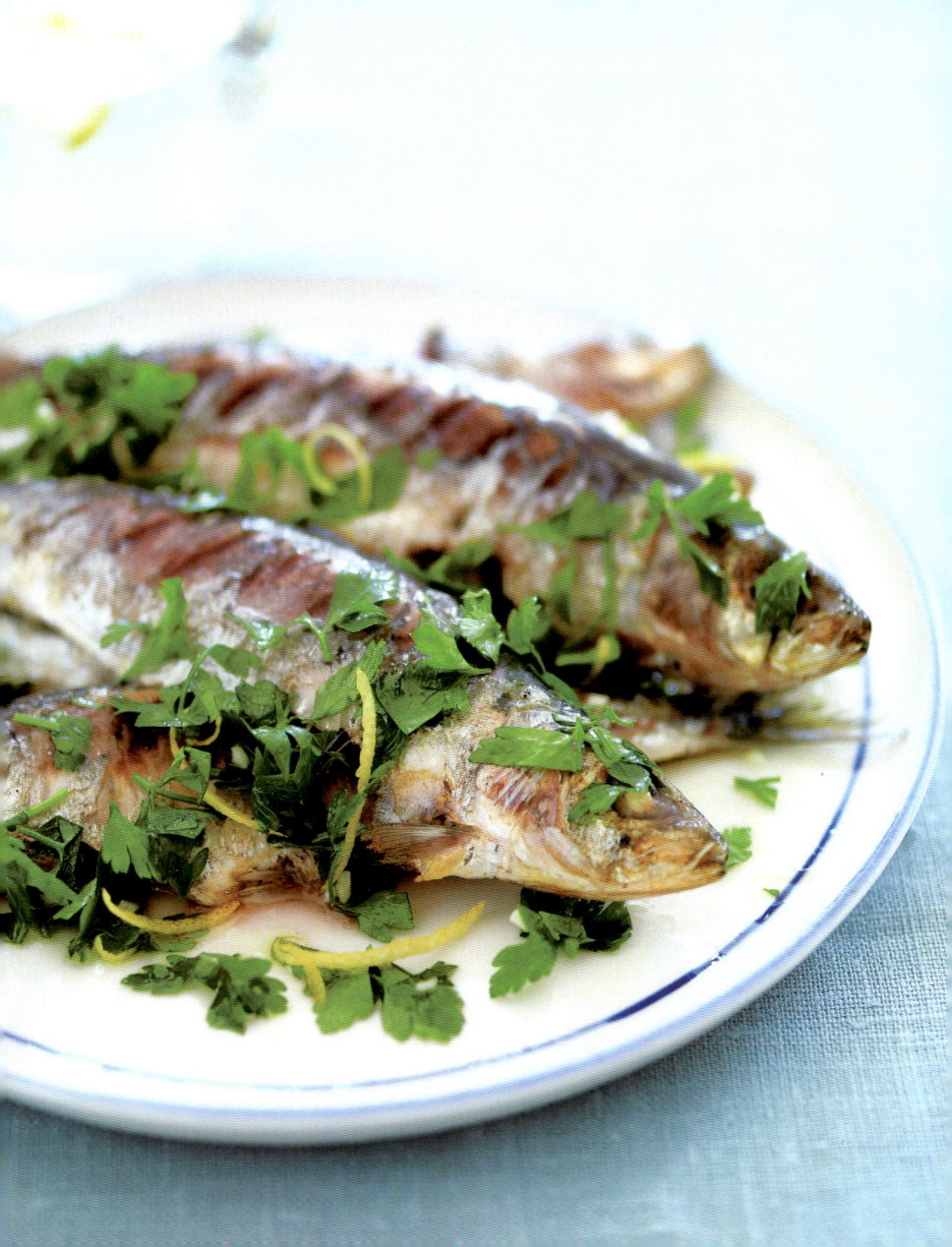

barquettes de laitue au crabe

Par portion **50 kcal**
Pour **4 personnes**
Préparation **30 minutes**

1 **crabe** frais cuit de 500 g environ
4 feuilles de **laitue iceberg**
sel et **poivre**

Garniture au concombre
¼ de **concombre** coupé en dés
3 **ciboules** ou 1 **oignon nouveau** émincés
½ gros **piment rouge**, épépiné et haché
2 c. à s. de **vinaigre de cidre**
1 c. à c. de **sauce soja** claire
1 c. à c. de **sucre en poudre**
4 c. à c. de **menthe** ou de **coriandre** finement hachée

Préparez la garniture au concombre en mélangeant tous les ingrédients dans un saladier. Salez et poivrez.

Détachez les pattes et les pinces du crabe et réservez. Posez le crabe à l'envers et ouvrez-le. Jetez les branchies spongieuses et l'estomac du crabe. Retirez à l'aide d'une cuillère la chair sombre et la chair blanche. Émiettez la chair avec la cuillère.

Mettez les pinces de crabe dans un sachet en plastique et frappez-les une ou deux fois à l'aide d'un rouleau à pâtisserie pour briser la carapace. Retirez la carapace et extrayez la chair à l'aide d'un petit couteau et d'une brochette. Ajoutez la chair des pinces à la chair émiettée.

Au moment de servir, répartissez la chair du crabe dans les feuilles de laitue et ajoutez la garniture au concombre. Formez des rouleaux et mangez avec les doigts.

pour un déjeuner complet
+ haddock aux œufs pochés **397 kcal** (p. 114)
+ 1 kiwi **50 kcal**

pour tous les menus de la journée
menus du **jour 6** (p. 17)

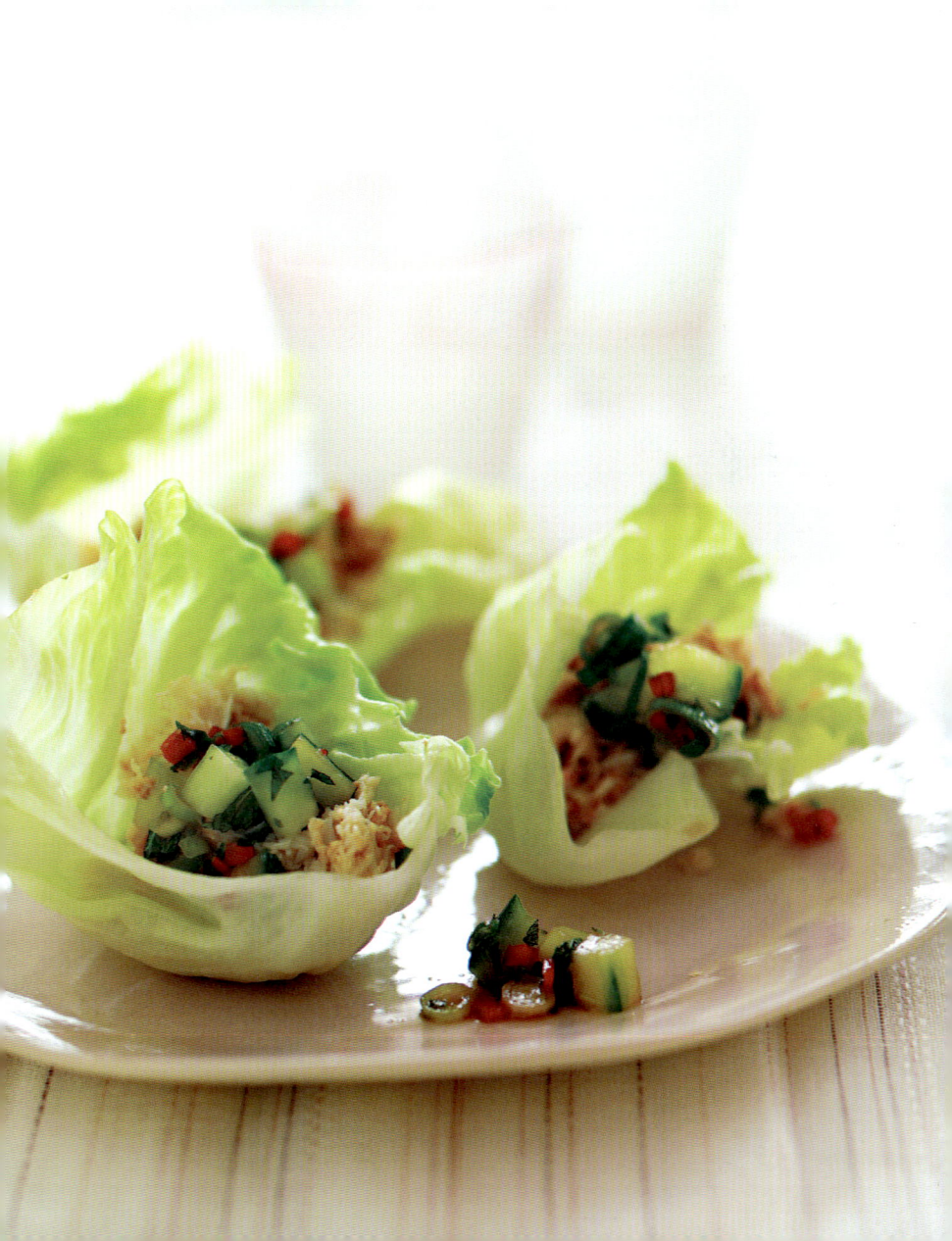

crevettes à la pancetta

Par portion **187 kcal**
Pour **4 personnes**
Préparation **5 minutes**
Cuisson **10 minutes**

1 c. à c. d'**huile d'olive**
15 g de **beurre doux**
50 g de **pancetta**
 ou de **bacon fumé**
 coupés en dés
500 g de **crevettes** crues
 décortiquées
le **zeste** râpé et le **jus**
 de 1 **citron**
1 botte de **cresson**

Faites chauffer l'huile d'olive et le beurre dans une grande poêle, ajoutez la pancetta et faites dorer 3 à 4 minutes jusqu'à ce qu'elle soit croustillante.

Ajoutez les crevettes et faites-les cuire 1 minute de chaque côté. Parsemez de zeste et de jus de citron. Poursuivez la cuisson 1 minute, ajoutez le cresson et mélangez bien.

Servez ainsi pour un déjeuner léger. Pour un plat plus consistant, accompagnez de pommes de terre ou de pâtes.

Pour des crevettes au chorizo avec une salade de roquette, supprimez l'huile d'olive, le beurre et la pancetta. Coupez 50 g de chorizo en fines rondelles et faites-les dorer à feu doux dans une poêle antiadhésive sans ajouter de matière grasse. Augmentez le feu et faites cuire les crevettes dans le gras rendu par le chorizo. Terminez la recette comme ci-dessus en remplaçant le cresson par 100 g de roquette.

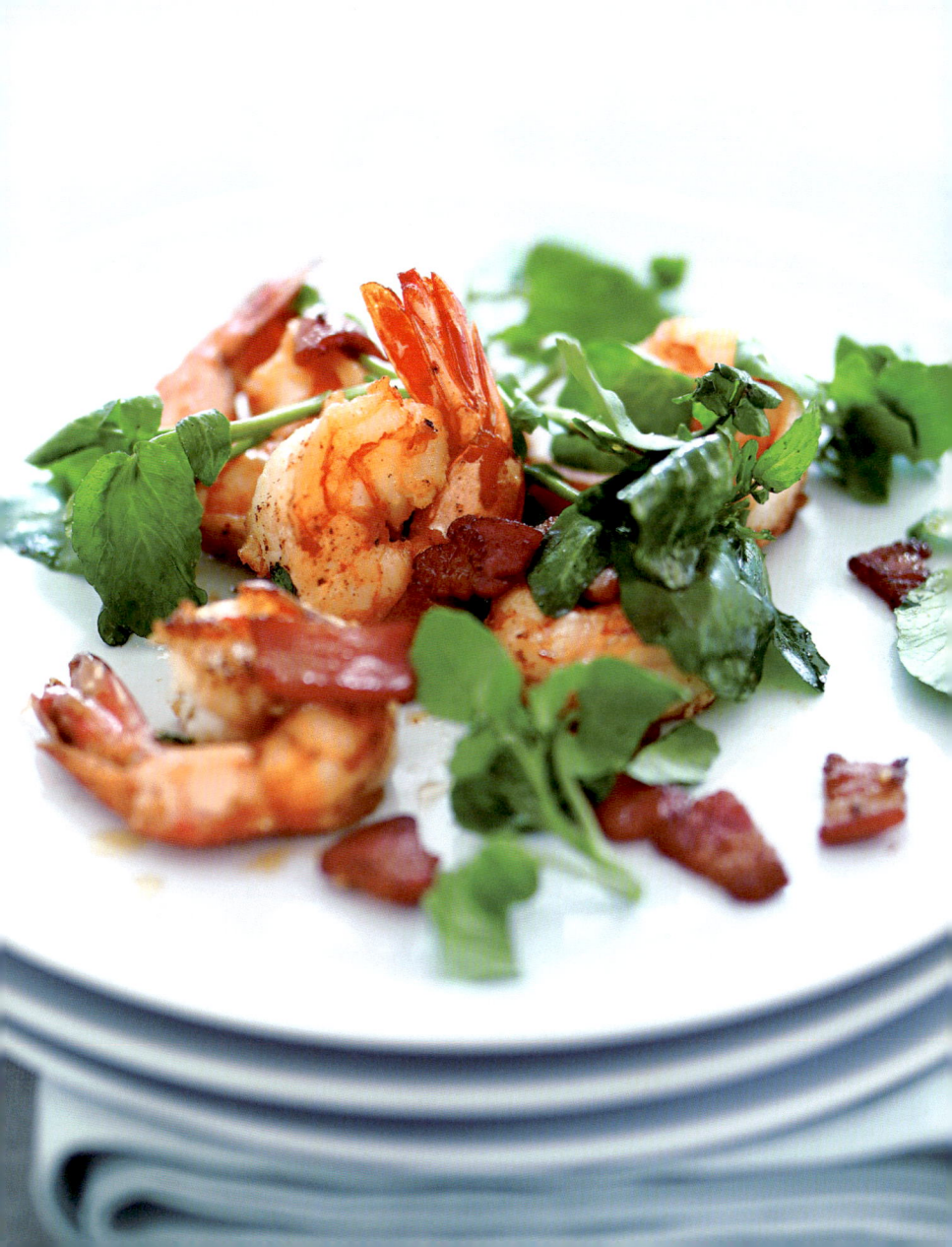

papillote de poisson piment-coriandre

Par portion **127 kcal**
Pour **1 personne**
Préparation **15 minutes**
+ marinade et réfrigération
Cuisson **15 minutes**

- 125 g de **filet de poisson** (**cabillaud**, **lieu noir** ou **haddock**)
- 2 c. à c. de **jus de citron**
- 1 c. à s. de feuilles de **coriandre** fraîches
- 1 gousse d'**ail**
- 1 **piment vert**, épépiné et haché
- ¼ de c. à c. de **sucre**
- 2 c. à c. de **yaourt nature à 0 %**

Mettez le poisson dans un plat en verre ou en plastique et arrosez-le de jus de citron. Couvrez-le et faites-le mariner au réfrigérateur pendant 15 à 20 minutes.

Mixez finement la coriandre, l'ail et le piment. Ajoutez le sucre et le yaourt. Mixez de nouveau un court instant.

Posez le poisson sur une feuille d'aluminium. Étalez le mélange précédent sur chaque face du poisson. Repliez la feuille et rabattez le sommet pour fermer la papillote. Placez au réfrigérateur pendant 1 heure.

Mettez la papillote sur une plaque de cuisson et faites cuire dans un four préchauffé à 200 °C pendant 15 minutes environ jusqu'à ce que le poisson soit cuit.

Pour une papillote de poisson aux oignons nouveaux et au gingembre, posez le poisson sur une feuille d'aluminium. Supprimez la marinade. Mélangez 1 cuillerée à café de gingembre haché, 2 petits oignons nouveaux coupés en fines rondelles, 1 pincée de sucre et le jus et le zeste de ½ citron vert. Recouvrez le poisson avec ce mélange, fermez la papillote et faites mariner au réfrigérateur pendant 30 minutes. Faites cuire au four comme ci-dessus.

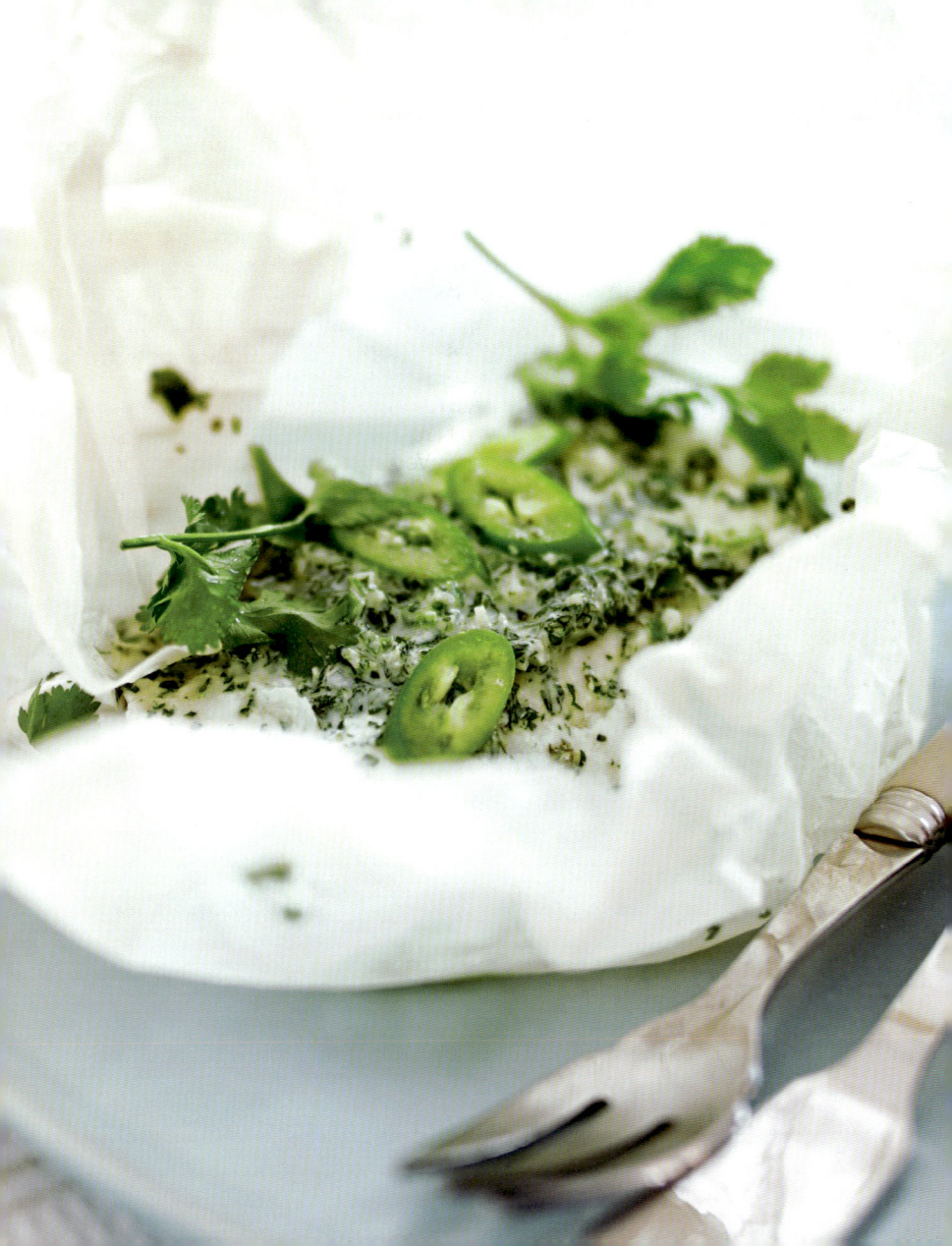

rouleaux au crabe et aux nouilles

Par portion **199 kcal**
Pour **4 personnes**
Préparation **15 minutes**
 + repos
Cuisson **5 minutes**

200 g de **nouilles de riz fines**
1 petite botte d'**oignons nouveaux** coupés en fines tranches
1,5 cm de **gingembre frais** râpé
1 gousse d'**ail** coupée en fines tranches
1 **piment rouge** finement haché
2 c. à s. de **coriandre** hachée
1 c. à s. de **menthe** hachée
¼ de **concombre** coupé en fins bâtonnets
350 g de **chair de crabe** en boîte, égouttée, ou 300 g de chair de crabe fraîche
1 c. à s. d'**huile de sésame**
1 c. à s. de **sauce pimentée douce**
1 c. à c. de **nuoc-mâm**
16 **crêpes chinoises** ou **galettes de riz** fraîches

Faites cuire les nouilles de riz en suivant les instructions figurant sur l'emballage. Égouttez-les et passez-les à l'eau froide pour les refroidir.

Mélangez tous les autres ingrédients, à l'exception des crêpes ou des galettes de riz, dans un saladier. Ajoutez les nouilles et mélangez. Couvrez et réservez pendant 10 minutes pour laisser le temps aux saveurs de se mélanger. Versez dans le plat de service.

Pour servir, présentez les crêpes ou les galettes de riz avec la garniture pour que chacun puisse mettre de la garniture sur une crêpe ou une galette et former un rouleau.

Pour des rouleaux aux crevettes et aux cacahuètes, préparez la garniture comme ci-dessus en remplaçant la chair de crabe par 200 g de petites crevettes cuites et en ajoutant 2 cuillerées à soupe de cacahuètes hachées. Ajoutez le jus de 1 citron vert et formez les rouleaux comme ci-dessus.

pour un dîner complet
+ 1 brochette de bœuf **140 kcal** (p. 134)
+ 1 part de gâteau ricotta-prunes-amandes **150 kcal** (p. 170)

pour tous les menus de la journée
menus du **jour 2** (p. 15)

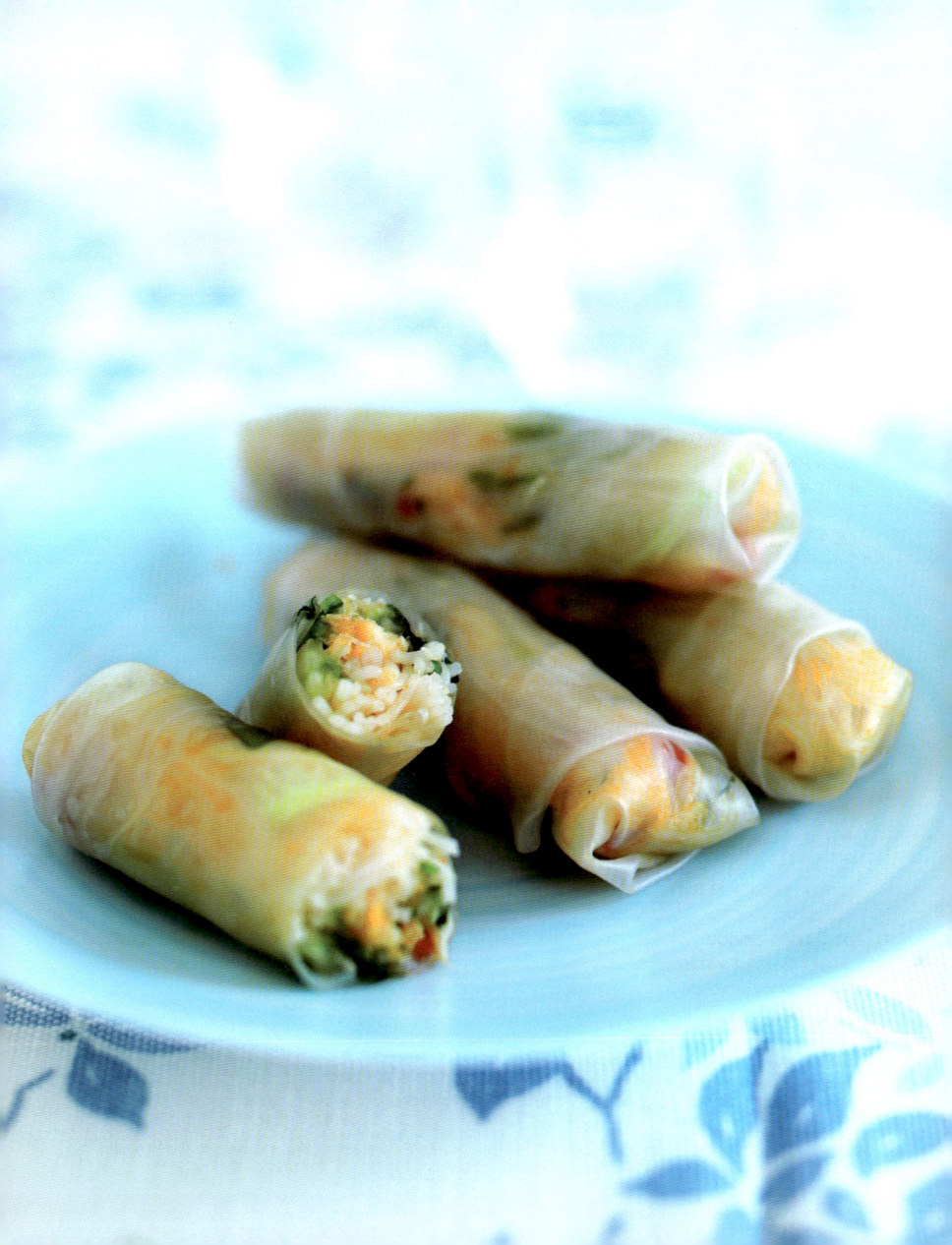

roulés de poivron feta-olives

Par portion **146 kcal**
Pour **4 personnes**
Préparation **10 minutes**
 + refroidissement
Cuisson **10 minutes**

2 **poivrons rouges**,
 équeutés, épépinés
 et coupés en quatre
 dans le sens de la longueur
100 g de **feta** coupée
 en fines tranches
 ou émiettée
16 feuilles de **basilic**
16 **olives noires** dénoyautées
 et coupées en deux
15 g de **pignons de pin**
 grillés
1 c. à s. de **pesto**
1 c. à s. de **vinaigrette**
 allégée

Posez les poivrons, peau vers le haut, sur une plaque de cuisson et faites-les griller sous un gril pendant 7 à 8 minutes jusqu'à ce que la peau noircisse. Enfermez les poivrons dans un sac en plastique et laissez-les refroidir 20 minutes. Retirez ensuite la peau.

Posez les poivrons sur une planche à découper et répartissez la feta, les feuilles de basilic, les olives et les pignons de pin sur chaque morceau de poivron.

Repliez délicatement les poivrons pour former des rouleaux et fixez-les avec une pique en bois. Disposez 2 roulés sur chaque assiette.

Mélangez le pesto et la vinaigrette dans un bol et versez ce mélange sur les roulés de poivron. Servez avec de la roquette et de la baguette.

Pour des roulés de poivron à la ricotta et aux tomates séchées, faites griller les poivrons puis pelez-les. Mélangez 5 tomates séchées hachées, 100 g de ricotta, le basilic et les pignons de pin. Supprimez la feta et les olives noires. Salez et poivrez. Formez les roulés et servez comme ci-dessus.

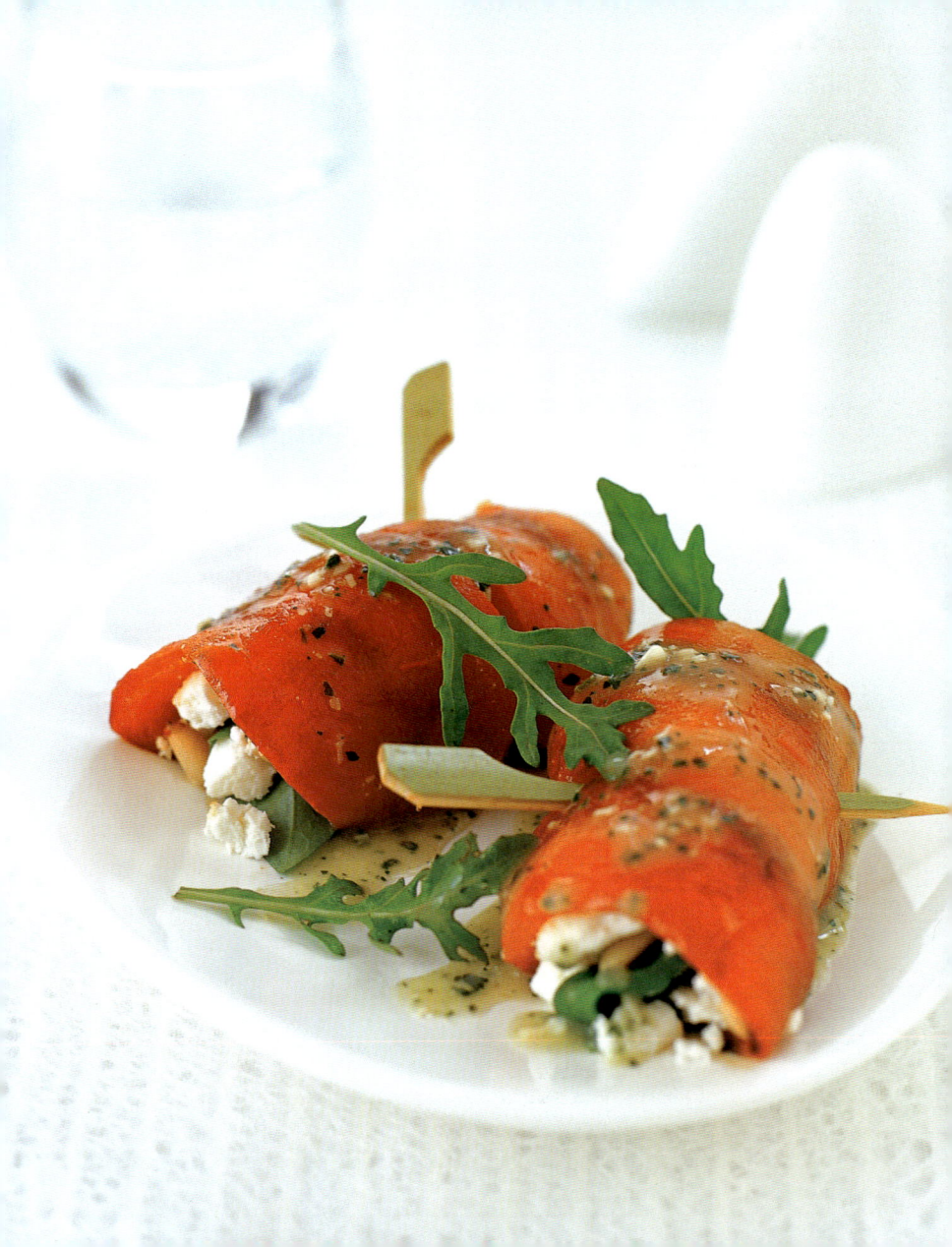

caponata

Par portion **90 kcal**
Pour **6 personnes**
Préparation **20 minutes**
Cuisson **40 minutes**

750 g d'**aubergines**
1 gros **oignon**
1 c. à s. d'**huile d'olive**
3 branches de **céleri** effeuillées et coupées en dés
un peu de **vin blanc** (facultatif)
2 grosses **tomates cœur-de-bœuf**, pelées et épépinées
1 c. à c. de **thym**
¼ à ½ c. à c. de **piment de Cayenne**
2 c. à s. de **câpres**
1 poignée d'**olives vertes** dénoyautées
4 c. à s. de **vinaigre de vin blanc** ou **de cidre**
1 c. à s. de **sucre**
1 à 2 c. à s. de **cacao amer** (facultatif)
poivre du moulin

Pour décorer
amandes grillées et hachées
persil haché

Coupez les aubergines et l'oignon en morceaux de 1 cm.

Faites chauffer l'huile d'olive dans une poêle antiadhésive et ajoutez les aubergines. Faites revenir 15 minutes jusqu'à ce qu'elles soient tendres. Ajoutez un peu d'eau pour éviter que les aubergines n'attachent, si nécessaire.

Pendant ce temps, mettez l'oignon et le céleri dans une casserole avec un peu d'eau ou de vin. Faites cuire 5 minutes jusqu'à ce que les légumes soient cuits mais encore croquants.

Ajoutez les tomates, le thym, le piment et les aubergines. Faites cuire 15 minutes en remuant de temps en temps. Ajoutez les câpres, les olives, le vinaigre, le sucre et le cacao (facultatif) puis faites cuire 2 à 3 minutes.

Poivrez et servez parsemé d'amandes et de persil. Vous pouvez servir la caponata chaude ou froide en accompagnement ou en entrée. En plat principal, servez-la avec de la polenta et de la baguette grillée.

pour un dîner complet
+ 2 frittatas courgettes-menthe **200 kcal** (p. 80)
+ granité au pamplemousse et au gingembre **80 kcal** (p. 182, variante)

pour tous les menus de la journée
menus du **jour 1** (p. 14)

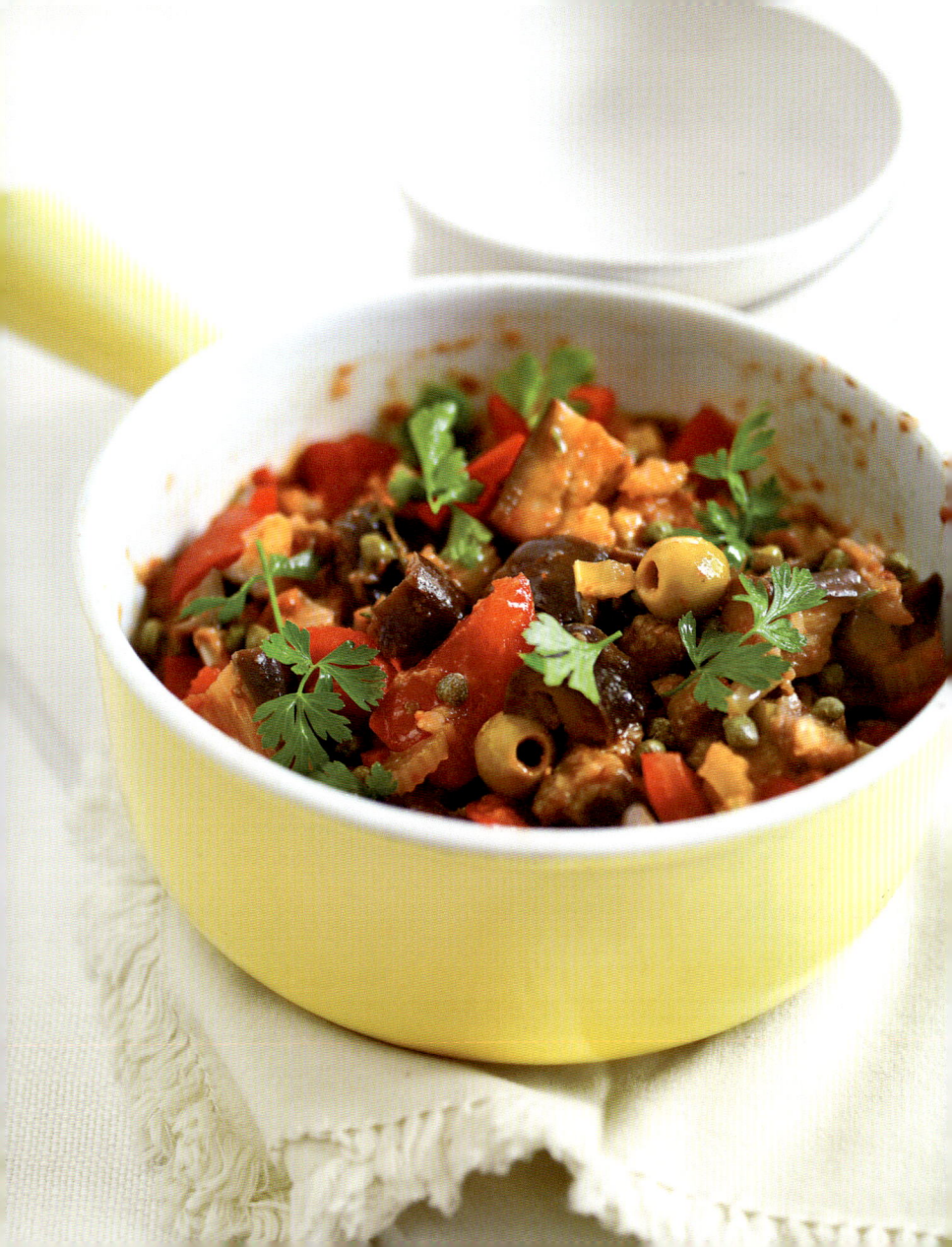

frittatas courgettes-menthe

Par portion **200 kcal**
Pour **6 personnes**
Préparation **10 minutes**
Cuisson **30 minutes** environ

1 c. à s. d'**huile d'olive**
1 **oignon** finement haché
2 **courgettes** (375 g)
  coupées en deux
  dans le sens
  de la longueur puis
  en fines tranches
6 **œufs**
300 ml de **lait**
3 c. à s. de **parmesan** râpé
2 c. à s. de **menthe** hachée
  + quelques feuilles
  pour décorer (facultatif)
sel et **poivre**

Sauce tomate
1 c. à s. d'**huile d'olive**
1 **oignon** finement haché
1 ou 2 gousses d'**ail**
  écrasées (facultatif)
500 g de **tomates olivettes**
  hachées

Préparez la sauce. Faites chauffer l'huile d'olive dans une casserole et faites revenir l'oignon 5 minutes en remuant de temps en temps. Ajoutez l'ail et les tomates. Salez et poivrez. Mélangez et laissez mijoter 5 minutes jusqu'à ce que les tomates soient réduites en purée. Mixez pour obtenir un coulis, passez et réservez au chaud.

Faites chauffer l'huile d'olive dans une poêle et faites revenir l'oignon jusqu'à ce qu'il commence à fondre et à dorer. Ajoutez les courgettes, mélangez et faites cuire 3 à 4 minutes sans les laisser dorer.

Battez les œufs, le lait, le parmesan et la menthe, puis incorporez les courgettes. Salez et poivrez. Huilez une plaque de 12 muffins et versez le mélange dans les moules. Faites cuire dans un four préchauffé à 190 °C pendant 15 minutes.

Laissez reposer 1 à 2 minutes dans les moules puis détachez les contours à l'aide d'un couteau. Démoulez les frittatas et disposez-les sur des assiettes avec la sauce tomate chaude. Décorez de feuilles de menthe.

pour un dîner complet
+ caponata **90 kcal** (p. 78)
+ granité au pamplemousse et au gingembre **80 kcal** (p. 182, variante)

pour tous les menus de la journée
menus du **jour 1** (p. 14)

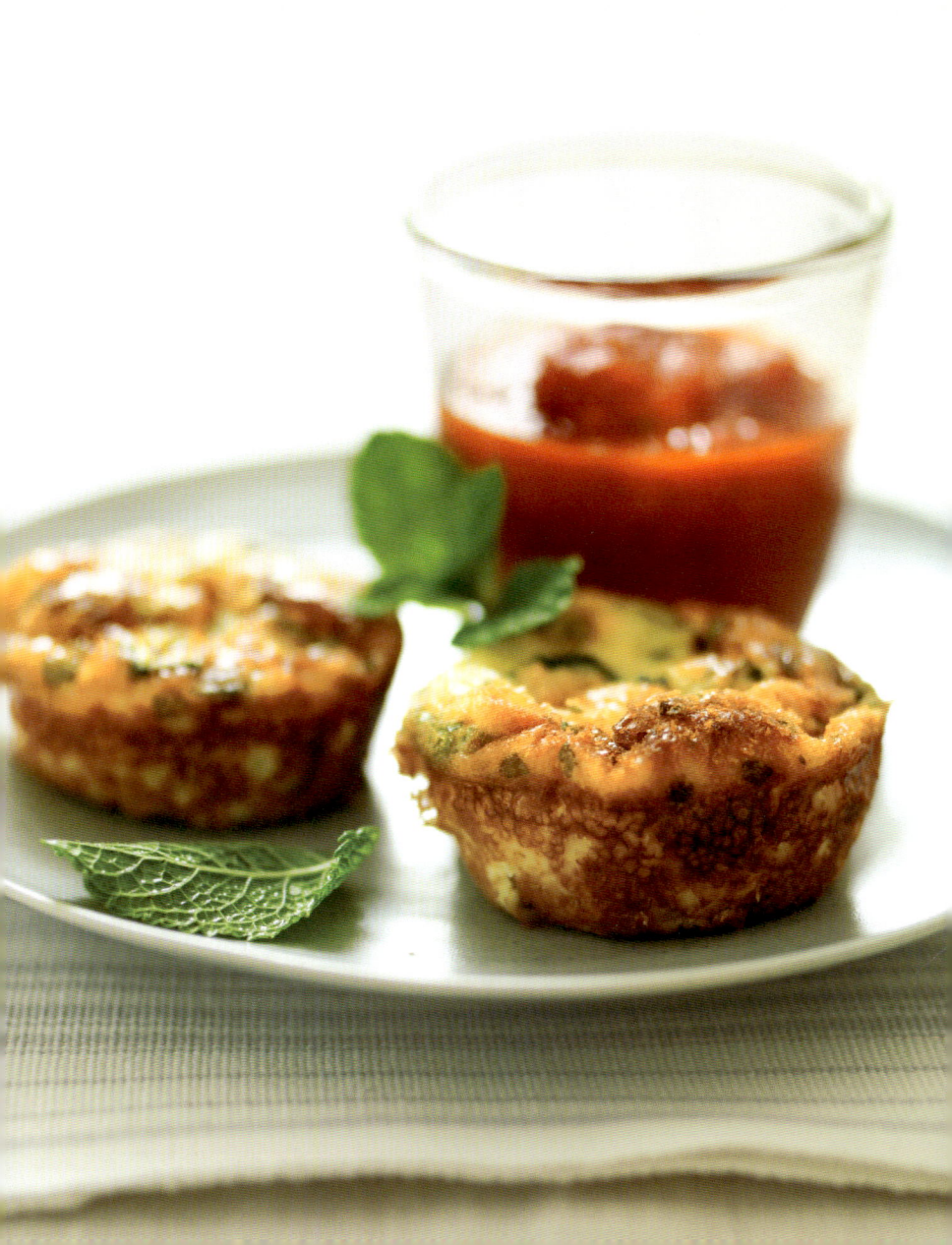

soufflés au fromage de chèvre

Par portion **277 kcal**
Pour **4 personnes**
Préparation **10 minutes**
Cuisson **15 minutes**

25 g de **margarine** non hydrogénée
50 g de **farine**
300 ml de **lait écrémé**
4 **œufs**, blancs et jaunes séparés
100 g de **fromage de chèvre frais** émietté
1 c. à s. d'**herbes** mélangées, hachées, comme **persil**, **ciboulette** et **thym**
1 c. à s. de **parmesan** fraîchement râpé
75 g de **roquette**
2 c. à s. de **vinaigrette** allégée
sel et **poivre**

Faites fondre la margarine dans une casserole moyenne, ajoutez la farine et remuez à feu doux pendant 1 minute. Versez peu à peu le lait en remuant sans cesse à l'aide d'un fouet et faites cuire 2 minutes jusqu'à ce que le mélange commence à épaissir.

Retirez du feu. Incorporez les jaunes d'œuf, un par un, à l'aide d'un fouet puis ajoutez le fromage de chèvre. Salez et poivrez.

Montez les blancs en neige. Incorporez délicatement les blancs et les herbes au mélange précédent. Huilez légèrement 4 ramequins et versez la préparation. Parsemez de parmesan et faites cuire dans un four préchauffé à 190 °C pendant 10 à 12 minutes jusqu'à ce que les soufflés soient bien gonflés et dorés.

Mélangez la roquette et la vinaigrette. Servez les soufflés avec la roquette.

Pour un soufflé au gruyère et à la moutarde, faites fondre la margarine et mélangez la farine comme ci-dessus en ajoutant 2 cuillerées à café de moutarde en poudre anglaise ou 1 cuillerée à café de moutarde de Dijon. Terminez la recette comme ci-dessus en remplaçant le fromage de chèvre par 75 g de gruyère râpé et en supprimant le parmesan.

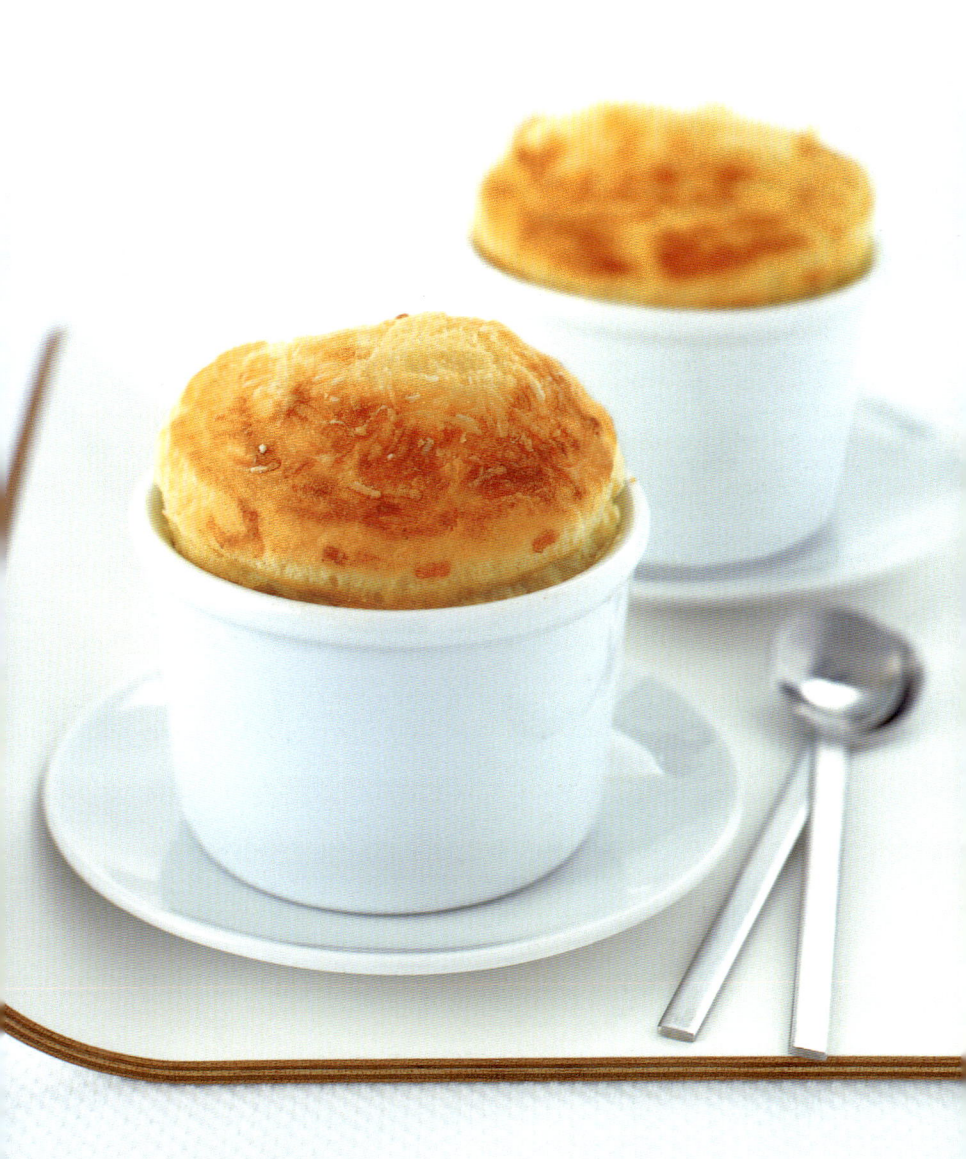

poivrons farcis à la tapenade

Par portion **332 kcal**
Pour **4 personnes**
Préparation **20 minutes**
Cuisson **45 minutes**

4 **poivrons rouges** coupés en deux et épépinés
3 c. à s. d'**huile d'olive**
100 g d'**olives noires** dénoyautées
2 gousses d'**ail** grossièrement hachées
1 c. à s. d'**origan** haché
4 c. à s. de **pesto de tomates séchées**
250 g de **tofu**
200 g de **tomates cerises** coupées en deux
persil haché pour servir
sel et **poivre**

Mettez les poivrons, peau vers le haut, dans un plat à four et arrosez-les avec 1 cuillerée à soupe d'huile d'olive. Salez et poivrez. Faites griller dans un four préchauffé à 200 °C pendant 25 à 30 minutes.

Pour préparer la tapenade, mixez les olives, l'ail, l'origan, le pesto de tomates séchées et le reste d'huile d'olive dans un robot ou un blender pour obtenir une pâte épaisse. Raclez les parois si nécessaire.

Essuyez le tofu avec du papier absorbant et coupez-le en dés de 1 cm. Mélangez le tofu et la tapenade dans un saladier. Garnissez les poivrons avec ce mélange et les tomates cerises. Enfournez et faites cuire 15 minutes de plus jusqu'à ce que les tomates commencent à cuire et que la garniture soit chaude.

Disposez sur des assiettes et parsemez de persil haché.

Pour des poivrons grillés aux anchois et à la mozzarella, faites griller les poivrons rouges coupés en deux pendant 25 à 30 minutes. Préparez la tapenade en supprimant le pesto de tomates séchées, puis incorporez 150 g de mini mozzarellas. Garnissez les poivrons avec la tapenade, les tomates cerises puis ajoutez 2 filets d'anchois par poivron. Supprimez le tofu. Faites cuire et servez comme ci-dessus.

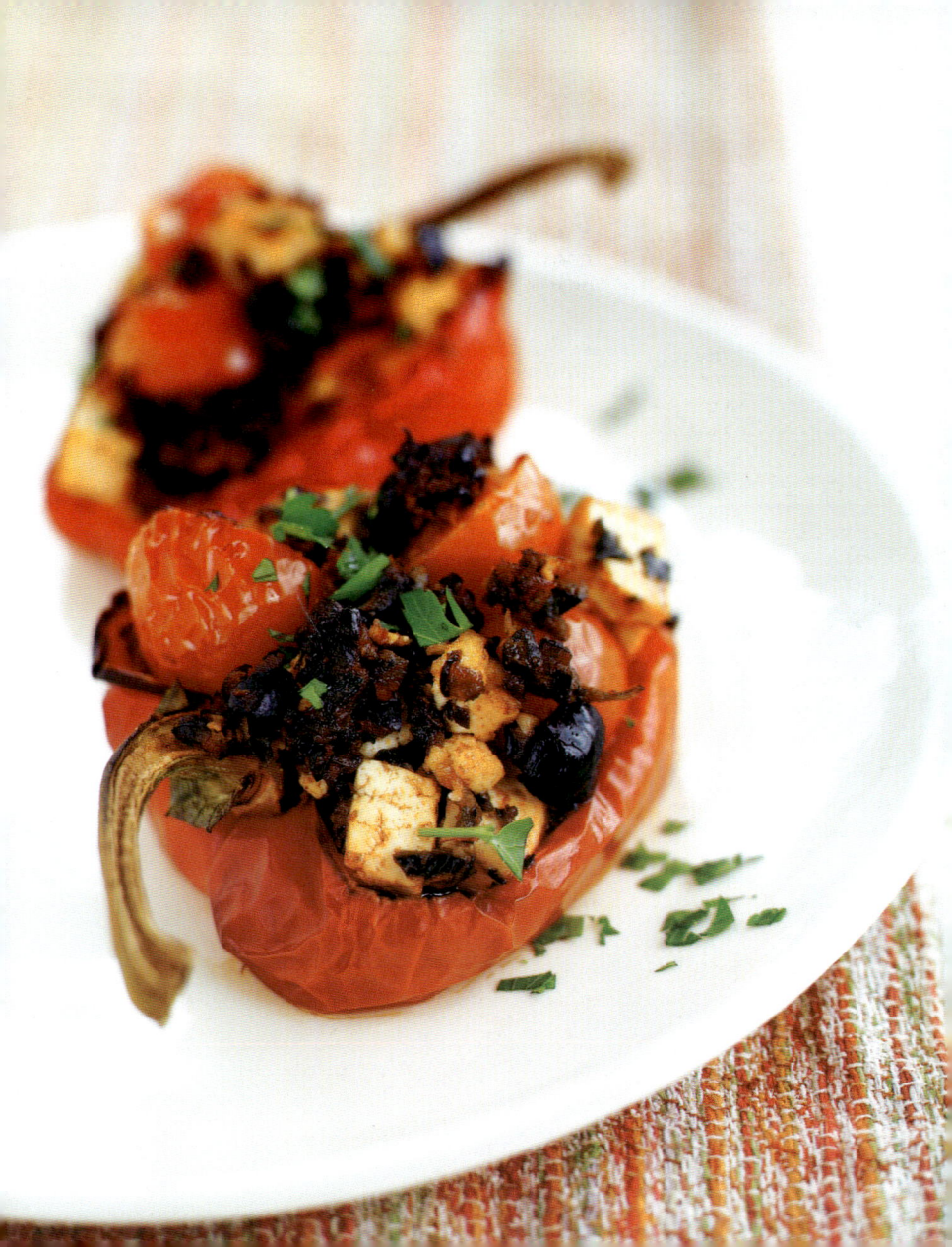

granité de melon et jambon cru

Par portion **125 kcal**
Pour **6 personnes**
Préparation **35 minutes**
 + congélation

1 ½ **melon charentais**
 coupé en quatre
 et épépiné
12 tranches de **jambon cru**
 (serrano, prosciutto
 ou de Parme)

Granité
1 **melon charentais** coupé
 en deux, pelé et épépiné
2 c. à s. de **menthe** hachée
½ à 1 gros **piment rouge**,
 épépiné et haché finement
 + quelques filaments
 pour décorer
1 **blanc d'œuf**

Pour préparer le granité, mixez la chair du melon dans un robot ou un blender. Incorporez la menthe et le piment.

Faites prendre la préparation dans une sorbetière. Autrement, versez la préparation dans un récipient en plastique et faites prendre au congélateur pendant 4 heures, en remuant 1 ou 2 fois pour casser les cristaux.

Incorporez le blanc d'œuf et continuez à faire prendre dans la sorbetière jusqu'à ce que le granité soit assez épais pour former des boules. Si vous ne servez pas le sorbet tout de suite, mettez-le dans un récipient en plastique et conservez-le au congélateur. Faites-le prendre 2 heures au congélateur jusqu'à ce qu'il soit ferme.

Disposez les quartiers de melon et le jambon sur 6 assiettes. Trempez une cuillère à soupe dans de l'eau chaude et servez 2 cuillerées à soupe de granité sur chaque quartier de melon. Décorez avec les filaments de piment et servez aussitôt.

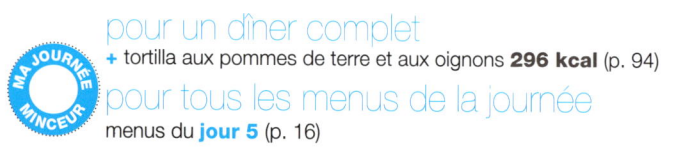

pour un dîner complet
 + tortilla aux pommes de terre et aux oignons **296 kcal** (p. 94)

pour tous les menus de la journée
menus du **jour 5** (p. 16)

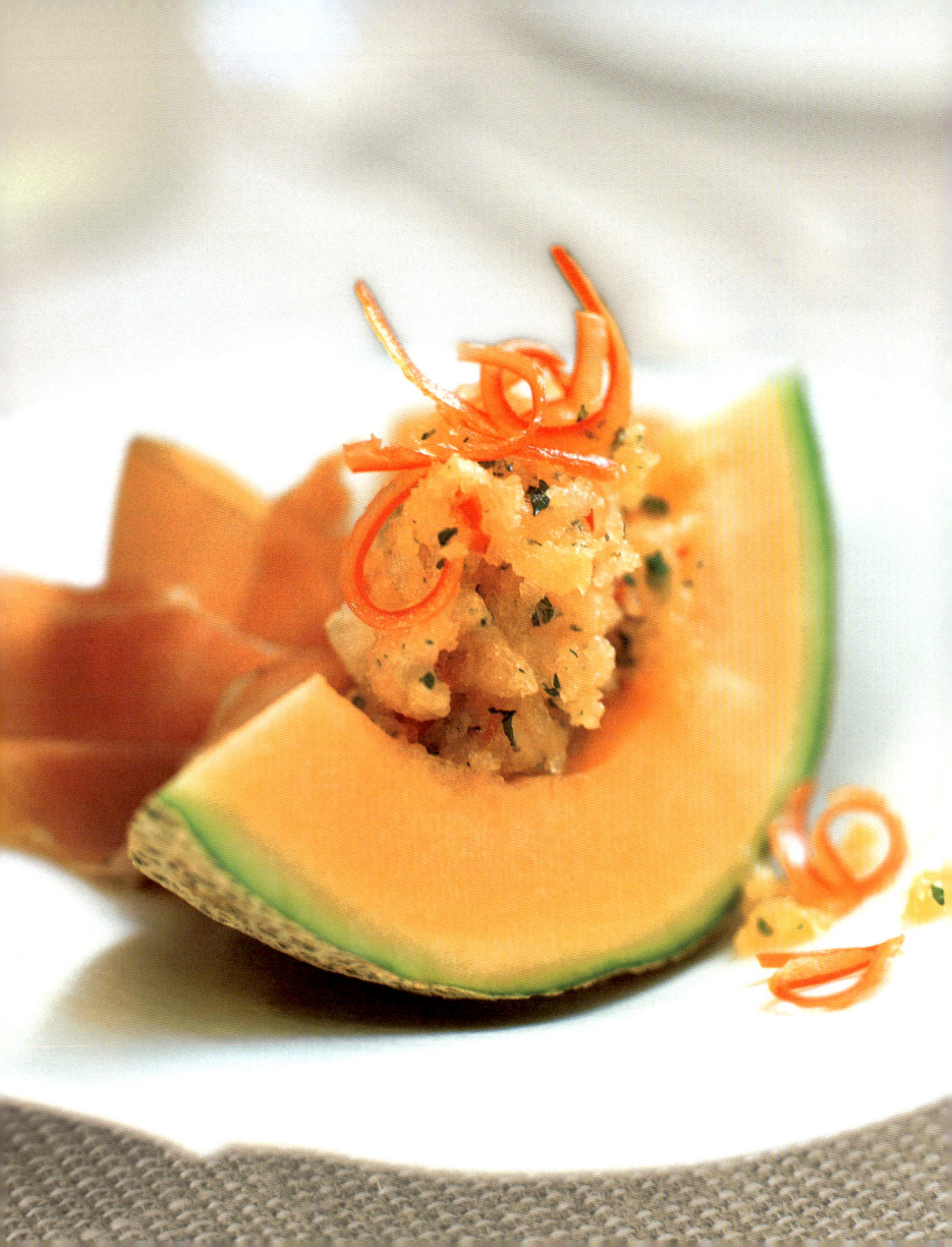

légumes grillés et rouille au poivron rouge

Par portion **154 kcal**
Pour **6 personnes**
Préparation **30 minutes**
 + refroidissement
Cuisson **30 à 35 minutes**

4 c. à s. d'**huile d'olive**
2 ou 3 gousses d'**ail** finement hachées
3 pincées de **safran en filaments**
3 **poivrons rouges** et **orange** équeutés, épépinés et coupés en 6 quartiers
3 **courgettes** de 100 g chacune
2 **oignons** coupés en quartiers
sel et **poivre**

Rouille
4 **tomates olivettes** (250 g)
1 **poivron rouge** équeuté, épépiné et coupé en quatre
1 gousse d'**ail** finement hachée
1 pincée de **pimenton moulu** (paprika fumé)
1 c. à s. d'**huile d'olive**

Versez l'huile d'olive dans un grand sac en plastique et ajoutez l'ail, le safran, le sel et le poivre. Ajoutez les légumes. Fermez le sac et mélangez bien. Réservez pendant 30 minutes minimum.

Préparez la rouille. Mettez les tomates et le poivron rouge dans un plat à four. Parsemez d'ail et de pimenton. Salez et poivrez. Arrosez d'huile d'olive. Faites griller dans un four préchauffé à 220 °C pendant 15 minutes.

Faites refroidir puis pelez les tomates et le poivron. Mixez les tomates et le poivron dans un robot avec le jus de cuisson. Versez dans un bol et réservez.

Sortez les légumes du sac en plastique et mettez-les dans un plat à four. Faites-les griller dans un four préchauffé à 220 °C pendant 15 à 20 minutes en les tournant une fois. Disposez les légumes grillés dans des assiettes et servez avec de la rouille, réchauffée si nécessaire.

Pour des pommes de terre au four à servir avec la rouille au lieu des légumes grillés, coupez 1 kg de pommes de terre nouvelles en deux et mettez-les côte à côte, peau vers le haut, sur un plat à four. Saupoudrez de gros sel et de poivre noir et faites-les griller dans un four préchauffé à 220 °C pendant 30 à 35 minutes. Servez-les avec la rouille.

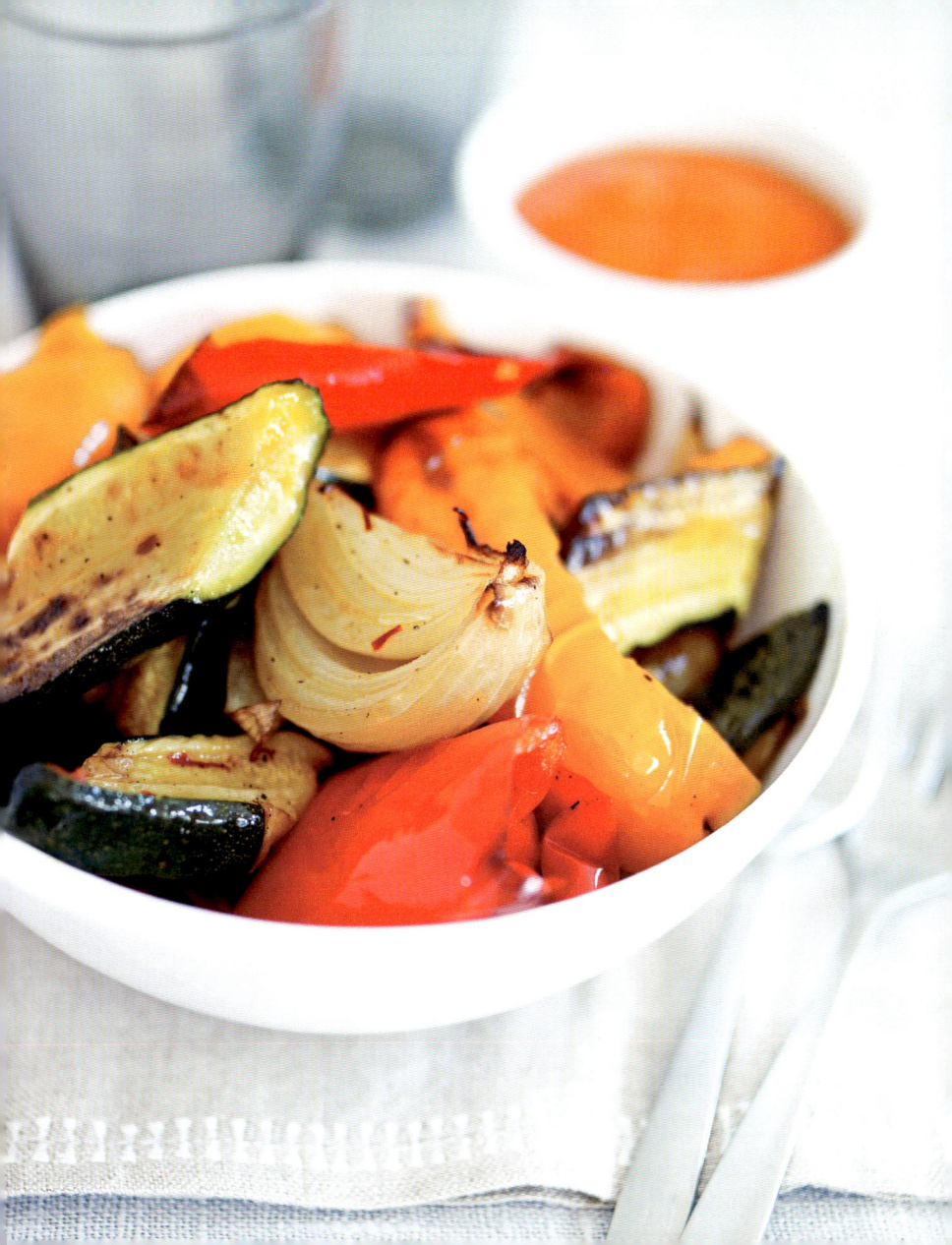

patates douces au four

Par portion **384 kcal**
Pour **2 personnes**
Préparation **5 minutes**
Cuisson **45 minutes**

2 grosses **patates douces**
de 275 g chacune
50 g d'**emmental**
ou de **cheddar** râpé
sel

Salsa de tomates
2 grosses **tomates**
coupées en petits dés
½ petit **oignon rouge**
finement haché
1 branche de **céleri**
effeuillée et coupée
en petits dés
1 petite poignée
de **coriandre** hachée
2 c. à s. de **jus de citron vert**
2 c. à c. de **sucre en poudre**

Lavez les patates douces et mettez-les dans un plat à four. Piquez-les avec une fourchette et saupoudrez-les de sel. Faites-les cuire dans un four préchauffé à 200 °C pendant 45 minutes environ. (Si vous êtes pressé, vous pouvez les faire cuire au micro-ondes comme des pommes de terre, mais elles n'auront pas la saveur de légumes cuits au four. Piquez-les avec une fourchette et faites-les cuire 15 à 20 minutes à puissance maximale.)

Pendant ce temps, préparez la salsa de tomates. Mélangez les tomates dans un saladier avec l'oignon, le céleri, la coriandre, le jus de citron vert et le sucre.

Coupez les patates douces en deux et écrasez la chair avec une fourchette sans percer la peau. Parsemez de fromage râpé et ajoutez la salsa de tomates sur le dessus au moment de servir.

Pour des patates douces avec une sauce à la coriandre, faites cuire les patates douces comme ci-dessus. Supprimez la salsa de tomates et le fromage. Préparez une sauce en mélangeant 100 g de crème fraîche allégée, 4 ciboules coupées en tranches, 1 poignée de coriandre hachée ainsi que le zeste et le jus de 1 citron vert. Coupez les patates douces en deux, écrasez la chair et servez avec la sauce à la coriandre versée sur le dessus.

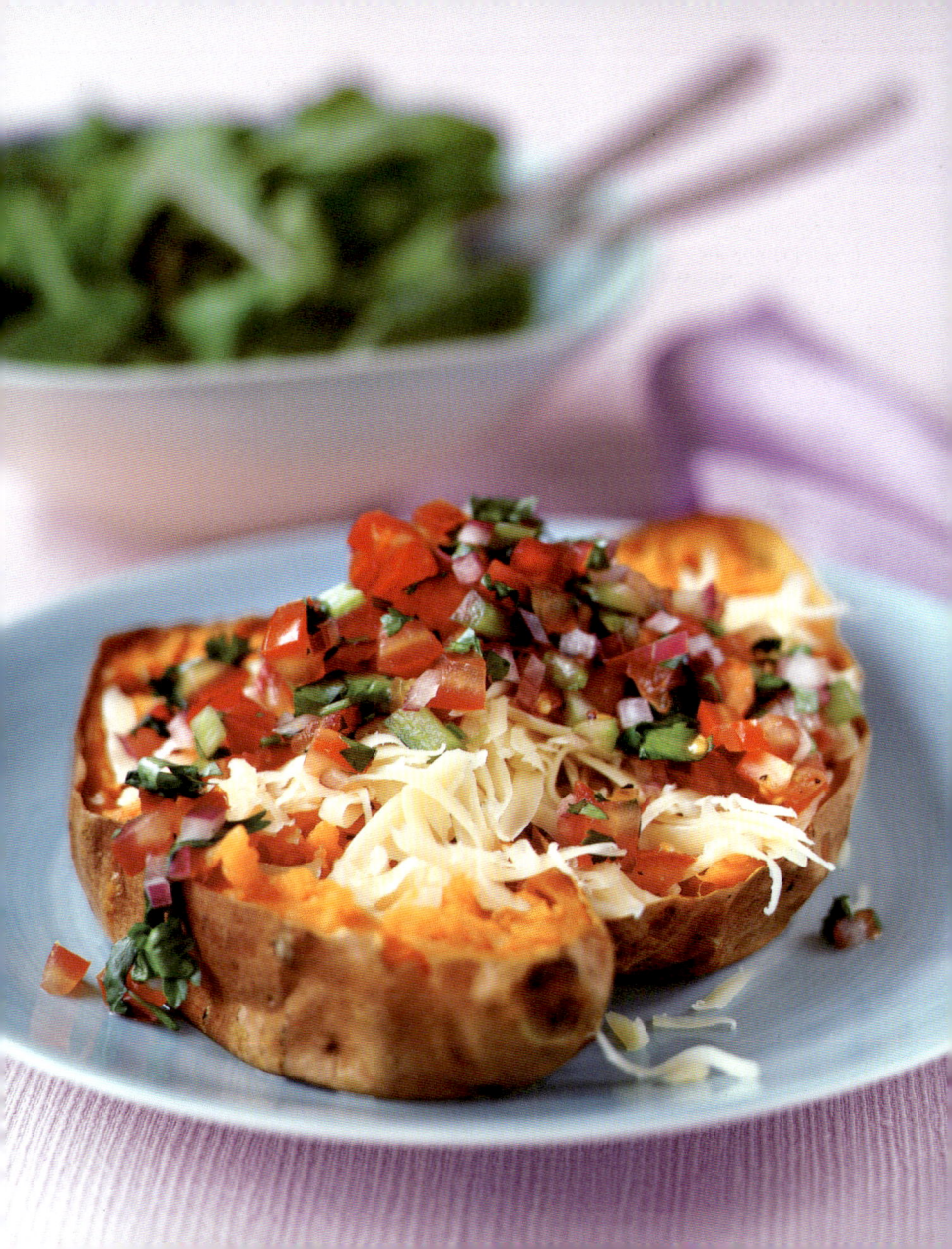

salade haricots verts et asperges

Par portion **285 kcal**
Pour **6 personnes**
Préparation **10 minutes**
Cuisson **8 minutes**

250 g de **haricots verts** extra-fins équeutés
400 g d'**asperges vertes** pelées
6 **œufs**
5 c. à s. d'**huile d'olive**
3 c. à c. de **tapenade d'olives noires**
3 c. à c. de **vinaigre balsamique**
100 g de **roquette**
75 g d'**olives noires** dénoyautées
75 g de **parmesan** détaillé en copeaux
sel et **poivre**

Faites cuire les haricots verts à la vapeur pendant 3 minutes à couvert. Ajoutez les asperges et faites cuire 5 minutes.

Pendant ce temps, mettez les œufs dans une petite casserole, couvrez d'eau froide et portez à ébullition. Faites cuire 6 minutes.

Mélangez l'huile d'olive, la tapenade et le vinaigre dans un bol. Salez et poivrez.

Disposez la roquette au centre de 6 assiettes. Égouttez et passez les œufs sous l'eau froide, puis retirez leur coquille. Coupez chaque œuf en deux. Posez deux moitiés d'œuf par personne sur la salade. Disposez les haricots verts et les asperges tout autour et versez la vinaigrette. Ajoutez les olives et les copeaux de parmesan. Servez aussitôt.

Pour une salade au brocoli et aux olives, supprimez les haricots verts et les asperges, et faites cuire à la vapeur 500 g de brocoli coupé en quatre ou six dans le sens de la longueur pendant 5 minutes. Faites cuire les œufs comme ci-dessus, retirez leur coquille et coupez-les en quatre. Disposez la roquette sur 6 assiettes, ajoutez le brocoli et les œufs. Préparez la vinaigrette et disposez les olives et le parmesan.

pour un dîner complet

+ 2 brochettes de poulet tikka **179 kcal** (p. 138)
+ mangue et coulis de fruits de la passion (250 g) **100 kcal**

pour tous les menus de la journée
menus du **jour 4** (p. 16)

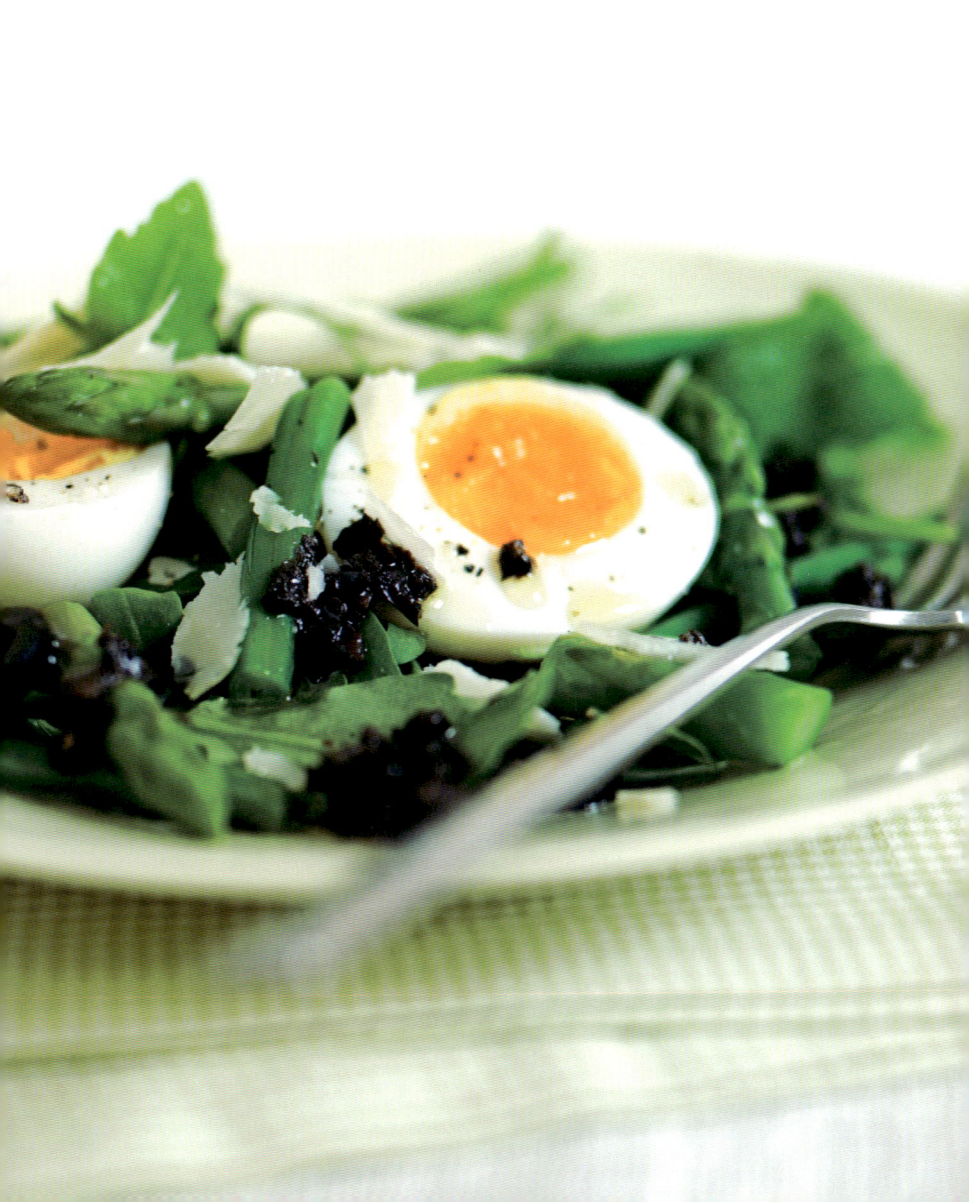

tortilla pommes de terre et oignons

Par portion **296 kcal**
Pour **6 personnes**
Préparation **10 minutes**
Cuisson **30 minutes**

750 g de **pommes de terre** à four
4 c. à s. d'**huile d'olive**
2 gros **oignons** coupés en fines tranches
6 **œufs** battus
sel et **poivre**

Coupez les pommes de terre en tranches très fines. Mélangez-les dans un saladier avec un peu de sel et de poivre. Faites chauffer l'huile d'olive dans une poêle moyenne. Ajoutez les pommes de terre et faites-les cuire à feu doux pendant 10 minutes en les retournant souvent jusqu'à ce qu'elles soient cuites sans être dorées.

Ajoutez les oignons et faites-les cuire sans les faire dorer. Étalez les pommes de terre et les oignons en couche uniforme dans la poêle et baissez le feu le plus possible.

Versez les œufs, couvrez et faites cuire à feu très doux pendant 15 minutes environ jusqu'à ce que les œufs soient cuits. (Si le centre de l'omelette est encore baveux, terminez la cuisson sous le gril du four.) Glissez la tortilla sur le plat de service et servez-la chaude ou froide.

Pour une tortilla aux pommes de terre et aux artichauts, égouttez 100 g d'artichauts marinés dans de l'huile d'olive et réservez l'huile d'olive. Faites cuire les pommes de terre comme ci-dessus en remplaçant l'huile d'olive par 4 cuillerées à soupe d'huile des artichauts. Hachez grossièrement les artichauts et ajoutez-les dans la poêle avec les oignons et 1 cuillerée à soupe de menthe hachée. Terminez la recette comme ci-dessus.

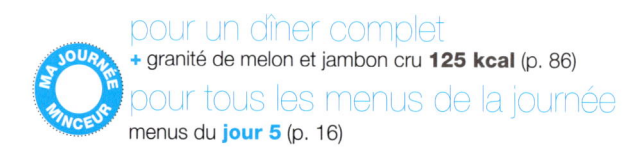

pour un dîner complet
+ granité de melon et jambon cru **125 kcal** (p. 86)

pour tous les menus de la journée
menus du **jour 5** (p. 16)

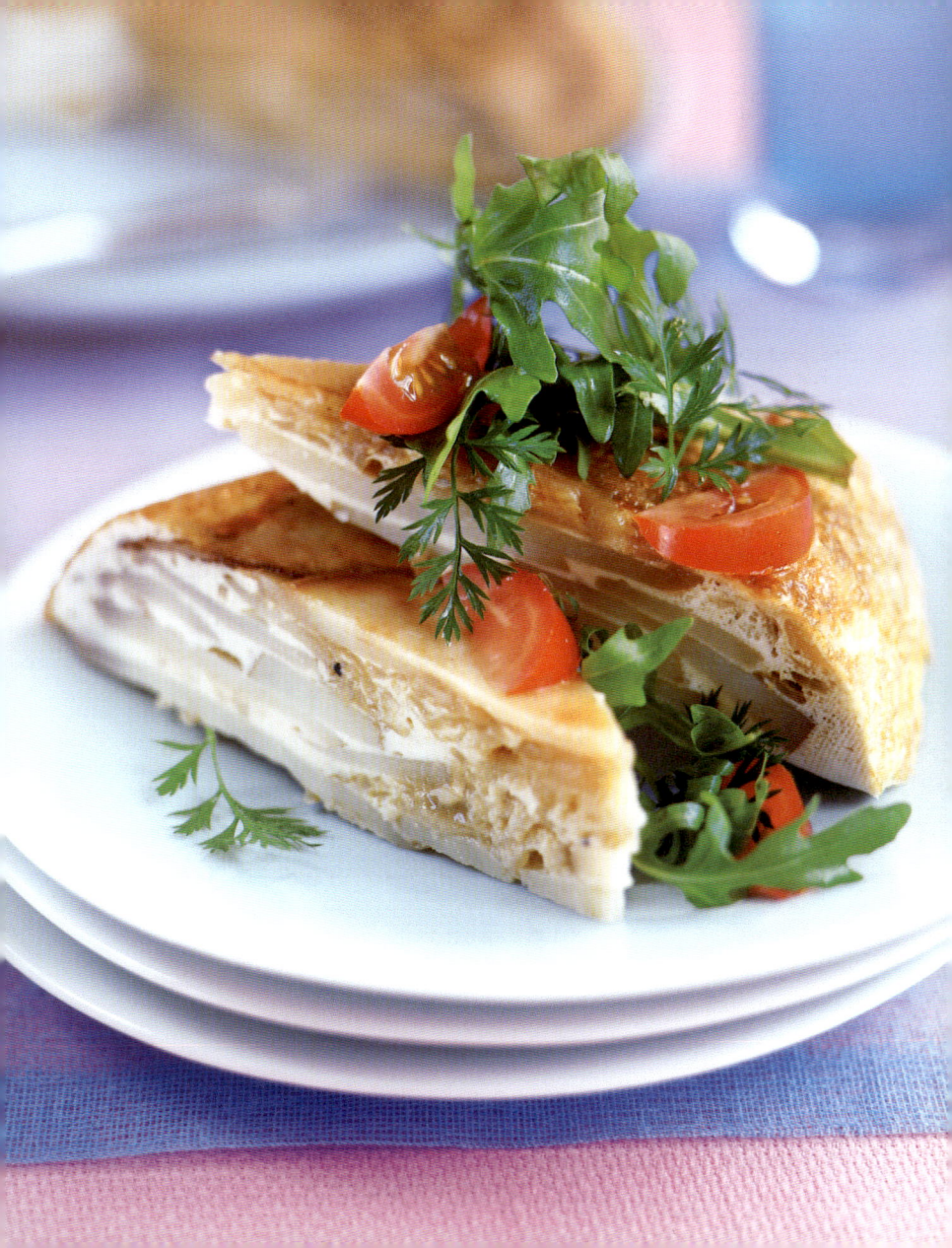

salade de tomates, tofu et poivron

Par portion **418 kcal**
Pour **2 personnes**
Préparation **10 minutes**

1 grosse **tomate cœur-de-bœuf** coupée en fines rondelles
125 g de **tofu**
50 g de **poivrons doux Peppadew** en bocal, égouttés et coupés en fines tranches
3 c. à s. de **ciboulette** ciselée
2 c. à s. de **persil plat** haché
25 g de **pignons de pin** grillés
40 g de **raisins secs**
4 c. à s. d'**huile d'olive**
2 c. à s. de **jus de citron**
2 c. à c. de **sucre en poudre**
sel et **poivre**

Disposez les tranches de tomate sur 2 assiettes, puis salez et poivrez légèrement. Émiettez le tofu dans un saladier et ajoutez les poivrons, la ciboulette, le persil, les pignons de pin et les raisins secs. Mélangez bien.

Mélangez l'huile d'olive, le jus de citron et le sucre dans un bol. Salez et poivrez. Versez cette vinaigrette sur la salade.

Servez la salade sur les tranches de tomate.

Pour une salade aux épinards et au tofu, supprimez la tomate et les poivrons. Émiettez le tofu comme ci-dessus et ajoutez les herbes, les pignons de pin, les raisins secs et le jus de 1 citron vert. Supprimez l'huile d'olive, le jus de citron et le sucre en poudre. Faites chauffer 2 cuillerées à café d'huile d'arachide dans une grande poêle. Ajoutez 1 gousse d'ail écrasée et faites revenir quelques secondes, puis faites fondre 250 g de pousses d'épinard dans la poêle. Ajoutez les épinards au reste de la salade, mélangez et servez.

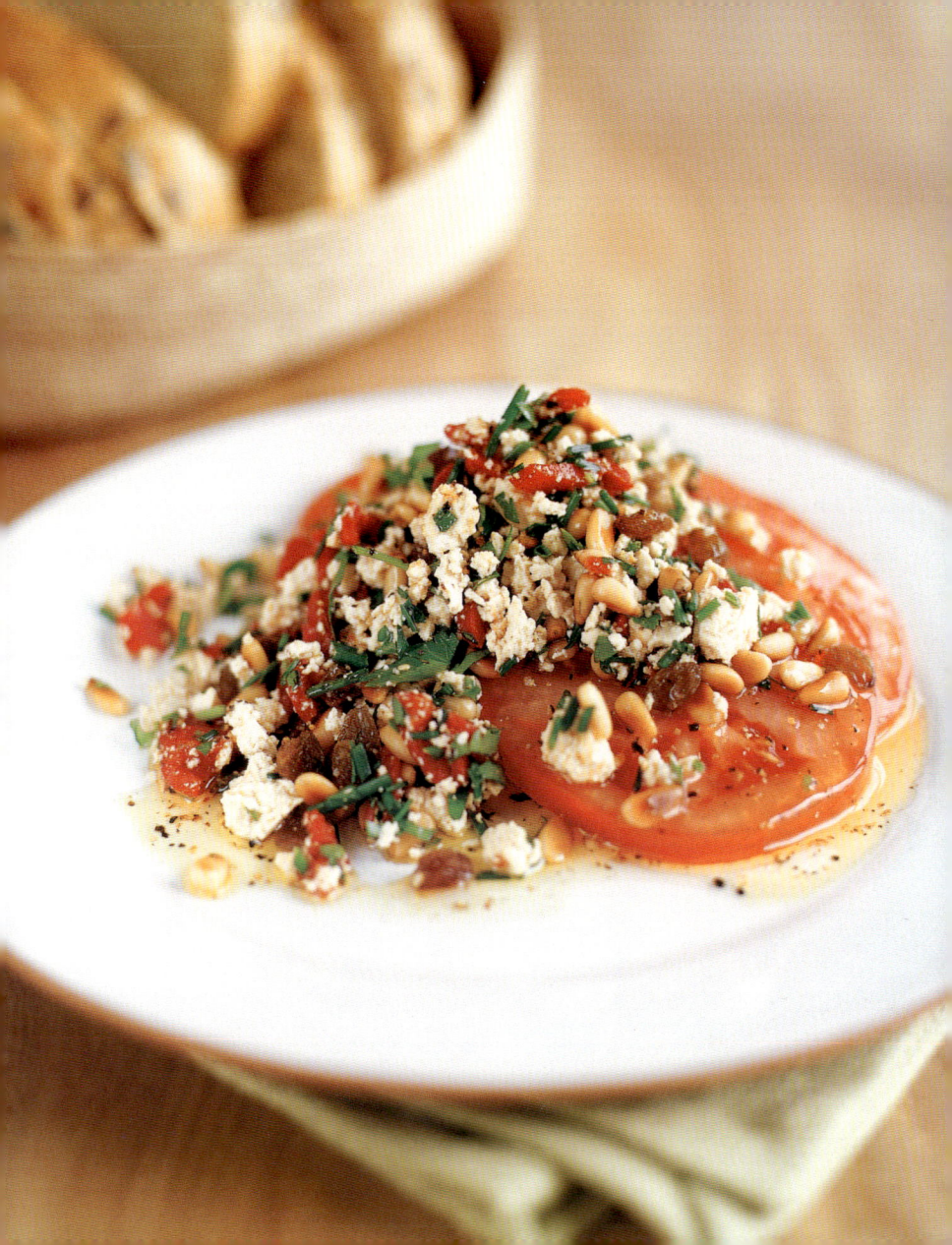

sauté au tofu, mangue et gingembre

Par portion **340 kcal**
Pour **2 personnes**
Préparation **15 minutes**
 + marinade
Cuisson **5 minutes**

125 g de **tofu**
25 g de **gingembre frais** râpé
2 c. à s. de **sauce soja** claire
1 gousse d'**ail** écrasée
1 c. à s. de **vinaigre de riz pour sushi**
2 c. à s. d'**huile d'arachide**
1 botte d'**oignons nouveaux** coupés en tronçons biseautés de 2 cm
40 g de **noix de cajou**
1 petite **mangue** coupée en deux, dénoyautée et coupée en tranches
½ **laitue iceberg** coupée en lanières
2 c. à s. d'**eau**

Essuyez le tofu avec du papier absorbant et coupez-le en dés de 1 cm. Dans un bol, mélangez le gingembre, la sauce soja, l'ail et le vinaigre. Ajoutez le tofu dans le bol puis mélangez. Laissez mariner 15 minutes.

Retirez le tofu de la marinade avec une fourchette, égouttez-le et réservez la marinade. Faites chauffer l'huile dans une poêle et faites dorer le tofu 3 minutes environ à feu moyen. Égouttez et réservez au chaud.

Ajoutez les oignons nouveaux et les noix de cajou dans la poêle et faites revenir 30 secondes. Ajoutez les tranches de mangue et faites-les revenir 30 secondes.

Dressez les feuilles de laitue sur les assiettes et répartissez le tofu, les oignons nouveaux, la mangue et les noix de cajou sur le dessus. Faites chauffer la marinade dans la poêle avec l'eau, versez sur la salade et servez aussitôt.

Pour un sauté au tofu et aux pois gourmands,
faites mariner et dorer le tofu comme ci-dessus. Ajoutez les oignons nouveaux et les noix de cajou dans la poêle en ajoutant 1 piment rouge coupé en rondelles et 100 g de pois gourmands coupés en deux. Supprimez la mangue. Faites revenir 1 minute et incorporez délicatement le tofu. Mélangez le jus de ½ citron vert, l'eau et la marinade, puis ajoutez-les au sauté de tofu. Servez le sauté sur la laitue iceberg.

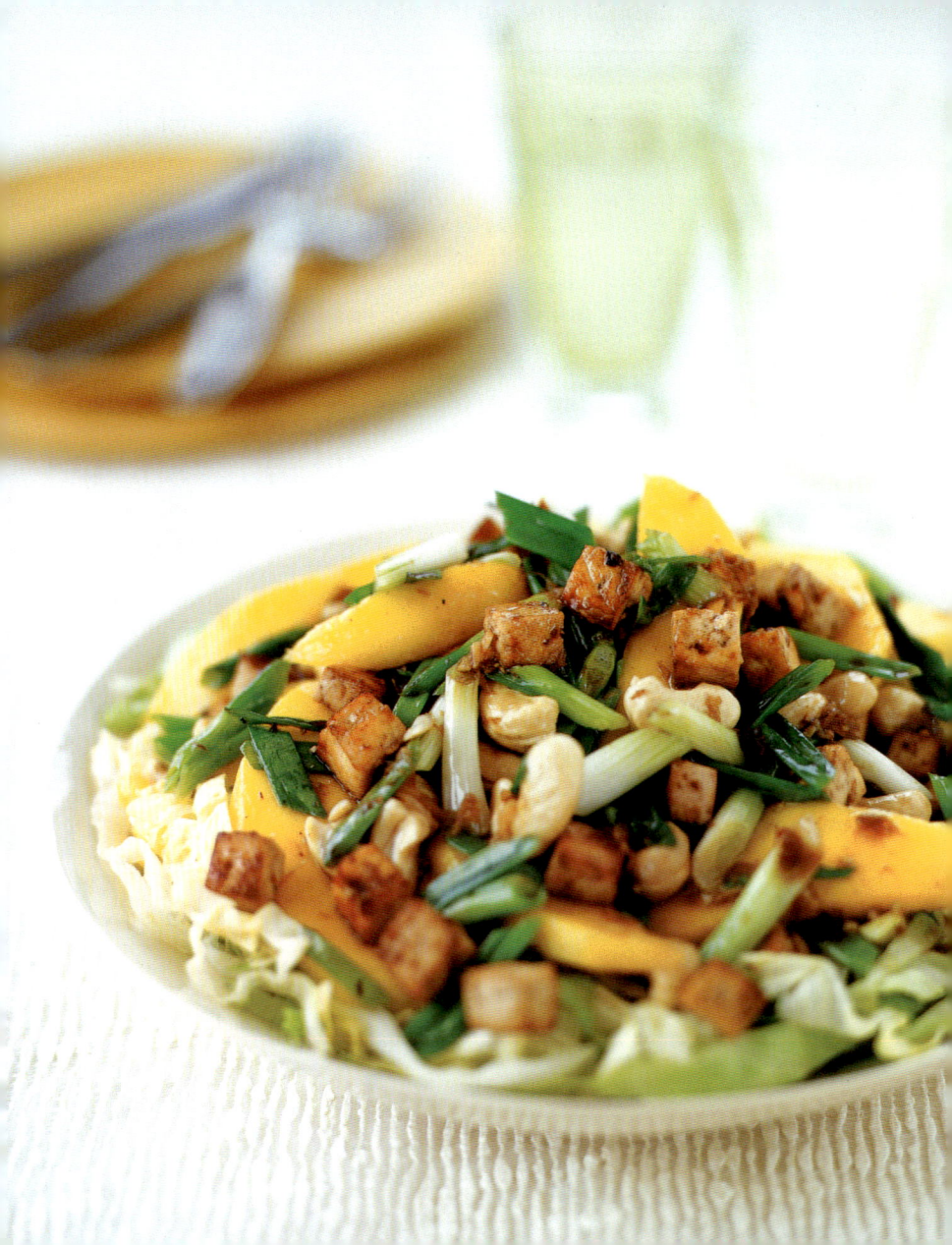

dip au poivron et aux oignons

Par portion (dip seulement)
60 kcal
Pour **4 personnes**
Préparation **10 minutes**
Cuisson **30 à 40 minutes**

1 gros **poivron rouge** coupé en quatre, équeuté et épépiné
2 gousses d'**ail** non pelées
250 g de **yaourt nature à 0 %**
2 **oignons nouveaux** finement hachés
poivre noir du moulin
assortiment de **légumes crus** (par exemple, carottes, concombre, poivrons, fenouil, tomates, petits épis de maïs, pois mange-tout, céleri et courgette) coupés en bâtonnets pour servir
sel

Aplatissez les quartiers de poivron et mettez-les sur une plaque de cuisson. Enveloppez l'ail dans du papier d'aluminium et mettez-le sur la plaque. Faites cuire 30 à 40 minutes dans un four préchauffé à 220 °C.

Lorsque les quatiers de poivron ont tiédi, retirez leur peau et mettez leur chair dans un saladier.

Pressez les gousses d'ail pour récupérer la chair et mettez-la dans le saladier.

Écrasez avec une fourchette le poivron et l'ail. Incorporez le yaourt et les oignons nouveaux. Salez et poivrez. Servez avec les bâtonnets de légumes.

Pour du yaourt à l'aubergine, faites cuire 1 aubergine et l'ail, sans le poivron rouge, dans un four préchauffé à 220 °C pendant 30 à 40 minutes. Si l'aubergine n'est pas tendre au bout de ce temps de cuisson, tournez-la délicatement et prolongez la cuisson de 10 à 15 minutes. Coupez l'aubergine en deux et prélevez la chair avec une cuillère à soupe sur une planche à découper. Hachez grossièrement l'aubergine avec 1 poignée de feuilles de basilic, puis salez et poivrez. Incorporez le yaourt et les oignons nouveaux, puis ajoutez la chair de l'ail. Servez avec les bâtonnets de légumes.

pour un déjeuner complet

+ 200 g de bâtonnets de concombre et de carotte **40 kcal**
+ lentilles vertes au saumon **382 kcal** (p. 122)
+ 250 g d'ananas frais **100 kcal**

pour tous les menus de la journée
menus du **jour 1** (p. 14)

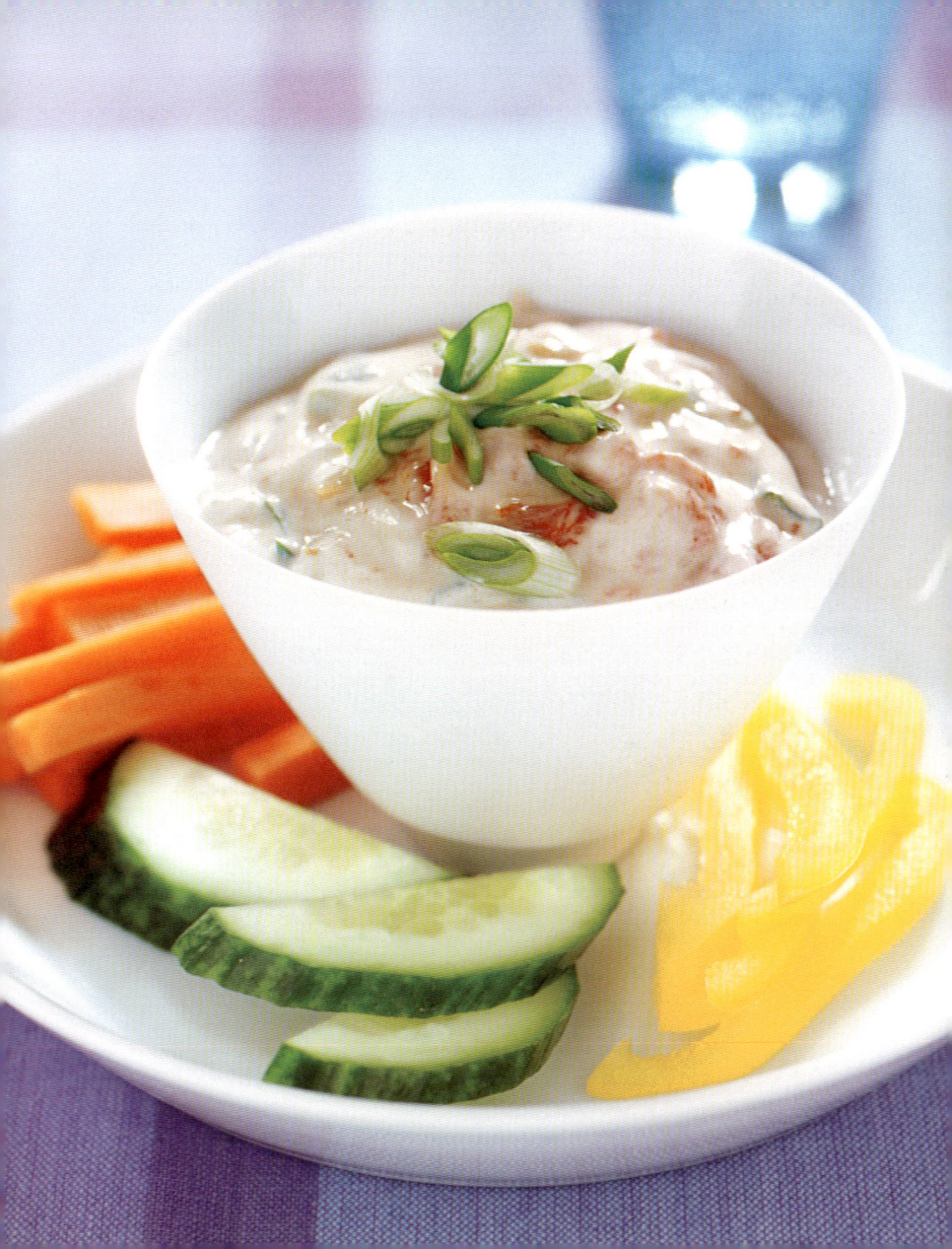

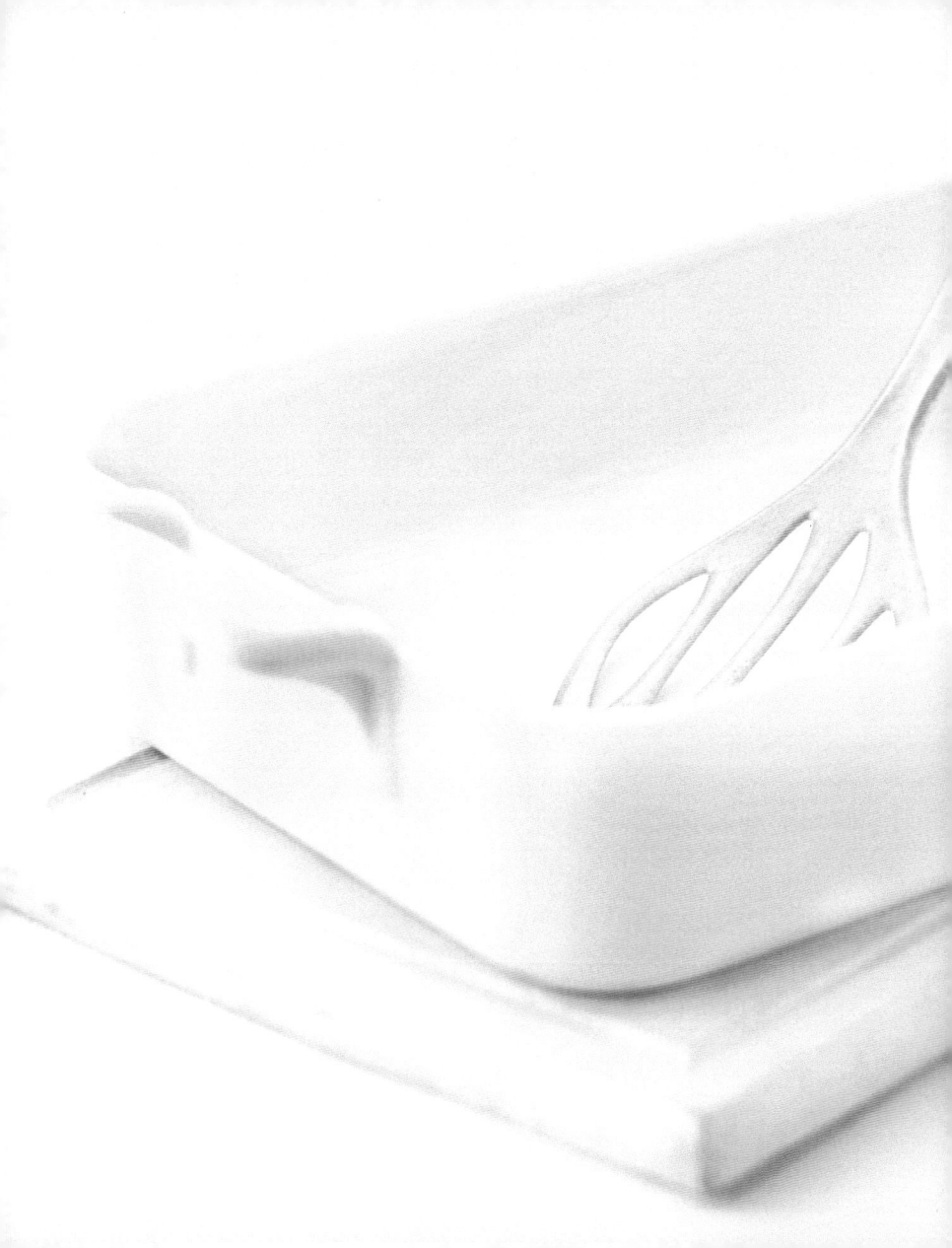

plats minceur
à moins de 400 kcal

côtes de porc et purée de panais

Par portion **382 kcal**
Pour **4 personnes**
Préparation **10 minutes**
Cuisson **25 à 30 minutes**

4 **côtes de porc**
  dans le filet,
  de 125 g chacune
1 c. à c. d'**huile d'olive**
50 g de **cantal** émietté
½ c. à s. de **sauge** hachée
75 g de **mie de pain**
  aux céréales, mixée
1 **jaune d'œuf** battu
poivre

Purée de panais
645 g de **panais**
  coupés en morceaux
2 gousses d'**ail**
3 c. à s. de **crème fraîche**
  allégée

Poivrez généreusement les côtes de porc. Faites chauffer l'huile d'olive dans une poêle antiadhésive et faites dorer les côtes de porc 2 minutes de chaque côté, puis mettez-les dans un plat à four.

Mélangez le cantal, la sauge, la mie de pain et le jaune d'œuf. Divisez ce mélange en quatre et recouvrez chaque côte de porc en pressant délicatement. Faites cuire dans un four préchauffé à 200 °C pendant 12 à 15 minutes.

Pendant ce temps, préparez la purée de panais. Faites bouillir de l'eau dans une casserole et ajoutez les morceaux de panais et l'ail. Faites cuire 10 à 12 minutes.

Égouttez et écrasez les morceaux de panais avec la crème fraîche et du poivre. Servez les côtes de porc avec la purée de panais et, éventuellement, des haricots verts ou du chou.

Pour des blancs de poulet panés aux tomates, remplacez les côtes de porc par 4 blancs de poulet. Faites-les revenir et cuire dans un plat à four comme ci-dessus. Préparez la panure comme ci-dessus en remplaçant la sauge par 4 tomates séchées hachées et ¼ de cuillerée à café d'origan séché. Faites cuire au four comme ci-dessus et servez avec la purée de panais.

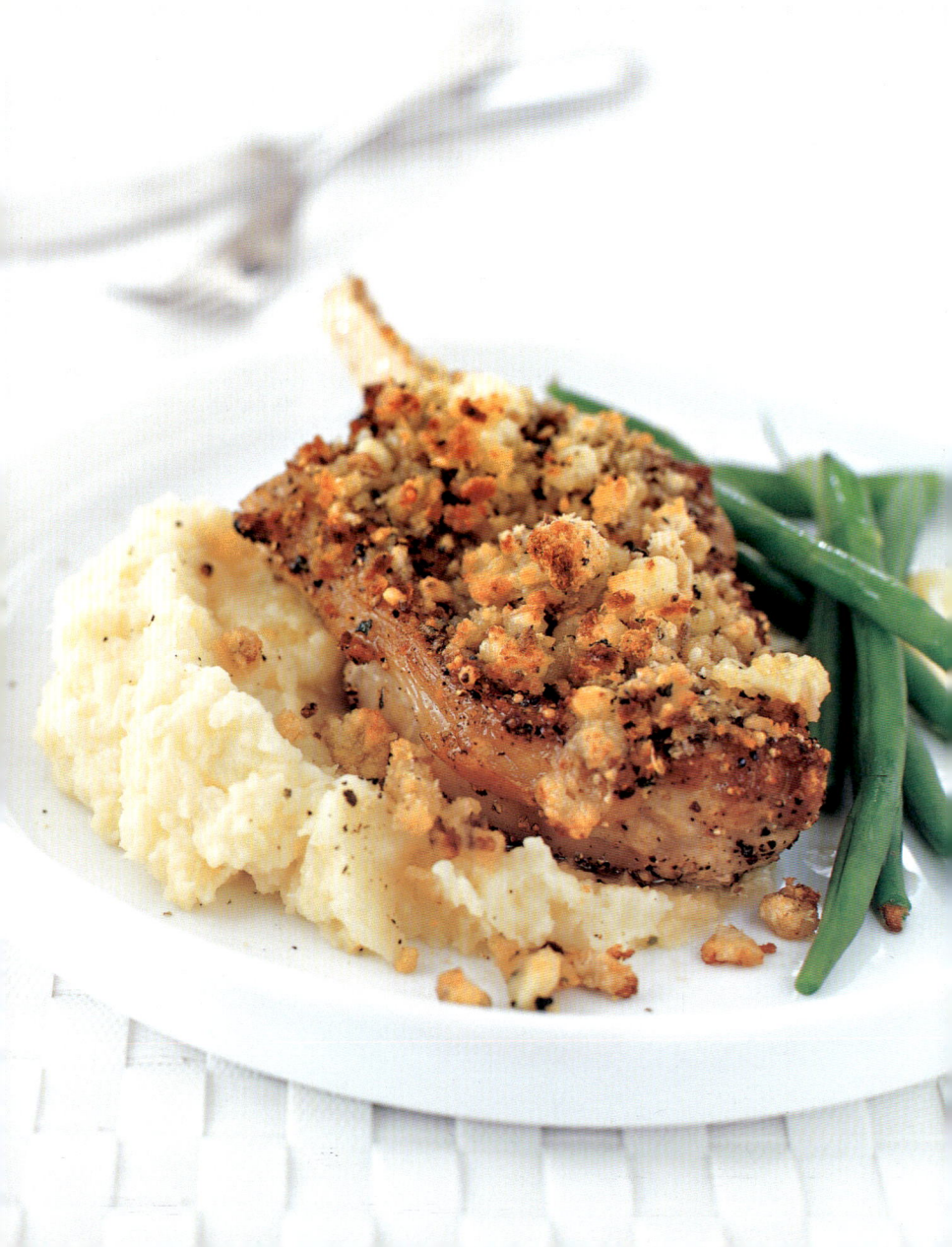

blancs de poulet laqués au soja

Par portion **308 kcal**
Pour **4 personnes**
Préparation **10 minutes**
 + réfrigération
Cuisson **15 minutes**

4 **blancs de poulet**
4 c. à s. de **sauce soja** foncée
3 c. à s. de **sucre muscovado** clair
2 gousses d'**ail** écrasées
2 c. à s. de **vinaigre de vin blanc** ou **de cidre**
100 ml de **jus d'orange** fraîchement pressée
poivre

Posez les blancs de poulet sur une planche à découper et coupez-les en deux dans l'épaisseur. Mettez-les dans un plat à four sans trop les serrer.

Mélangez la sauce soja, le sucre, l'ail, le vinaigre, le jus d'orange et du poivre. Versez ce mélange sur le poulet. Couvrez et placez au réfrigérateur 15 minutes.

Préchauffez le four à 180 °C et faites cuire les blancs de poulet 15 minutes. Dressez-les sur des assiettes et arrosez-le de jus de cuisson.

Servez avec des légumes vapeur et du riz ou des pâtes.

Pour du porc laqué à l'asiatique, remplacez le poulet par 4 côtes de porc. Placez-les dans un plat à four. Mélangez les ingrédients de la sauce comme ci-dessus en supprimant le jus d'orange et en ajoutant 2 cuillerées à café de gingembre haché et 2 cuillerées à soupe de vin de riz chinois ou de xérès sec. Faites cuire dans un four préchauffé à 200 °C pendant 15 minutes. Pour servir, parsemez de feuilles de coriandre et accompagnez le porc de légumes vapeur et de riz ou de pâtes.

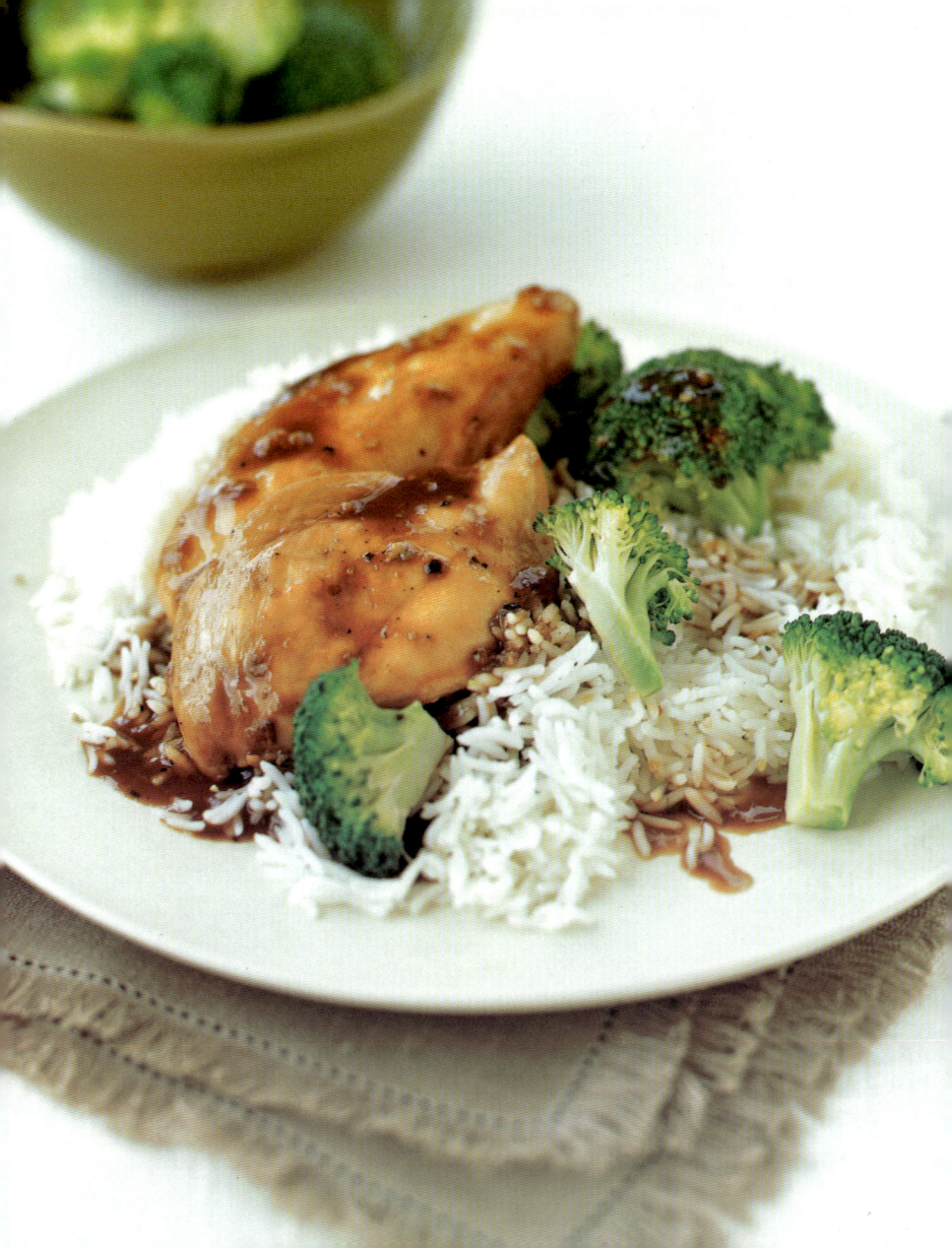

pommes de terre, chorizo et poivron

Par portion **369 kcal**
Pour **4 personnes**
Préparation **5 minutes**
Cuisson **25 minutes**

500 g de **pommes de terre nouvelles**
1 c. à c. d'**huile d'olive**
2 **oignons rouges** hachés
2 **poivrons rouges** équeutés, épépinés et coupés en morceaux
100 g de **chorizo** coupé en fines tranches
500 g de **tomates** coupées en dés ou 400 g de **tomates concassées** en boîte, égouttées
400 g de **pois chiches** en boîte, égouttés et rincés
2 c. à s. de **persil** haché

Faites cuire les pommes de terre dans de l'eau bouillante pendant 12 à 15 minutes. Égouttez-les puis coupez-les en rondelles.

Pendant ce temps, faites chauffer l'huile d'olive dans une grande poêle ou un faitout, ajoutez les oignons et les poivrons puis faites-les revenir 3 à 4 minutes. Ajoutez le chorizo et faites revenir 2 minutes.

Ajoutez les rondelles de pommes de terre, les tomates et les pois chiches. Portez à ébullition puis laissez mijoter 10 minutes. Parsemez de persil et servez avec de la baguette.

Pour des légumes mijotés à la méditerranéenne, coupez les pommes de terre crues en rondelles. Coupez 1 aubergine et 1 courgette en morceaux. Faites revenir les oignons et les poivrons dans l'huile d'olive, comme ci-dessus, pendant 5 minutes. Supprimez le chorizo et ajoutez les légumes coupés, les tomates et les pois chiches dans la poêle ou le faitout. Ajoutez 150 ml de bouillon de légumes (voir page 46) et 2 branches de thym. Portez à ébullition puis laissez mijoter 15 minutes à couvert. Parsemez de persil. Arrosez d'un filet d'huile d'olive, si vous le souhaitez, et servez avec de la baguette.

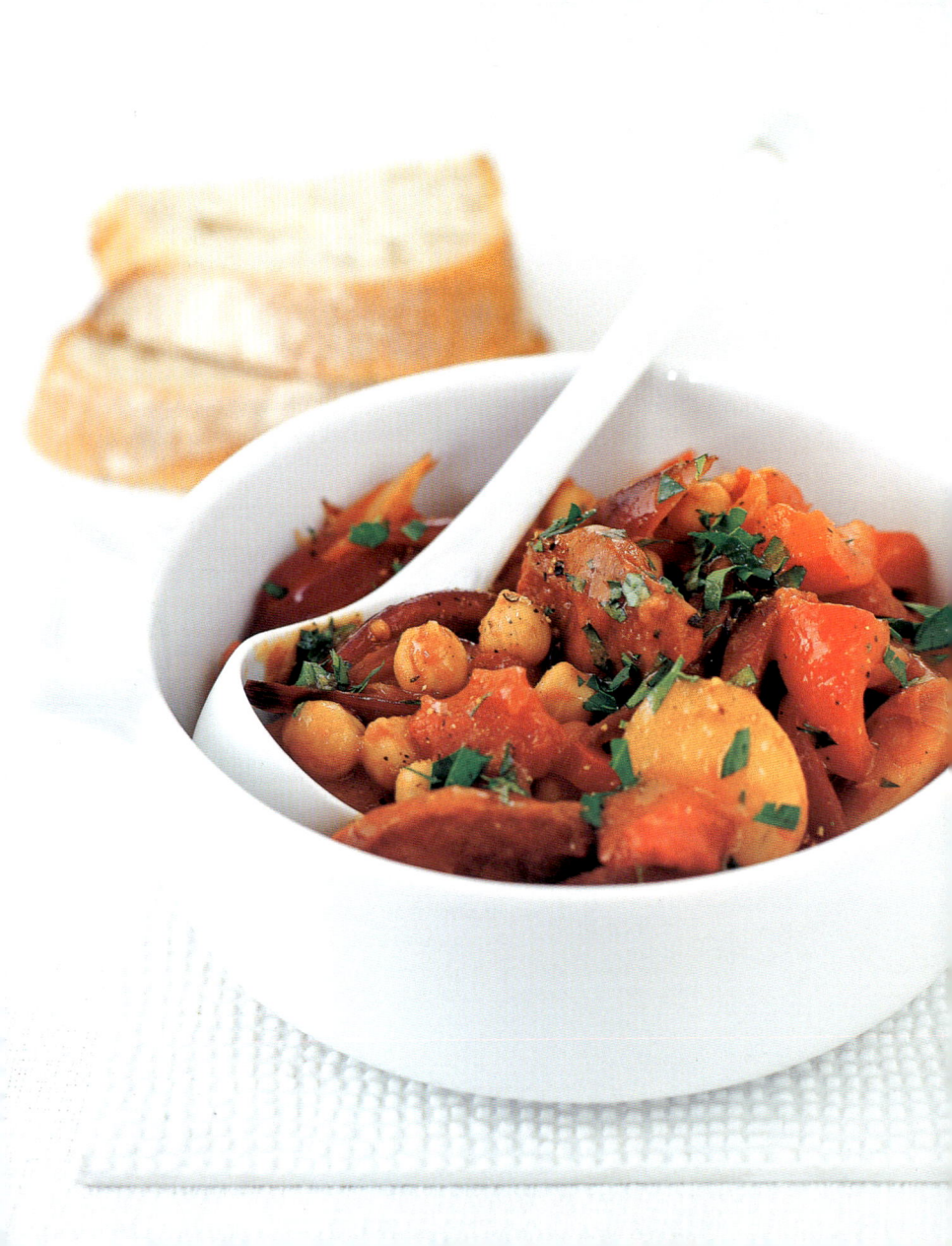

riz sauvage jambalaya

Par portion **370 kcal**
Pour **4 personnes**
Préparation **15 minutes**
Cuisson **35 minutes**

125 g de **riz sauvage**
1 c. à c. d'**huile d'olive**
50 g de **céleri-rave** coupé en dés
½ **poivron rouge** équeuté, épépiné et coupé en dés
½ **poivron vert** ou **jaune** équeuté, épépiné et coupé en dés
1 **oignon** haché
1 fine tranche de **lard** découennée, dégraissée et coupée en dés
2 gousses d'**ail** écrasées
2 c. à s. de **concentré de tomates**
1 c. à s. de **thym** haché
125 g de **riz long**
1 **piment vert**, épépiné et finement haché
½ **piment de Cayenne**
400 g de **tomates concassées** en boîte, égouttées
300 ml de **bouillon de poule**
150 ml de **vin blanc sec**
250 g de **crevettes** crues
coriandre ou **persil** pour décorer

Couvrez le riz sauvage d'eau dans une casserole. Portez à ébullition et faites cuire 5 minutes. Retirez du feu, couvrez hermétiquement et laissez cuire 10 minutes environ. Égouttez.

Faites chauffer l'huile d'olive dans une grande poêle antiadhésive. Ajoutez le céleri-rave, les poivrons, l'oignon, le lard et l'ail. Faites cuire en remuant 3 à 4 minutes. Incorporez le concentré de tomates et le thym. Faites cuire 2 minutes de plus.

Ajoutez le riz sauvage, le riz long, le piment vert, le piment de Cayenne, les tomates, le bouillon et le vin. Portez à ébullition, baissez le feu puis laissez mijoter 10 minutes jusqu'à ce que le riz soit cuit.

Ajoutez les crevettes et faites cuire 5 minutes en remuant de temps en temps. Servez dans des bols chauds. Parsemez de coriandre ou de persil puis servez avec de la baguette si vous le souhaitez.

Pour un riz jambalaya au poulet et aux crevettes, remplacez le riz sauvage par 250 g de riz long. Faites cuire le céleri-rave, les poivrons, l'oignon et l'ail comme ci-dessus, en supprimant le lard. Retirez de la poêle. Faites chauffer 1 cuillerée à soupe d'huile d'olive dans la même poêle et faites dorer 200 g de blancs de poulet coupés en morceaux. Remettez les légumes dans la poêle, ajoutez le reste des ingrédients jusqu'au vin blanc inclus. Portez à ébullition, puis terminez la recette comme ci-dessus.

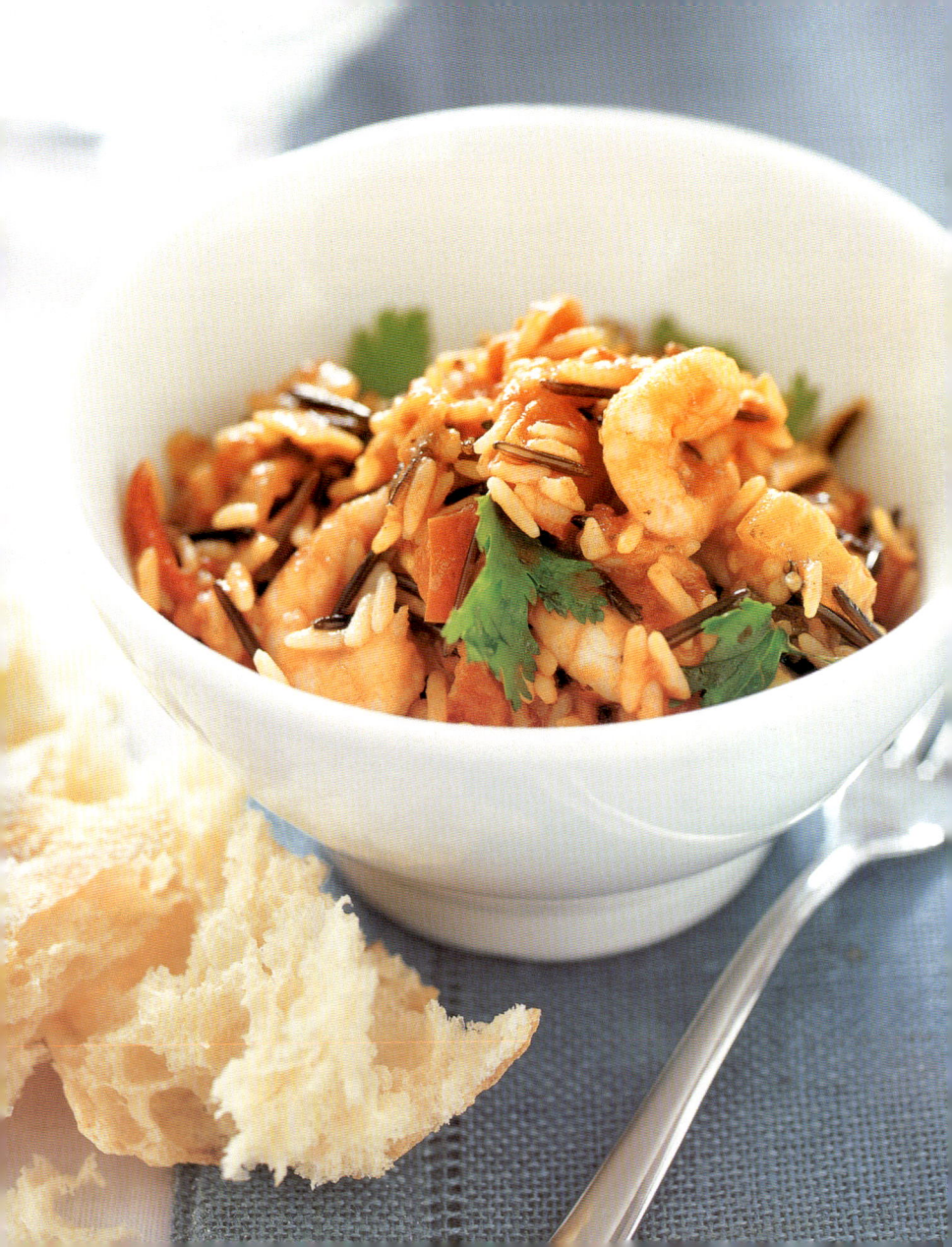

lasagnes légères

Par portion **340 kcal**
Pour **8 personnes**
Préparation **30 minutes**
Cuisson **1 heure environ**

200 g de **feuilles de lasagne** (précuites au besoin)
poivre du moulin

Sauce à la viande
2 **aubergines** pelées et coupées en dés
2 **oignons rouges** hachés
2 gousses d'**ail** écrasées
300 ml de **bouillon de légumes** (voir page 46)
4 c. à s. de **vin rouge**
500 g de **steak haché de bœuf** à 5 % de matière grasse
800 g de **tomates concassées** en boîte

Sauce au fromage
3 **blancs d'œufs**
250 g de **ricotta**
175 ml de **lait écrémé**
6 c. à s. de **parmesan** râpé

Pour la sauce à la viande, faites cuire 5 minutes à feu vif les aubergines, les oignons, l'ail, le bouillon et le vin dans une grande casserole antiadhésive, à couvert.

Retirez le couvercle et faites cuire 5 minutes de plus jusqu'à ce qu'il n'y ait plus de liquide. Ajoutez un peu de bouillon au besoin en cours de cuisson. Retirez du feu, laissez tiédir puis mixez la préparation.

Faites dorer le steak haché dans une poêle antiadhésive ; jetez la graisse fondue. Ajoutez la préparation mixée et les tomates, puis poivrez. Faites cuire à découvert, à feu vif, pendant 10 minutes pour faire épaissir la sauce.

Pour la sauce au fromage, fouettez les blancs d'œufs et la ricotta, puis incorporez le lait et 4 cuillerées à soupe de parmesan. Salez et poivrez.

Dans un plat à gratin, mettez une couche de sauce à la viande, une couche de lasagnes puis une couche de sauce au fromage. Recommencez en terminant par la sauce au fromage. Saupoudrez de parmesan. Faites cuire 30 à 40 minutes dans un four préchauffé à 180 °C.

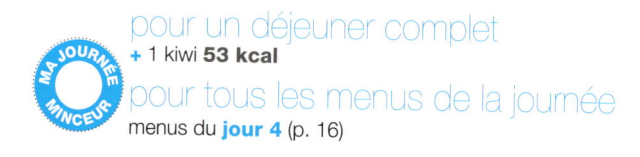

pour un déjeuner complet
+ 1 kiwi **53 kcal**

pour tous les menus de la journée
menus du **jour 4** (p. 16)

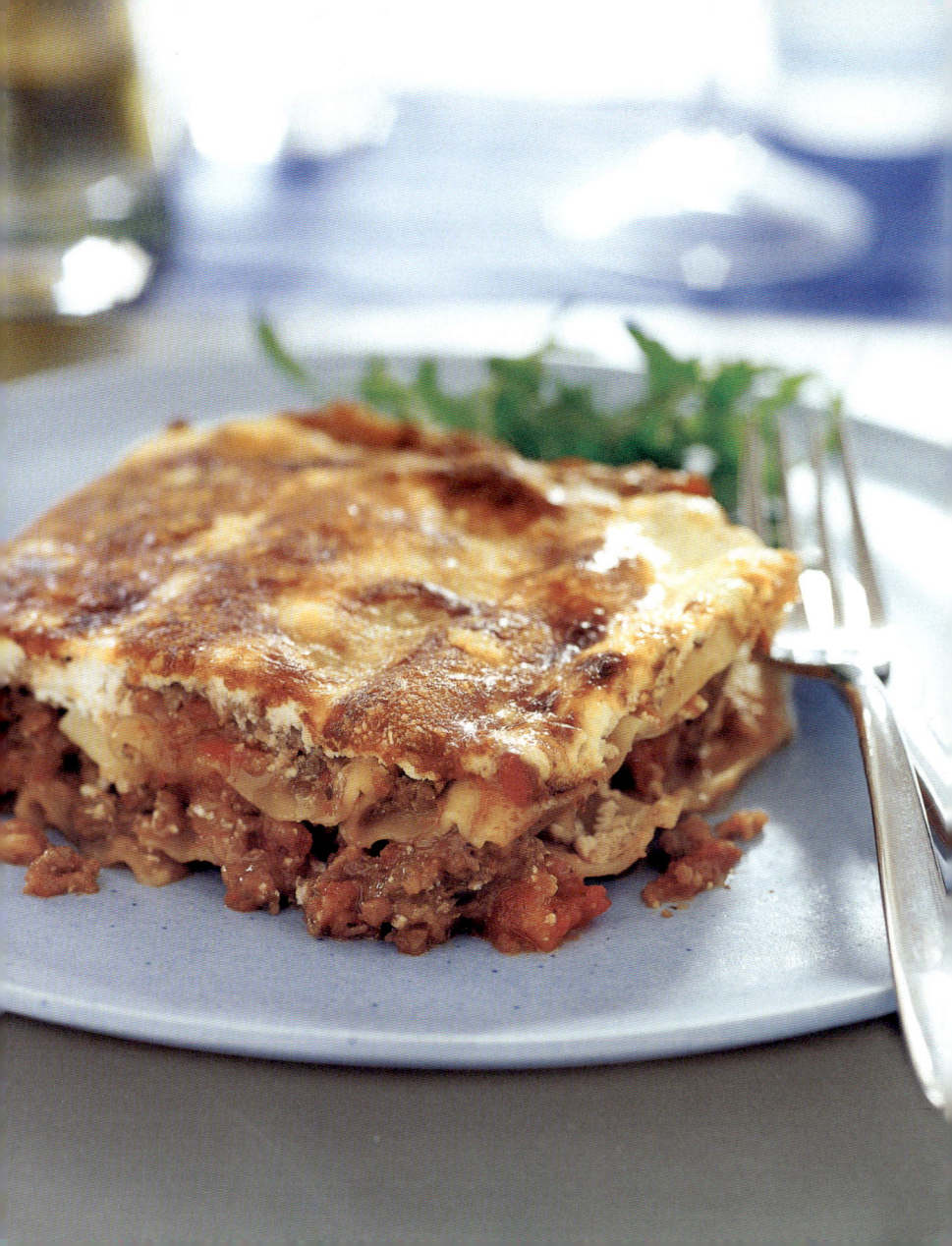

haddock aux œufs pochés

Par portion **397 kcal**
Pour **4 personnes**
Préparation **10 minutes**
Cuisson **30 minutes**

750 g de **pommes de terre nouvelles**
4 **ciboules** ou 2 petits **oignons nouveaux** coupés en tranches
2 c. à s. de **crème fraîche** allégée
75 g de **cresson**
4 filets de **haddock** fumés, de 150 g chacun
150 ml de **lait écrémé**
1 feuille de **laurier**
4 **œufs**
poivre

Faites cuire les pommes de terre 12 à 15 minutes dans de l'eau bouillante. Égouttez-les, écrasez-les avec une fourchette et incorporez les ciboules, la crème et le cresson. Poivrez bien. Réservez au chaud.

Mettez le haddock et le lait dans une grande poêle avec la feuille de laurier. Portez à ébullition, baissez le feu, couvrez et faites frémir 5 à 6 minutes jusqu'à ce que le poisson soit cuit.

Faites frémir de l'eau dans une casserole. Formez un tourbillon dans l'eau avec une cuillère, cassez un œuf dans un bol et plongez-le délicatement au centre du tourbillon. Faites-le cuire 3 minutes en ramenant le blanc sur le jaune à l'aide d'une cuillère. Sortez l'œuf poché à l'aide d'une écumoire et réservez-le au chaud. Recommencez avec les autres œufs.

Pour servir, posez le haddock sur les pommes de terre et ajoutez un œuf poché sur le dessus.

pour un déjeuner complet
+ 1 barquette de laitue au crabe **50 kcal** (p. 68)
+ 1 kiwi **50 kcal**

pour tous les menus de la journée
menus du **jour 6** (p. 17)

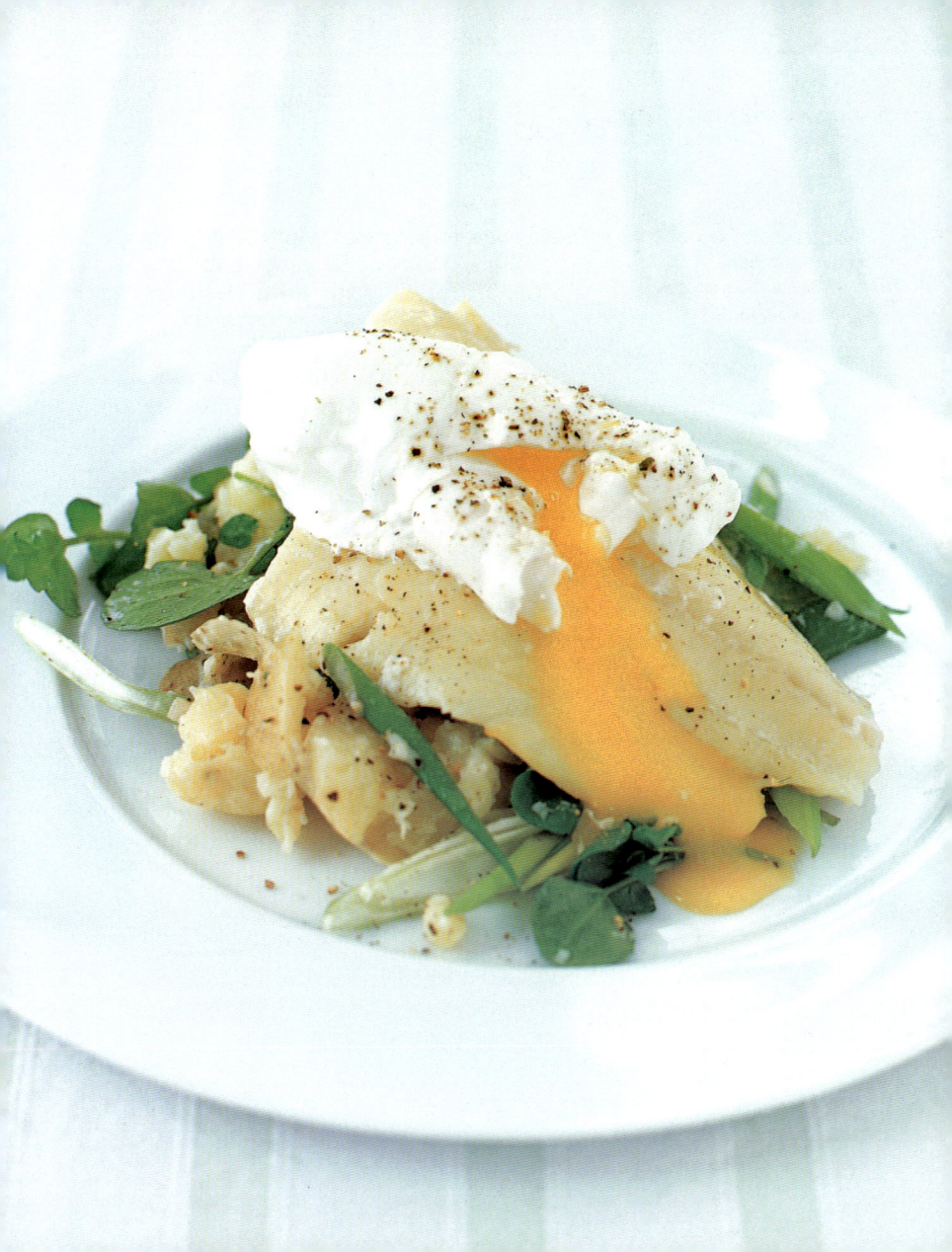

thon laqué au miel

Par portion **310 kcal**
Pour **4 personnes**
Préparation **15 minutes**
Cuisson **15 minutes**

4 **steaks de thon** de 125 g chacun
2 c. à c. d'**huile d'olive**

Sauce
1 c. à s. de **miel**
2 c. à s. de **moutarde à l'ancienne**
1 c. à c. de **concentré de tomates**
2 c. à s. de **jus d'orange**
1 c. à s. de **vinaigre de vin** ou **balsamique**
poivre du moulin

Purée de panais
2 **panais** coupés en morceaux
2 **pommes de terre** coupées en morceaux
50 g de **yaourt nature à 0 %**
2 c. à c. de **sauce au raifort** (facultatif)
poivre du moulin

Mettez tous les ingrédients de la sauce dans une petite casserole. Portez à ébullition, baissez le feu et faites réduire jusqu'à ce que la sauce ait la consistance d'un sirop. Réservez au chaud.

Préparez la purée de panais. Faites cuire les panais et les pommes de terre à la vapeur. Égouttez, au besoin, et mettez-les dans le bol d'un robot ou d'un blender avec le yaourt, la sauce au raifort (facultatif) et du poivre. Mixez. Réservez au chaud ou réchauffez avant de servir.

Badigeonnez le thon d'huile d'olive. Faites cuire dans un gril en fonte très chaud, au barbecue, à la poêle ou sous le gril du four 1 à 2 minutes. Tournez le thon et badigeonnez-le avec la sauce. Faites cuire 1 à 2 minutes de plus. Il est meilleur s'il n'est pas trop cuit et légèrement rosé au centre.

Pour servir, dressez la purée sur une assiette et ajoutez le thon sur le dessus. Versez le reste de sauce. Servez avec des légumes verts cuits à la vapeur si vous le souhaitez.

Pour du thon au poivre avec une purée de cresson et de panais, supprimez les ingrédients de la sauce et recouvrez le thon avec 2 cuillerées à soupe de poivre concassé. Mixez 75 g de cresson avec 1 gousse d'ail écrasée, 2 cuillerées à soupe de lait écrémé et du sel. Faites cuire la purée comme ci-dessus puis incorporez le cresson mixé. Badigeonnez le thon d'huile d'olive et faites cuire comme ci-dessus. Servez avec la purée et des légumes vapeur, si vous le souhaitez.

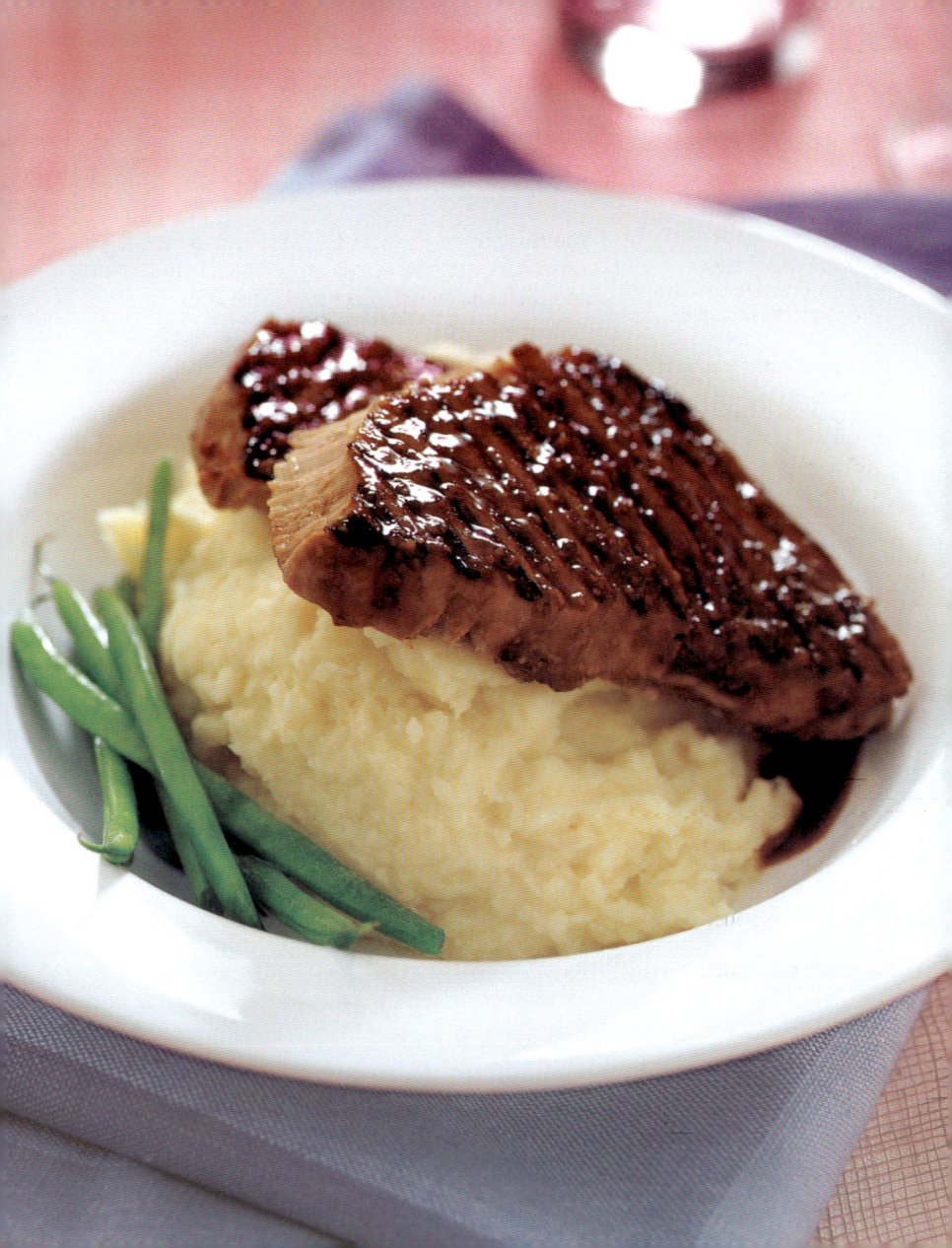

saumon, edamame et céleri-rave

Par portion **399 kcal**
Pour **4 personnes**
Préparation **15 minutes**
Cuisson **20 minutes**

- 125 g d'**edamame** cuits et écossés (fèves de soja vendues surgelées dans les épiceries asiatiques ou chez Picard)
- 3 c. à s. d'**eau**
- ½ **céleri-rave** moyen (250 g), pelé et coupé en morceaux
- 250 g de **pommes de terre** pelées et coupées en morceaux
- 4 **filets de saumon** de 125 g chacun
- 40 g de **beurre**
- 3 c. à s. de **ciboulette** hachée
- 3 c. à s. d'**estragon** ou d'**aneth** haché
- 1 c. à s. de **vinaigre de vin blanc** ou **de cidre**
- **sel** et **poivre**

Mixez les edamame cuits et l'eau dans un robot. Faites cuire le céleri-rave et les pommes de terre dans de l'eau bouillante salée 15 minutes.

Essuyez les filets de saumon avec du papier absorbant. Salez et poivrez. Faites fondre 15 g de beurre dans une poêle et faites dorer le saumon 4 à 5 minutes de chaque côté.

Égouttez le céleri-rave et les pommes de terre et remettez-les dans la casserole avec les edamame mixés et 15 g de beurre. Écrasez les légumes avec un presse-purée et mélangez bien. Réchauffez la purée 1 à 2 minutes, puis salez et poivrez.

Dressez la purée sur des assiettes chaudes et ajoutez le saumon sur le dessus. Ajoutez le reste de beurre, les herbes et le vinaigre dans la poêle et réchauffez. Versez la sauce sur le saumon et servez aussitôt.

pour un dîner complet
+ gaspacho **135 kcal** (p. 48)
+ 1 part de cheese-cake à la vanille **160 kcal** (p. 178)

pour tous les menus de la journée
menus du **jour 3** (p. 15)

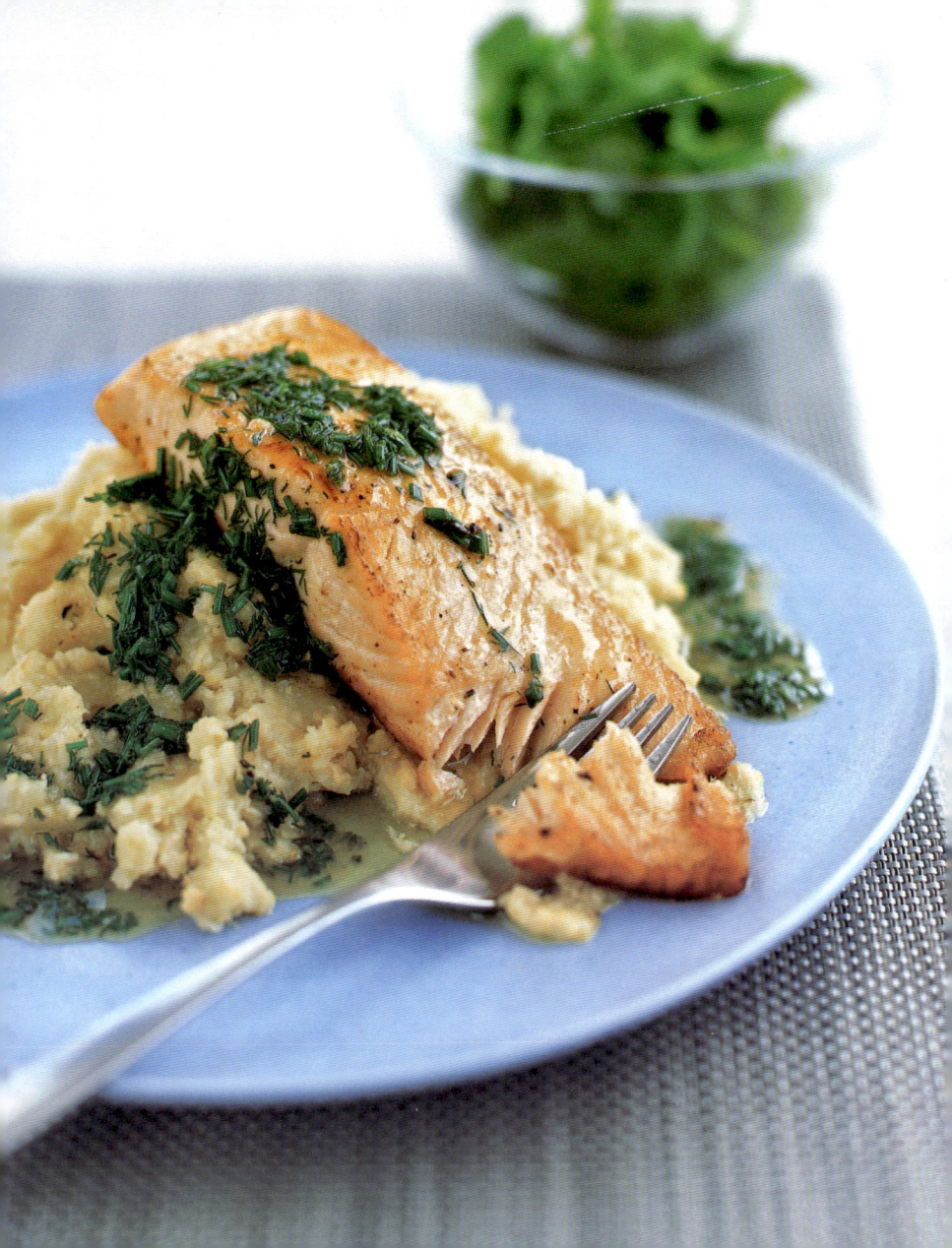

saumon en croûte de sésame

Par portion **324 kcal**
Pour **4 personnes**
Préparation **10 minutes**
Cuisson **12 minutes**

4 c. à s. de **graines de sésame**
1 c. à c. de **piment séché** émietté
4 **filets de saumon** de 100 g chacun
2 c. à c. d'**huile d'olive**
2 **carottes** coupées en bâtonnets
2 **poivrons rouges** équeutés, épépinés et coupés en lanières
200 g de **champignons shiitake** coupés en deux
2 **pak choï** coupés en quatre dans le sens de la longueur
4 **ciboules** ou 2 petits **oignons nouveaux** coupés en tronçons
1 c. à s. de **sauce soja**

Mélangez les graines de sésame et le piment sur une assiette, puis pressez les filets de saumon dans ce mélange pour les recouvrir.

Faites chauffer la moitié de l'huile d'olive dans une poêle antiadhésive ou un wok, ajoutez le saumon et faites cuire à feu moyen 3 à 4 minutes de chaque côté. Retirez le saumon et réservez-le au chaud.

Faites chauffer le reste d'huile dans la poêle, ajoutez tous les légumes et faites-les sauter 3 à 4 minutes jusqu'à ce qu'ils soient cuits mais encore croquants. Versez la sauce soja sur les légumes, puis servez avec le saumon et du riz basmati.

Pour un bouillon à l'asiatique de légumes sautés et de saumon, préparez un bouillon en faisant chauffer 750 ml de bouillon de légumes (voir page 46) dans une casserole avec 3 tranches de gingembre, 2 cuillerées à soupe de sauce soja foncée, 2 cuillerées à soupe de vin de riz chinois ou de xérès sec et 1 cuillerée à café d'huile de sésame. Portez à ébullition et faites mijoter pendant la cuisson du saumon et des légumes. Effeuillez la chair du saumon et ajoutez-la dans le bouillon avec les légumes sautés.

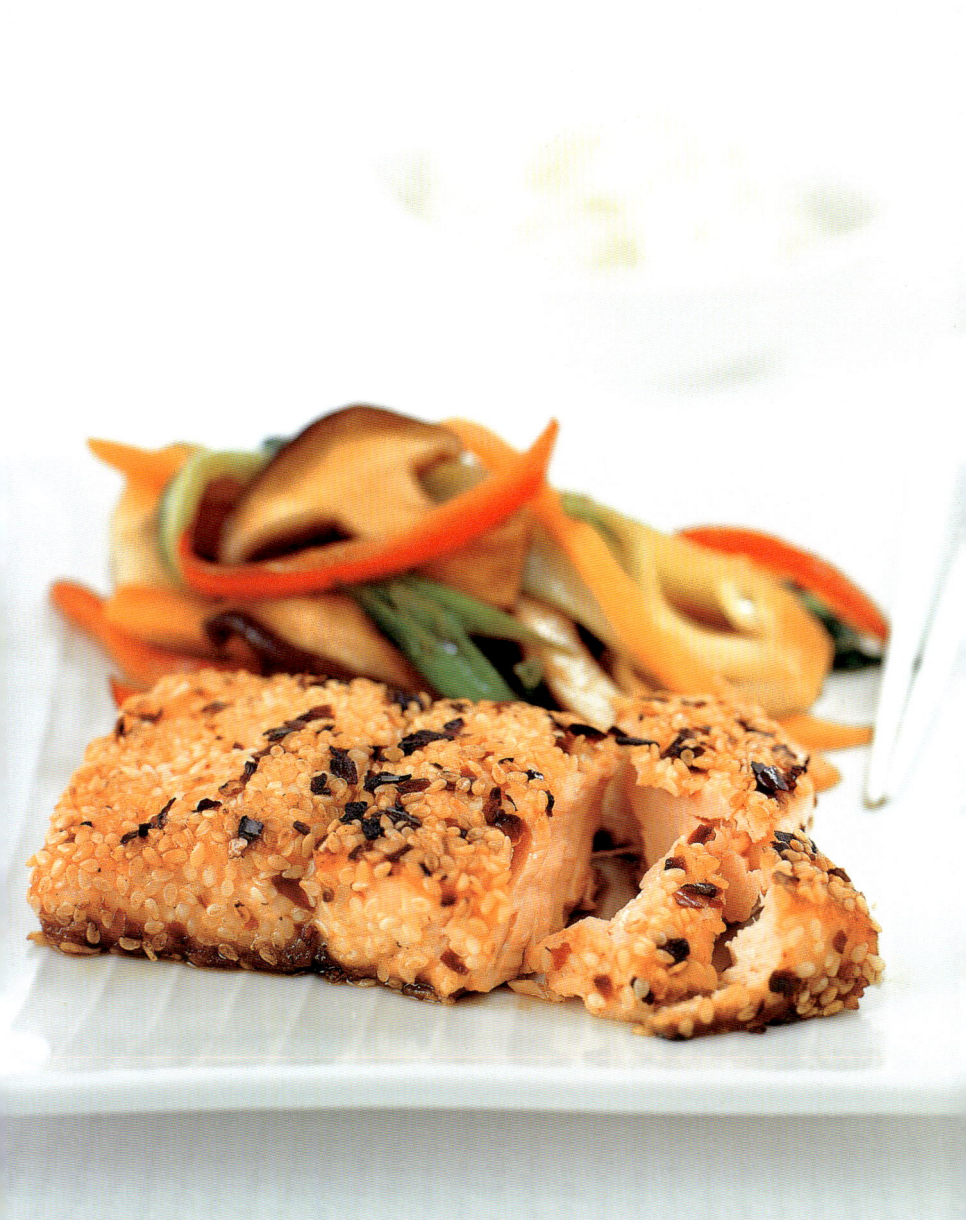

lentilles vertes au saumon

Par portion **382 kcal**
Pour **4 personnes**
Préparation **30 minutes**
+ réfrigération
Cuisson **35 minutes**

500 g de **pavés de saumon**
2 c. à s. de **vin blanc sec**
2 **poivrons rouges** coupés en deux, équeutés et épépinés
125 g de **lentilles vertes du Puy** rincées
1 poignée d'**aneth** haché
1 botte d'**oignons nouveaux** coupés en fines rondelles
jus de citron
poivre noir du moulin

Vinaigrette
2 gousses d'**ail**
1 poignée de **persil plat** haché
1 poignée d'**aneth** haché
1 c. à c. de **moutarde de Dijon**
2 **piments verts**, épépinés et hachés
le **jus** de 2 gros **citrons**
1 c. à s. d'**huile d'olive**

Mettez le saumon sur une feuille d'aluminium et arrosez-le de vin. Fermez la papillote et faites cuire 10 minutes dans un four préchauffé à 180 °C. Effeuillez, couvrez et placez au réfrigérateur.

Faites griller les poivrons, peau vers le haut, sous un gril chaud jusqu'à ce que la peau noircisse. Mettez-les dans un sac en plastique pour quelques minutes. Pelez-les et coupez la chair en dés de 2,5 cm.

Mixez tous les ingrédients de la vinaigrette, sauf l'huile d'olive, dans un robot. Tout en mixant, ajoutez l'huile.

Faites cuire les lentilles dans une casserole d'eau à feu doux 15 à 20 minutes. Salez à mi-cuisson. Égouttez-les et mettez-les dans un saladier avec les poivrons, l'aneth, la majeure partie des oignons nouveaux. Poivrez.

Mélangez la vinaigrette avec les lentilles chaudes. Pour servir, ajoutez le saumon sur les lentilles et mélangez. Ajoutez un peu de jus de citron et le reste d'oignons nouveaux.

pour un déjeuner complet
+ dip au poivron et aux oignons **60 kcal** (p. 100)
+ 200 g de bâtonnets de concombre et de carotte **40 kcal**
+ 250 g d'ananas frais **100 kcal**

pour tous les menus de la journée
menus du **jour 1** (p. 14)

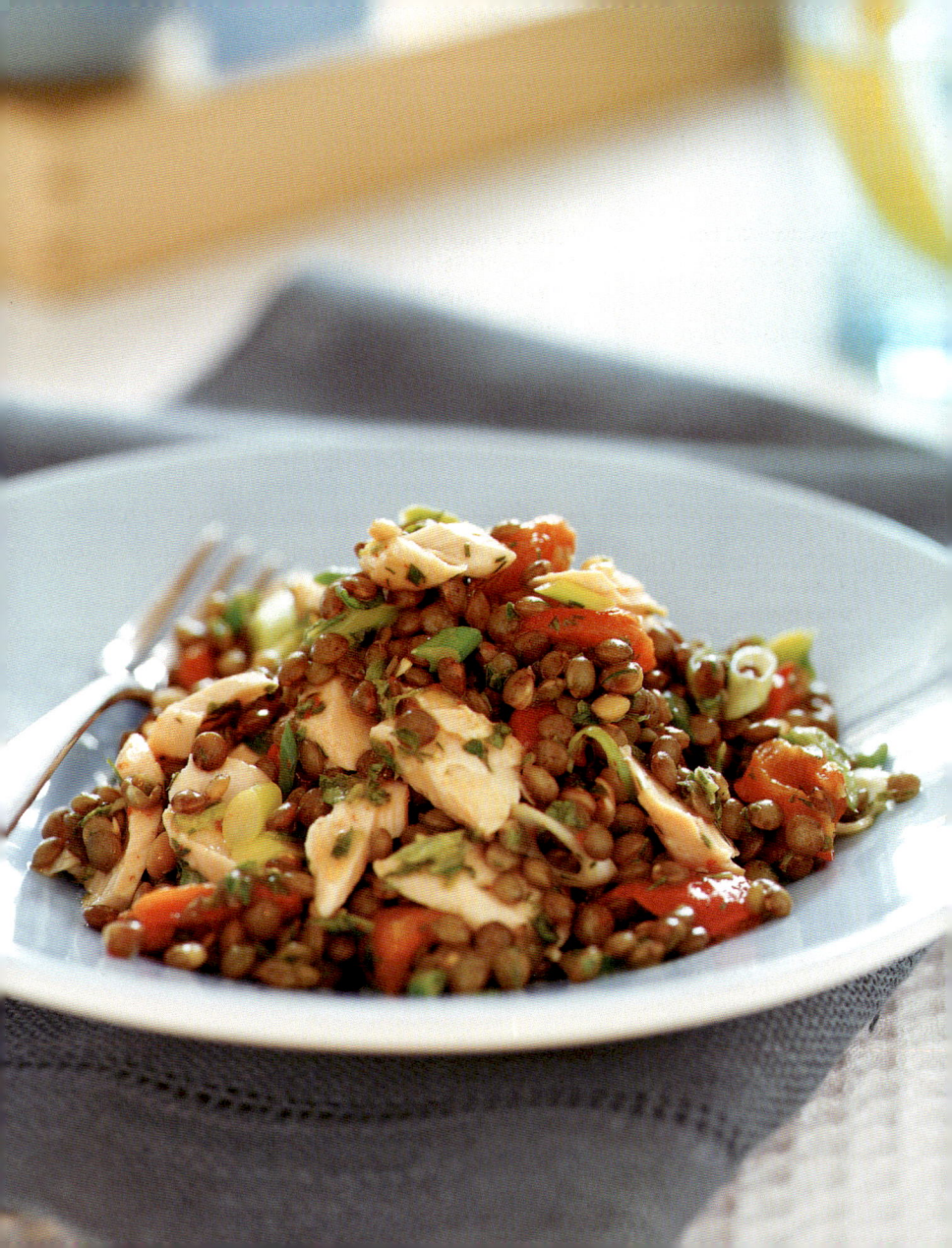

aubergines au four et tzatziki

Par portion **325 kcal**
Pour **4 personnes**
Préparation **10 minutes**
  + refroidissement
Cuisson **1 heure**

2 grosses **aubergines** coupées en deux dans le sens de la longueur
1 c. à s. d'**huile d'olive**
100 g de **couscous**
175 ml d'**eau chaude**
1 **oignon** finement haché
1 gousse d'**ail** écrasée
100 g d'**abricots secs** moelleux coupés en petits dés
50 g de **raisins secs**
le **zeste** râpé et le **jus** de 1 **citron**
2 c. à s. de **menthe** hachée
2 c. à s. de **coriandre** hachée
2 c. à s. de **parmesan** râpé
4 **pains pita** pour servir

Tzatziki
½ **concombre** coupé en petits dés
2 **oignons nouveaux** coupés en fines tranches
200 ml de **yaourt** à la grecque

Mettez les aubergines, chair vers le haut, sur une plaque de cuisson et badigeonnez-les d'huile d'olive. Faites-les cuire 45 minutes dans un four préchauffé à 200 °C. Sortez-les du four (laissez le four allumé), retirez la chair à l'aide d'une cuillère et hachez-la grossièrement. Réservez les peaux d'aubergine.

Mettez le couscous et l'eau chaude dans un saladier. Couvrez avec du film alimentaire et laissez gonfler 5 minutes. Retirez le film et détachez les grains avec une fourchette.

Faites chauffer le reste d'huile dans une poêle antiadhésive et faites revenir l'oignon et l'ail 3 minutes. Ajoutez les abricots secs, les raisins secs, le zeste et le jus de citron, le couscous, les herbes, le parmesan et la chair d'aubergine. Garnissez les peaux d'aubergine avec ce mélange et enfournez pour 10 minutes.

Mélangez les ingrédients du tzatziki dans un bol et servez-le avec les aubergines et les pains pita.

pour un déjeuner complet
+ 1 brochette de lotte à la thaïe **192 kcal** (p. 142)
+ 200 g de fraises des bois **50 kcal**

pour tous les menus de la journée
menus du **jour 7** (p. 17)

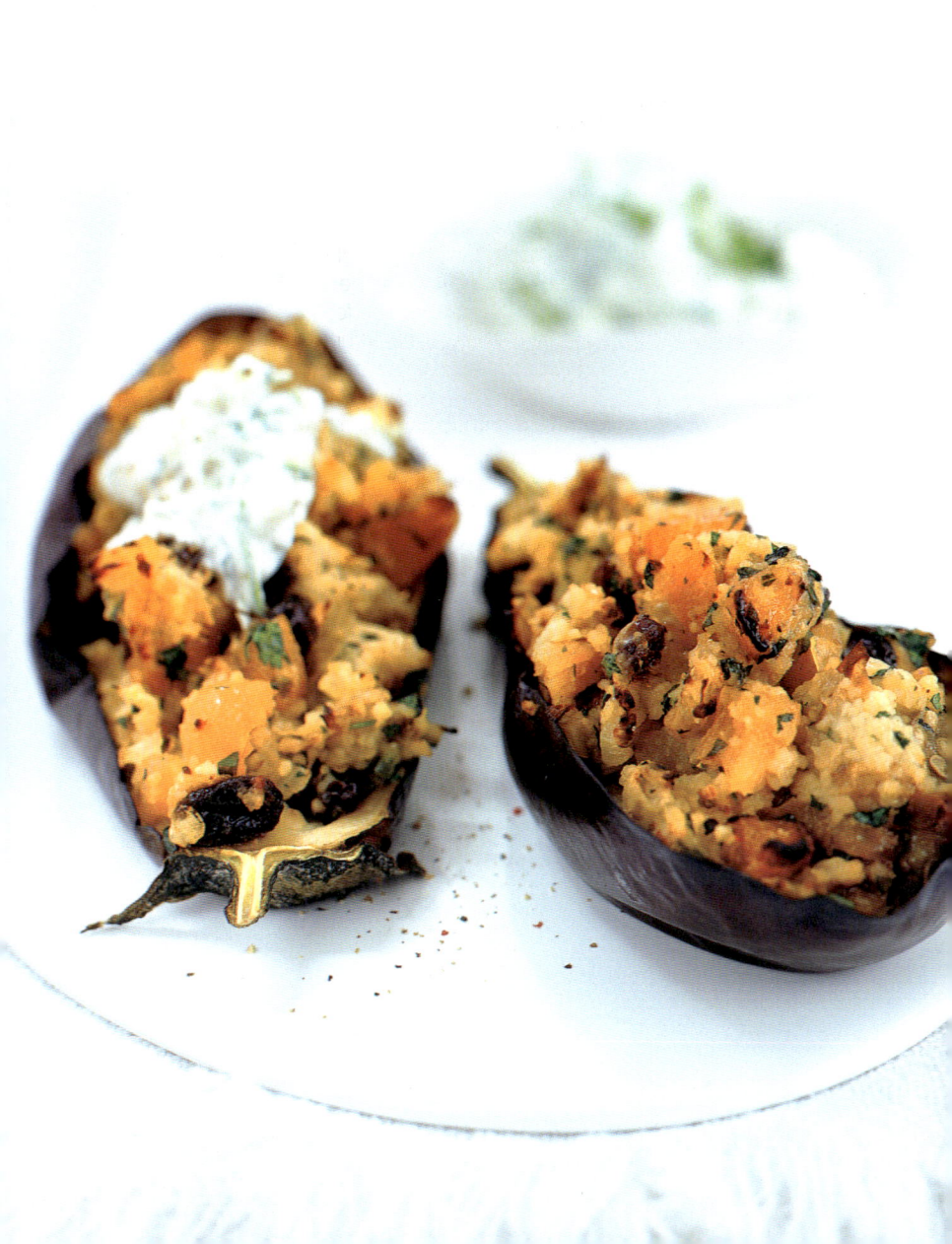

sauté de tofu aux crevettes

Par portion **390 kcal**
Pour **2 personnes**
Préparation **10 minutes**
+ marinade
Cuisson **10 minutes**

250 g de **tofu**
3 c. à s. de **sauce soja**
1 c. à s. de **miel** liquide
1 c. à s. d'**huile de soja**
  ou **d'arachide**
150 g de **feuilles de blettes
  à côtes** (ou autre légume
  à feuilles) coupées
  en lanières
300 g de **nouilles de riz**
  cuites
200 g de **crevettes** cuites
  décortiquées
4 c. à s. de **sauce hoisin**
2 c. à s. de **coriandre**
  hachée

Essuyez le tofu avec du papier absorbant et coupez-le en dés de 2 cm. Mélangez la sauce soja et le miel dans un petit saladier, puis ajoutez le tofu et mélangez délicatement. Laissez mariner 5 minutes.

Retirez le tofu de la marinade (réservez-la) et essuyez-le avec du papier absorbant. Faites chauffer l'huile dans une grande poêle et faites dorer le tofu 5 minutes en remuant. Épongez-le sur du papier absorbant et réservez-le au chaud.

Ajoutez les feuilles de blettes à côtes dans la poêle et faites-les sauter rapidement en remuant pour les faire fondre. Remettez le tofu dans la poêle avec les nouilles et les crevettes puis faites cuire 2 minutes en remuant.

Mélangez la sauce hoisin et la marinade réservée. Versez sur le sauté de tofu et mélangez. Parsemez de coriandre et servez aussitôt.

Pour une salade de tofu et de nouilles, coupez et faites mariner le tofu comme ci-dessus, en ajoutant 4 petits oignons nouveaux et 1 piment rouge épépiné et haché. Faites mariner 1 heure au moins. Versez la marinade dans un saladier et ajoutez l'huile d'arachide, les nouilles de riz, les crevettes et la coriandre. Ajoutez 100 g de pois gourmands coupés en lanières et incorporez délicatement les dés de tofu. Supprimez les feuilles de blettes à côtes et la sauce hoisin. Servez.

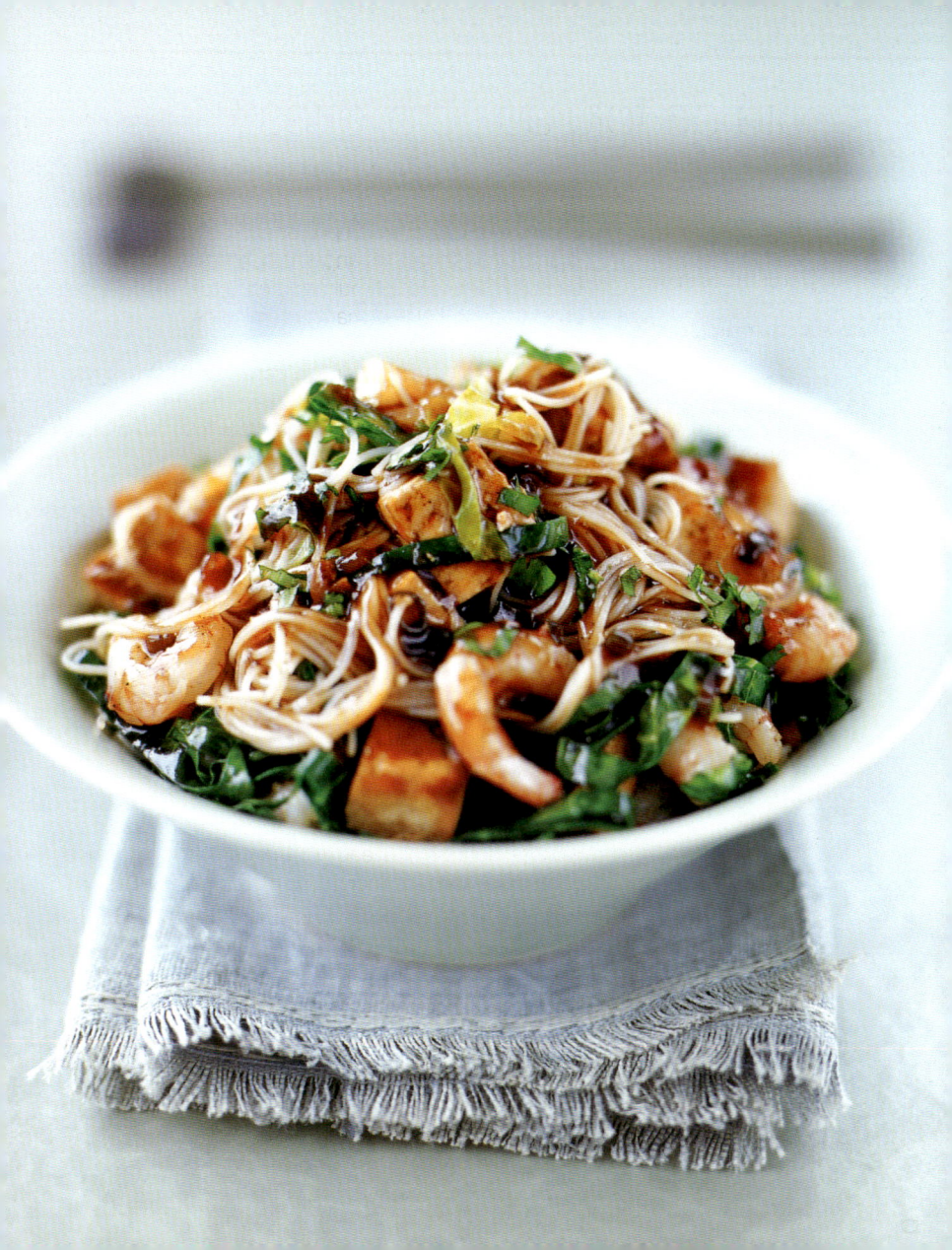

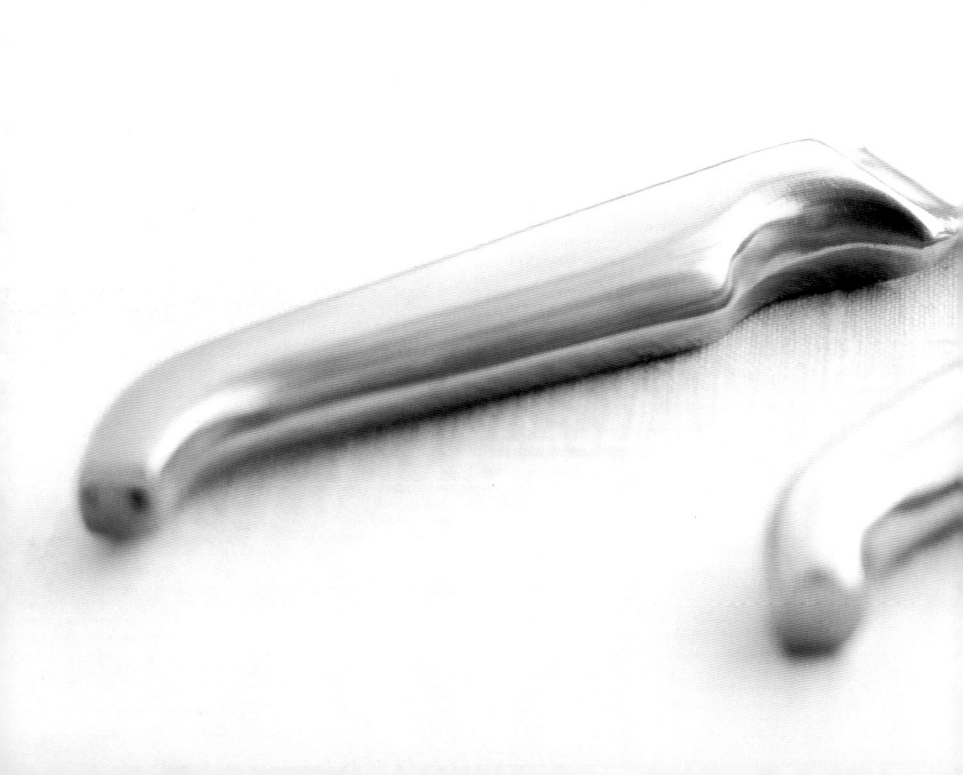

plats minceur
à moins de 300 kcal

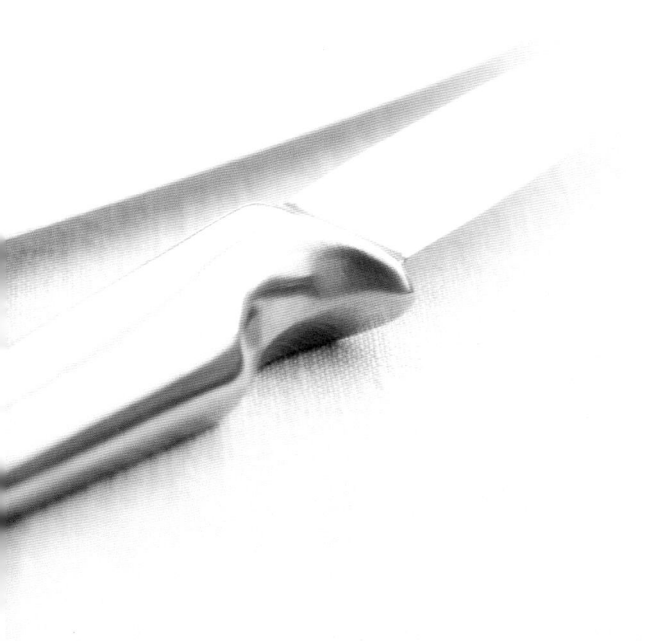

… # côtelettes d'agneau aux herbes

Par portion **280 kcal**
Pour **4 personnes**
Préparation **10 minutes**
Cuisson **15 minutes**

12 **côtelettes d'agneau** de 40 g chacune
2 c. à s. de **pesto**
3 c. à s. de **pain aux graines mixé en chapelure**
1 c. à s. de **noix** hachées et grillées
1 c. à c. d'**huile végétale**
2 gousses d'**ail** écrasées
625 g de **légumes verts** coupés en fines lanières et blanchis

Faites chauffer une poêle antiadhésive ou un gril en fonte et faites cuire les côtelettes 1 minute de chaque côté, puis posez-les sur une plaque de cuisson.

Mélangez le pesto, la chapelure et les noix. Recouvrez un des côtés des côtelettes de ce mélange en pressant légèrement. Faites cuire les côtelettes dans un four préchauffé à 200 °C pendant 10 à 12 minutes.

Pendant ce temps, faites chauffer l'huile dans une poêle ou un wok et faites revenir l'ail 1 minute, puis ajoutez les légumes verts et faites sauter pendant 3 à 4 minutes jusqu'à ce qu'ils soient tendres.

Servez les côtelettes d'agneau et les légumes verts avec des mini carottes.

Pour des côtelettes d'agneau avec une sauce aux câpres et aux herbes, préparez une sauce en mélangeant 1 cuillerée à soupe de chaque herbe : persil plat, menthe et basilic hachés. Ajoutez 1 gousse d'ail écrasée, 1 cuillerée à soupe de câpres hachées et 2 cuillerées à soupe d'huile d'olive. Faites saisir les côtelettes sur un gril en fonte 2 à 3 minutes de chaque côté, selon le degré de cuisson souhaité. Supprimez la chapelure et servez les côtelettes avec les légumes verts comme ci-dessus et la sauce aux câpres et aux herbes.

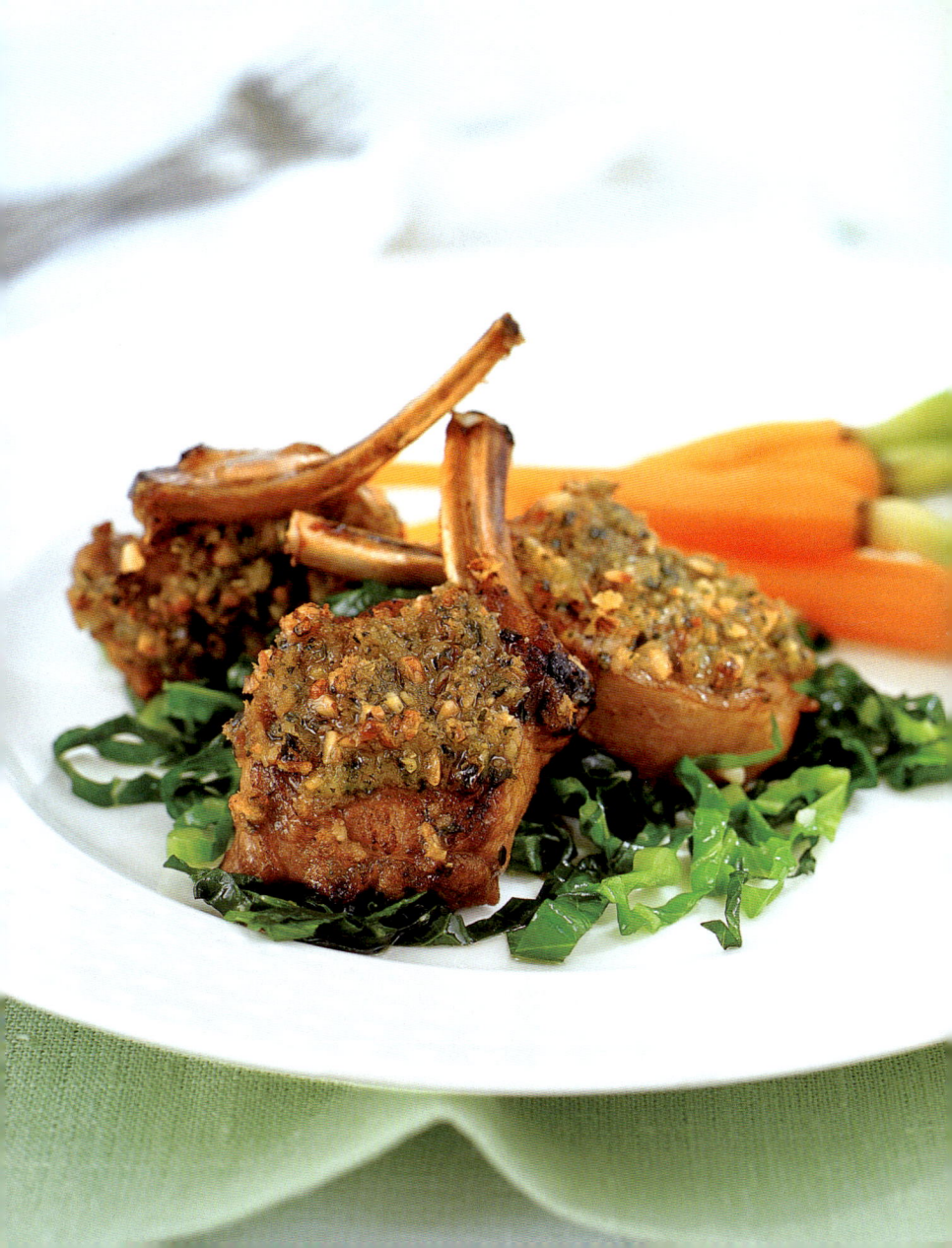

agneau mijoté aux flageolets

Par portion **288 kcal**
Pour **4 personnes**
Préparation **5 minutes**
Cuisson **1 h 20**

1 c. à c. d'**huile d'olive**
350 g de **ragoût d'agneau** dégraissé, coupé en dés
16 **oignons grelots** pelés
1 gousse d'**ail** écrasée
1 c. à s. de **farine**
600 ml de **bouillon de bœuf** (à base de bouillon cube)
200 g de **tomates concassées** en boîte
1 **bouquet garni**
800 g de **flageolets** en boîte, égouttés et rincés
250 g de **tomates cerises**
poivre

Faites chauffer l'huile d'olive dans une cocotte ou une casserole et faites revenir l'agneau 3 à 4 minutes jusqu'à ce que la viande soit bien dorée sur toutes les faces. Retirez la viande et réservez.

Ajoutez les oignons et l'ail dans la cocotte et faites dorer 4 à 5 minutes jusqu'à ce que les oignons commencent à blondir.

Remettez la viande et le jus de cuisson dans la cocotte, puis saupoudrez de farine et mélangez. Ajoutez le bouillon, les tomates, le bouquet garni et les flageolets. Portez à ébullition en remuant, couvrez et faites mijoter 1 heure jusqu'à ce que l'agneau soit tendre.

Ajoutez les tomates cerises et poivrez bien. Poursuivez la cuisson 10 minutes, puis servez avec des pommes de terre à l'eau et des haricots verts.

Pour du porc mijoté au cidre, remplacez l'agneau par 350 g de filet de porc coupé en cubes. Faites dorer et réservez comme ci-dessus. Faites revenir les oignons grelots et l'ail comme ci-dessus, ajoutez le porc et saupoudrez de farine. Versez 400 ml de cidre et 400 ml de bouillon de bœuf. Supprimez les tomates concassées et ajoutez le bouquet garni et les flageolets. Laissez mijoter à couvert comme ci-dessus, et ajoutez 300 g de carottes coupées en dés 30 minutes avant la fin de la cuisson. Ne mettez pas les tomates cerises. Retirez du feu et ajoutez 2 cuillerées à soupe de moutarde à l'ancienne et 1 poignée de persil plat haché.

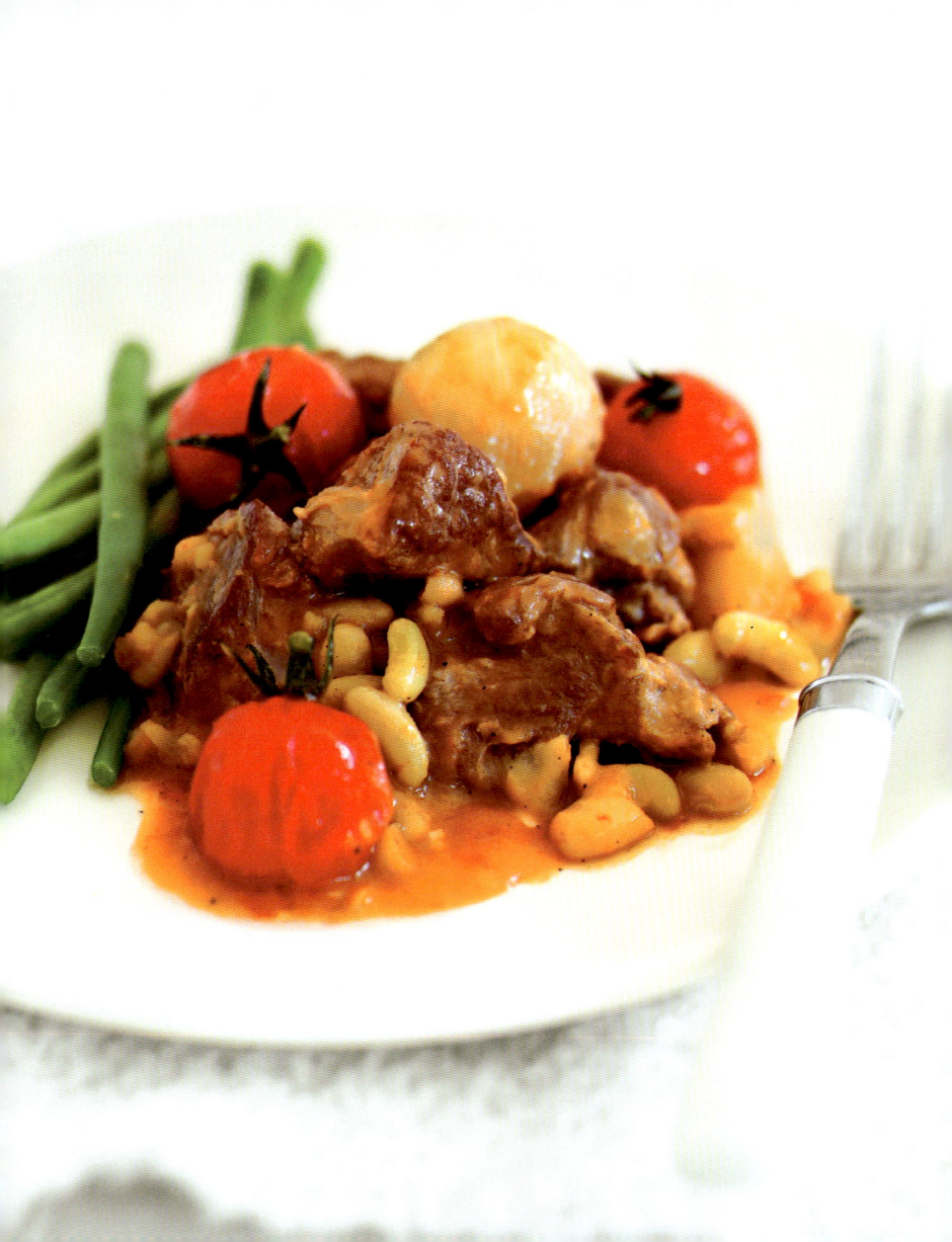

brochettes de bœuf

Par portion **140 kcal**
Pour **4 personnes**
Préparation **10 minutes**
 + marinade
Cuisson **5 minutes**

1 c. à s. de **sauce pimentée douce**
½ c. à c. de **graines de cumin** grillées
½ c. à c. de **coriandre moulue**
1 c. à c. d'**huile d'olive**
350 g de **rumsteck** coupé en lanières

Sauce d'accompagnement
1 c. à s. de **sauce pimentée douce**
1 c. à c. de **nuoc-mâm**
1 c. à c. de **vinaigre de vin blanc** ou **de cidre**

Pour servir
2 c. à s. de **coriandre** hachée
1 c. à s. de **cacahuètes** non salées, hachées grossièrement (facultatif)

Mélangez la sauce pimentée douce, les graines de cumin, la coriandre moulue et l'huile dans un saladier non métallique. Ajoutez la viande et mélangez bien. Couvrez et faites mariner dans un endroit frais pendant 30 minutes.

Enfilez la viande sur 4 brochettes en bambou préalablement trempées dans de l'eau pendant 20 minutes au moins. Faites cuire sur un gril en fonte à rainures ou sous le gril du four 2 à 3 minutes.

Pendant ce temps, mélangez les ingrédients de la sauce d'accompagnement dans un bol. Pour servir, présentez les brochettes avec la sauce et parsemez de coriandre et de cacahuètes, si vous le souhaitez.

Pour une salade à la thaïe à servir avec les brochettes, mélangez 1 carotte râpée, ¼ de concombre coupé en fines tranches, 50 g de germes de soja crus et 10 tomates cerises coupées en quatre. Préparez la sauce d'accompagnement comme ci-dessus en ajoutant 1 cuillerée à soupe d'huile d'arachide. Mélangez la sauce avec les ingrédients de la salade, puis décorez avec la coriandre et les cacahuètes (facultatif). Servez les brochettes avec la salade et des quartiers de citron vert.

pour un dîner complet
+ 4 rouleaux au crabe et aux nouilles **199 kcal** (p. 74)
+ 1 part de gâteau ricotta-prunes-amandes **150 kcal** (p. 170)

pour tous les menus de la journée
menus du **jour 2** (p. 15)

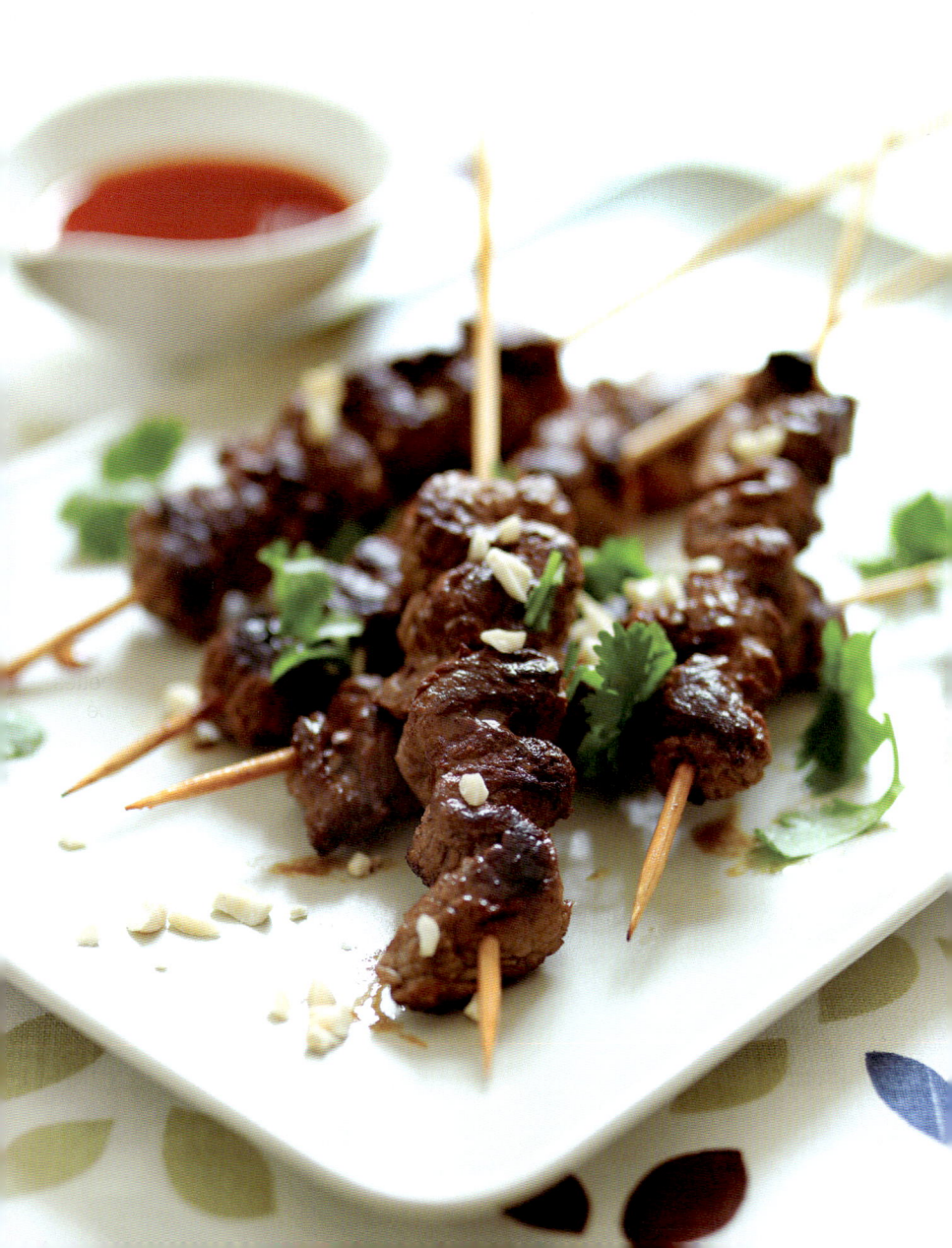

sauté bœuf-poivron à la thaïe

Par portion **255 kcal**
Pour **4 personnes**
Préparation **20 minutes**
Cuisson **10 minutes**

500 g de **filet de bœuf**
1 c. à s. d'**huile de sésame**
1 gousse d'**ail** finement hachée
1 tige de **citronnelle** coupée en fines tranches
2,5 cm de **gingembre frais**, pelé et finement haché
1 **poivron rouge** équeuté, épépiné et coupé en tranches
1 **poivron vert** équeuté, épépiné et coupé en tranches
1 **oignon** coupé en fines tranches
2 c. à s. de **jus de citron vert**
poivre noir du moulin

Coupez le bœuf en longues lanières dans le sens perpendiculaire des fibres.

Faites chauffer l'huile de sésame dans un wok ou une grande poêle à feu vif. Faites revenir l'ail 1 minute. Ajoutez le bœuf et faites sauter 2 à 3 minutes jusqu'à ce qu'il soit légèrement doré. Ajoutez la citronnelle et le gingembre, remuez et retirez le wok du feu. Retirez le bœuf du wok et réservez.

Ajoutez les poivrons et l'oignon dans le wok et faites sauter 2 à 3 minutes jusqu'à ce que les oignons soient dorés.

Remettez le bœuf dans le wok, ajoutez le jus de citron vert et poivrez. Servez avec des nouilles ou du riz, si vous le souhaitez.

Pour du riz au lait de coco à servir avec le sauté, mettez 250 g de riz thaïlandais dans une casserole à fond épais, versez 150 ml de lait de coco allégé et suffisamment d'eau pour que le liquide arrive 2,5 cm au-dessus de la surface du riz. Portez à ébullition, puis baissez le feu au minimum et couvrez. Faites cuire 10 minutes, retirez du feu et laissez reposer 10 minutes à couvert pour que le riz termine de cuire. Détachez les grains à la fourchette et servez.

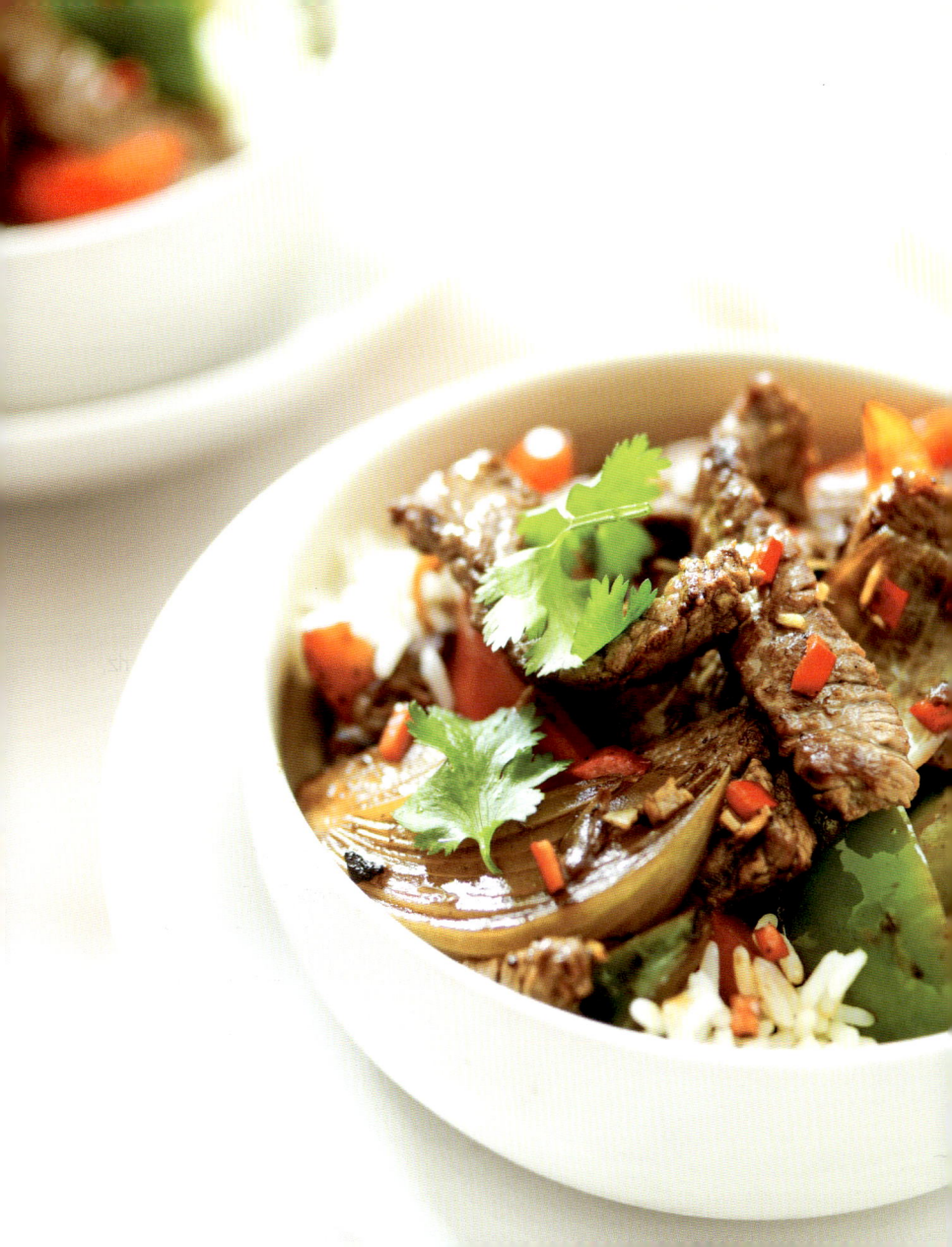

brochettes de poulet tikka

Par portion **179 kcal**
Pour **6 personnes**
Préparation **20 minutes**
 + marinade et réfrigération
Cuisson **8 à 10 minutes**

- 1 **oignon** finement haché
- ½ à 1 gros **piment rouge** ou **vert** épépiné et finement haché
- 1,5 cm de **gingembre frais** finement haché
- 2 gousses d'**ail** finement hachées
- 150 g de **yaourt nature à 0 %**
- 3 c. à c. de **pâte de curry doux**
- 4 c. à s. de **coriandre** hachée
- 4 **blancs de poulet** de 150 g chacun, coupés en dés
- 1 **laitue** coupée en lanières pour servir

Raïta au fenouil
- 1 petit **fenouil** de 200 g environ
- 200 g de **yaourt nature**
- 3 c. à s. de **coriandre** hachée
- **sel** et **poivre**

Mélangez l'oignon, le piment, le gingembre et l'ail dans un saladier. Ajoutez le yaourt, la pâte de curry et la coriandre, puis mélangez.

Mélangez les dés de poulet avec le yaourt, couvrez de film alimentaire et placez au réfrigérateur pendant 2 heures.

Préparez le raïta au fenouil. Retirez les feuilles dures du fenouil et coupez le bulbe et les petites feuilles en petits dés. Mélangez le fenouil avec le yaourt et la coriandre. Salez et poivrez. Mettez le raïta dans un plat de service, couvrez avec du film alimentaire et placez au réfrigérateur jusqu'au moment de servir.

Glissez les morceaux de poulet sur 12 brochettes et posez-les sur une grille recouverte de papier d'aluminium. Faites cuire les brochettes sous un gril préchauffé 8 à 10 minutes en les retournant une fois jusqu'à ce que le poulet soit bien doré. Mettez un peu de salade sur des assiettes et disposez les brochettes dessus. Servez avec du raïta au fenouil.

pour un dîner complet
+ salade haricots verts et asperges **285 kcal** (p. 92)
+ mangue et coulis de fruits de la passion (250 g) **100 kcal**

pour tous les menus de la journée
menus du **jour 4** (p. 16)

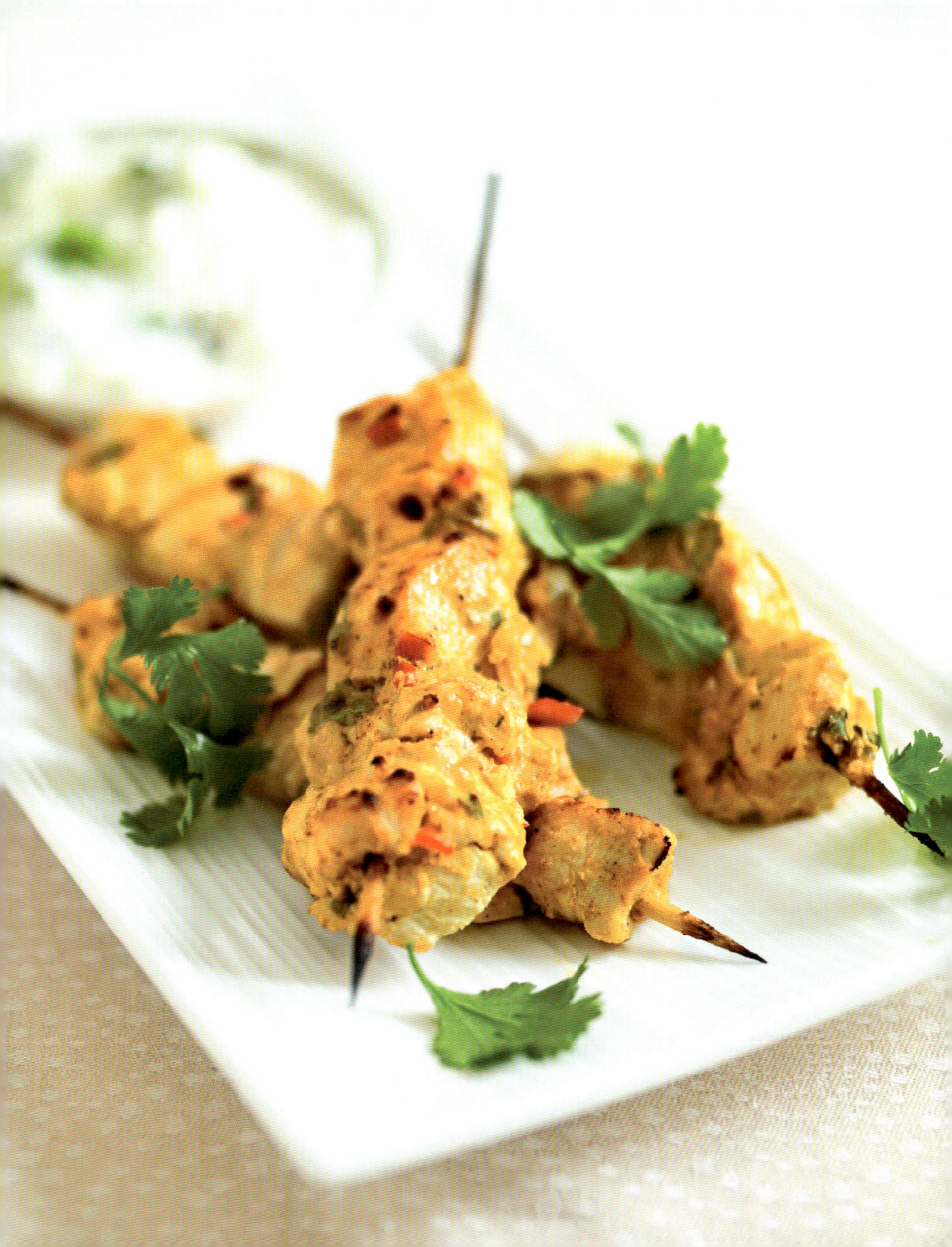

blancs de poulet farcis

Par portion **275 kcal**
Pour **4 personnes**
Préparation **10 minutes**
Cuisson **30 minutes**

500 g de **pommes de terre nouvelles**
4 **blancs de poulet** de 125 g chacun
6 c. à s. d'**herbes** mélangées, comme **persil**, **ciboulette**, **cerfeuil** et **menthe**
1 gousse d'**ail** écrasée
6 c. à s. de **crème fraîche** allégée
8 **mini poireaux**
2 **endives** coupées en deux dans le sens de la longueur
150 ml de **bouillon de poule**
poivre

Faites bouillir de l'eau dans une casserole et faites cuire les pommes de terre 12 à 15 minutes. Égouttez-les et coupez-les en morceaux.

Faites une entaille sur le côté des blancs de poulet sans les découper complètement. Mélangez les herbes, l'ail et la crème fraîche. Poivrez bien et farcissez les blancs de poulet de ce mélange.

Mettez les poireaux, les endives et les pommes de terre dans un plat à four. Versez le bouillon de poule et ajoutez les blancs de poulet. Badigeonnez le poulet avec le reste de crème fraîche aux herbes et faites cuire dans un four préchauffé à 200 °C pendant 15 minutes.

Pour des blancs de poulet farcis au fenouil et aux pommes de terre, coupez les pommes de terre en deux et mettez-les dans un grand plat à four avec 1 bulbe de fenouil coupé en quatre. Supprimez les poireaux et les endives. Versez le bouillon de poule et faites cuire dans un four préchauffé à 200 °C pendant 20 minutes. Sortez le plat du four et posez les blancs de poulet sur les légumes. Mélangez 1 cuillerée à soupe de persil haché, 1 cuillerée à soupe de moutarde de Dijon et la crème fraîche en supprimant l'ail, puis versez le mélange sur le poulet. Faites cuire au four 25 à 30 minutes de plus.

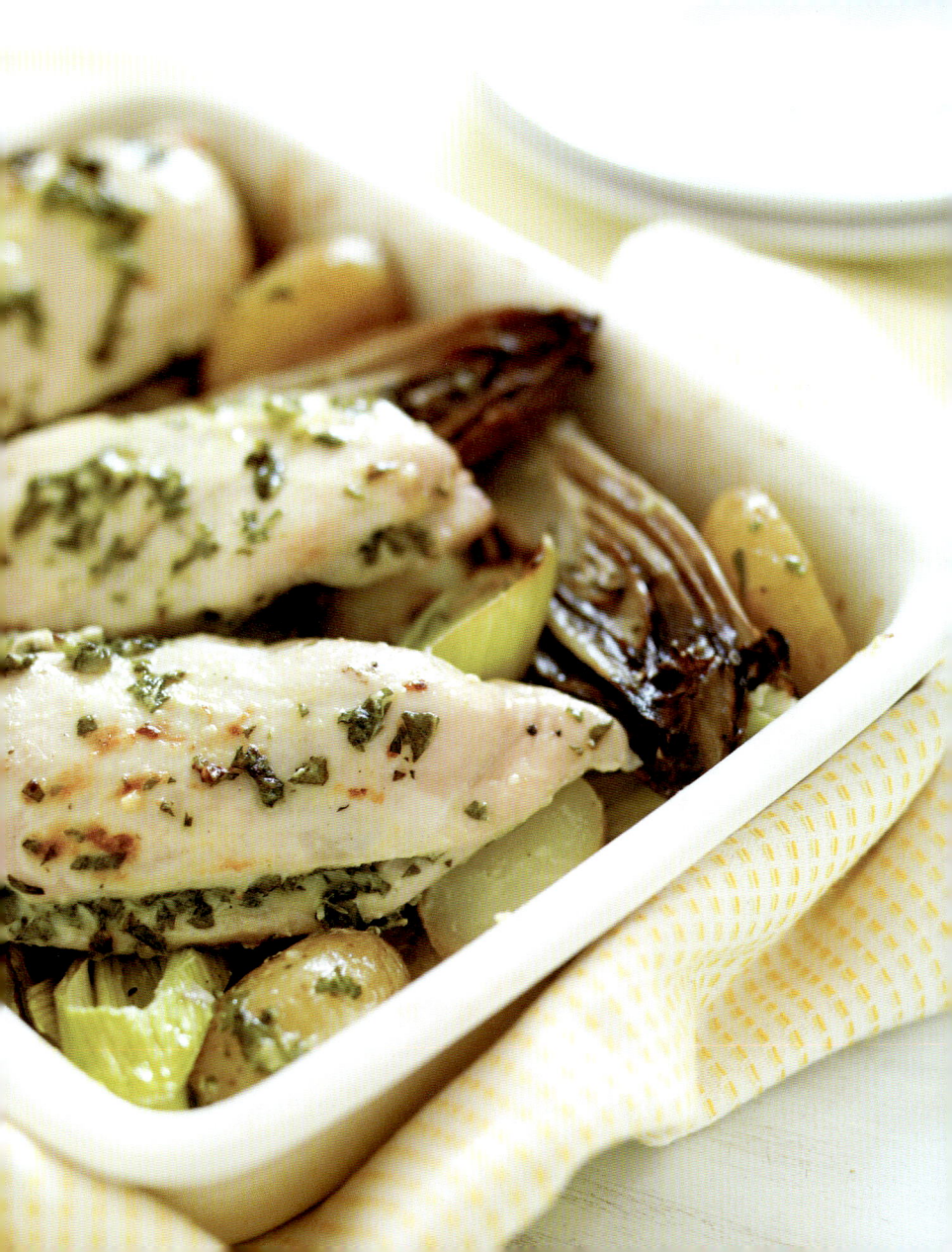

brochettes de lotte à la thaïe

Par portion **192 kcal**
Pour **4 personnes**
Préparation **15 minutes**
 + marinade
Cuisson **10 minutes**

500 à 750 g de **queue de lotte** sans peau
1 **oignon** coupé en morceaux
8 **champignons**
1 **courgette** coupée en 8 morceaux
huile végétale
cresson ou **persil plat** pour servir

Marinade
le **zeste** râpé et le **jus** de 2 **citrons verts**
1 gousse d'**ail** hachée
2 c. à s. de **gingembre frais** coupé en fines tranches
2 **piments frais rouges** ou **verts**, ou 1 de chaque, épépinés et hachés
2 tiges de **citronnelle** finement hachées
1 poignée de **coriandre** hachée
1 verre de **vin rouge**
2 c. à s. d'**huile de sésame**
poivre du moulin

Mélangez les ingrédients de la marinade dans un saladier. Coupez le poisson en gros dés et ajoutez la marinade ainsi que l'oignon, les champignons et la courgette. Couvrez et faites mariner 1 heure au réfrigérateur.

Huilez légèrement une grille pour empêcher les brochettes de coller. Enfilez les morceaux de poisson, de champignons, de courgette et d'oignon en les alternant sur 4 brochettes. Badigeonnez-les d'un peu d'huile et faites-les cuire sous le gril préchauffé du four pendant 10 minutes environ en les retournant de temps en temps. Servez les brochettes avec un peu de cresson ou de persil.

Pour des brochettes de lotte à la méditerranéenne, remplacez la marinade ci-dessus par le zeste râpé et le jus de 1 citron, 2 gousses d'ail hachées, 3 cuillerées à soupe d'huile d'olive, 1 cuillerée à soupe de thym et 1 cuillerée à soupe de romarin. Faites mariner le poisson et les légumes dans ce mélange pendant 30 minutes, puis glissez les morceaux de poisson et de légumes sur les brochettes. Faites cuire comme ci-dessus.

pour un déjeuner complet
+ aubergines au four et tzatziki **325 kcal** (p. 124)
+ 200 g de fraises des bois **50 kcal**

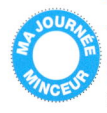

pour tous les menus de la journée
menus du **jour 7** (p. 17)

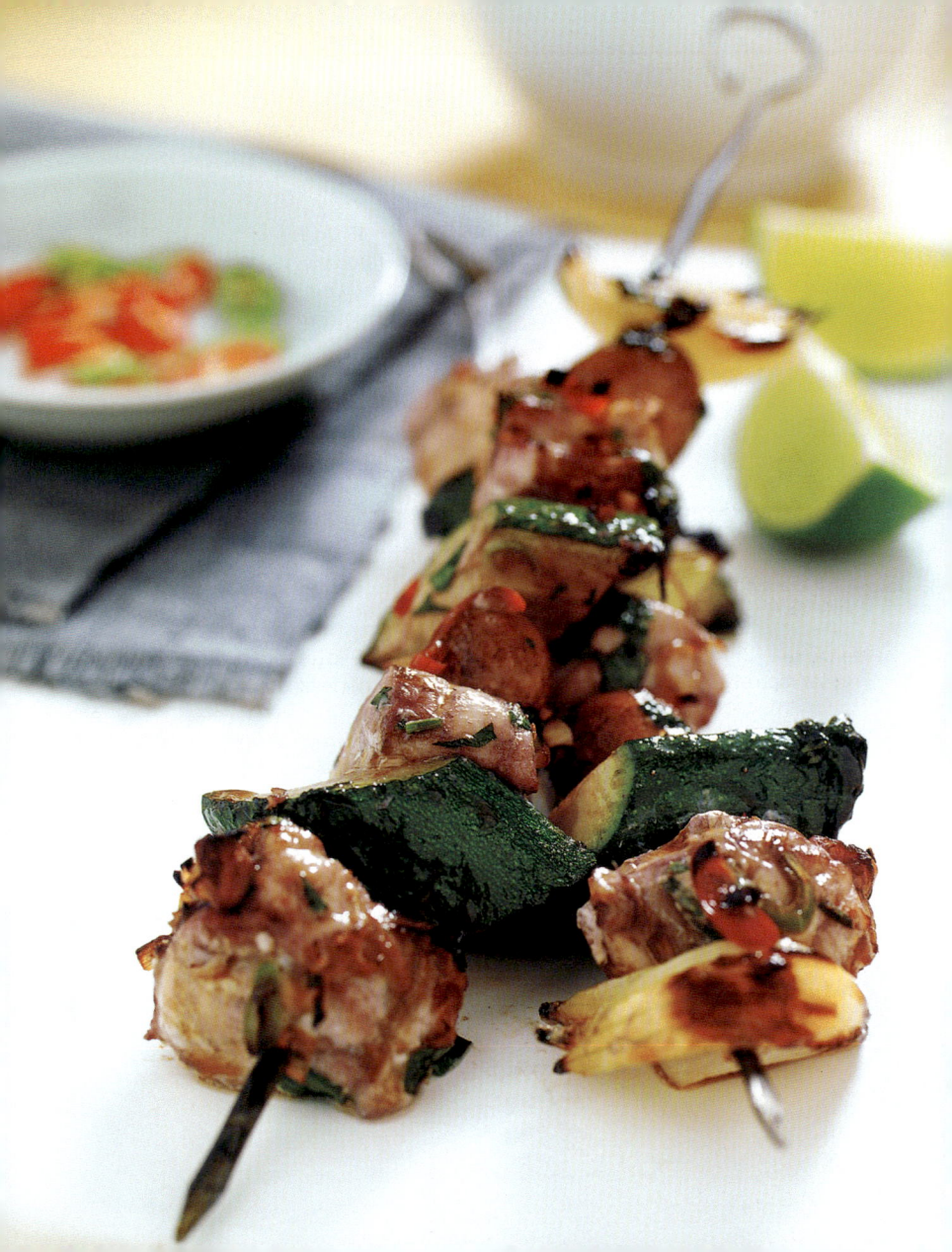

carrelets frits et sauce à la moutarde

Par portion **182 kcal**
Pour **4 personnes**
Préparation **10 minutes**
Cuisson **10 minutes**

1 c. à c. d'**huile d'olive**
1 petit **oignon** finement haché
1 gousse d'**ail** écrasée
4 filets de **carrelet** ou de **sole**, de 150 g chacun
125 ml de **vin blanc sec**
2 c. à s. de **moutarde à l'ancienne**
200 g de **crème fraîche** allégée
2 c. à s. d'**herbes** mélangées, hachées

Faites chauffer l'huile d'olive dans une grande poêle et faites revenir l'oignon et l'ail 3 minutes.

Ajoutez les filets de poisson et faites cuire 1 minute de chaque côté. Ajoutez le vin blanc et faites réduire de moitié.

Incorporez le reste des ingrédients, portez à ébullition et faites mijoter 3 à 4 minutes jusqu'à ce que la sauce ait légèrement épaissi. Servez avec du riz ou des pommes de terre nouvelles et des légumes cuits à la vapeur.

Pour du saumon au concombre et à la crème fraîche, faites cuire l'oignon et l'ail comme ci-dessus. Supprimez le carrelet ou la sole. Ajoutez 400 g de saumon sans peau coupé en morceaux et faites cuire en remuant pendant 1 minute. Ajoutez le vin et faites mijoter comme ci-dessus, puis ajoutez 1 cuillerée à soupe de moutarde à l'ancienne, la crème fraîche et ¼ de concombre pelé et coupé en tranches. Faites cuire 2 minutes puis incorporez 1 cuillerée à soupe d'aneth haché à la place des herbes mélangées.

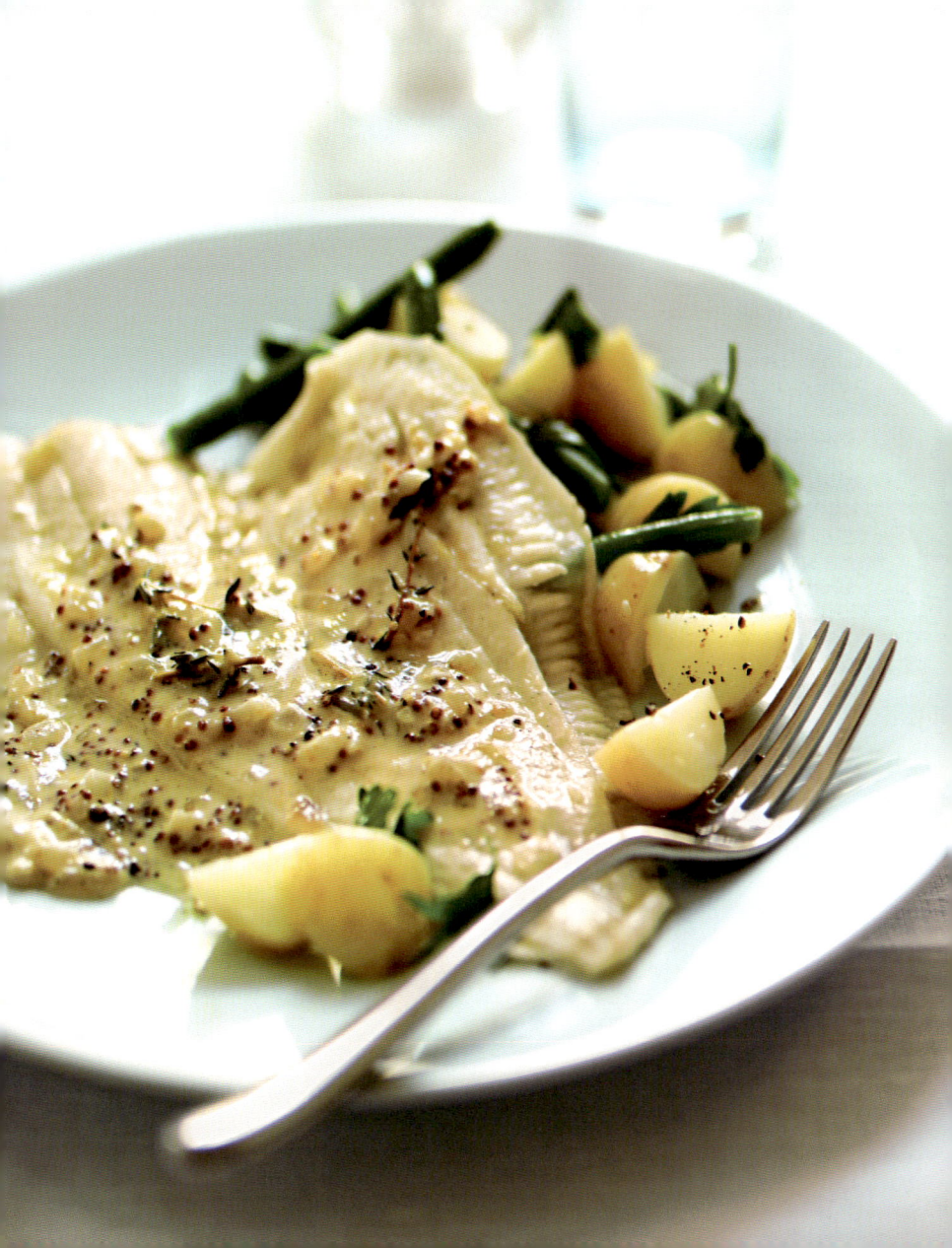

saint-jacques et purée de haricots

Par portion **293 kcal**
Pour **4 personnes**
Préparation **10 minutes**
Cuisson **20 minutes**

800 g de **haricots blancs** en boîte (cannellini de préférence), égouttés et rincés
2 gousses d'**ail**
200 ml de **bouillon de légumes** (voir page 46)
2 c. à s. de **persil** haché
2 c. à s. d'**huile d'olive**
16 **mini poireaux**
3 c. à s. d'**eau**
16 **noix de Saint-Jacques** prêtes à cuire

Mettez les haricots blancs, l'ail et le bouillon de légumes dans une casserole, portez à ébullition puis laissez mijoter 10 minutes. Retirez du feu, égouttez et écrasez en purée. Incorporez le persil. Réservez au chaud.

Faites chauffer la moitié de l'huile d'olive dans une poêle antiadhésive, ajoutez les poireaux et faites revenir 2 minutes, puis ajoutez l'eau. Couvrez et laissez mijoter 5 à 6 minutes jusqu'à ce qu'ils soient tendres.

Pendant ce temps, faites chauffer le reste d'huile dans une petite poêle et faites cuire les noix de Saint-Jacques 1 minute de chaque côté. Servez avec la purée de haricots blancs et les poireaux.

Pour des noix de Saint-Jacques au jambon de Parme et purée de haricots blancs au fromage, préparez la purée comme ci-dessus en remplaçant le persil par 2 cuillerées à soupe de parmesan râpé. Retirez le gras de 8 tranches de jambon de Parme et coupez-les en deux dans le sens de la largeur. Enveloppez chaque noix de Saint-Jacques dans ½ tranche de jambon, salez et poivrez. Supprimez les poireaux. Faites chauffer l'huile d'olive dans une grande poêle et faites cuire les noix de Saint-Jacques 2 minutes de chaque côté. Servez avec la purée.

pour un déjeuner complet
+ moules au gingembre **230 kcal** (p. 148)
+ assiette de pamplemousse rose et figues (250 g) **100 kcal**

pour tous les menus de la journée
menus du **jour 2** (p. 15)

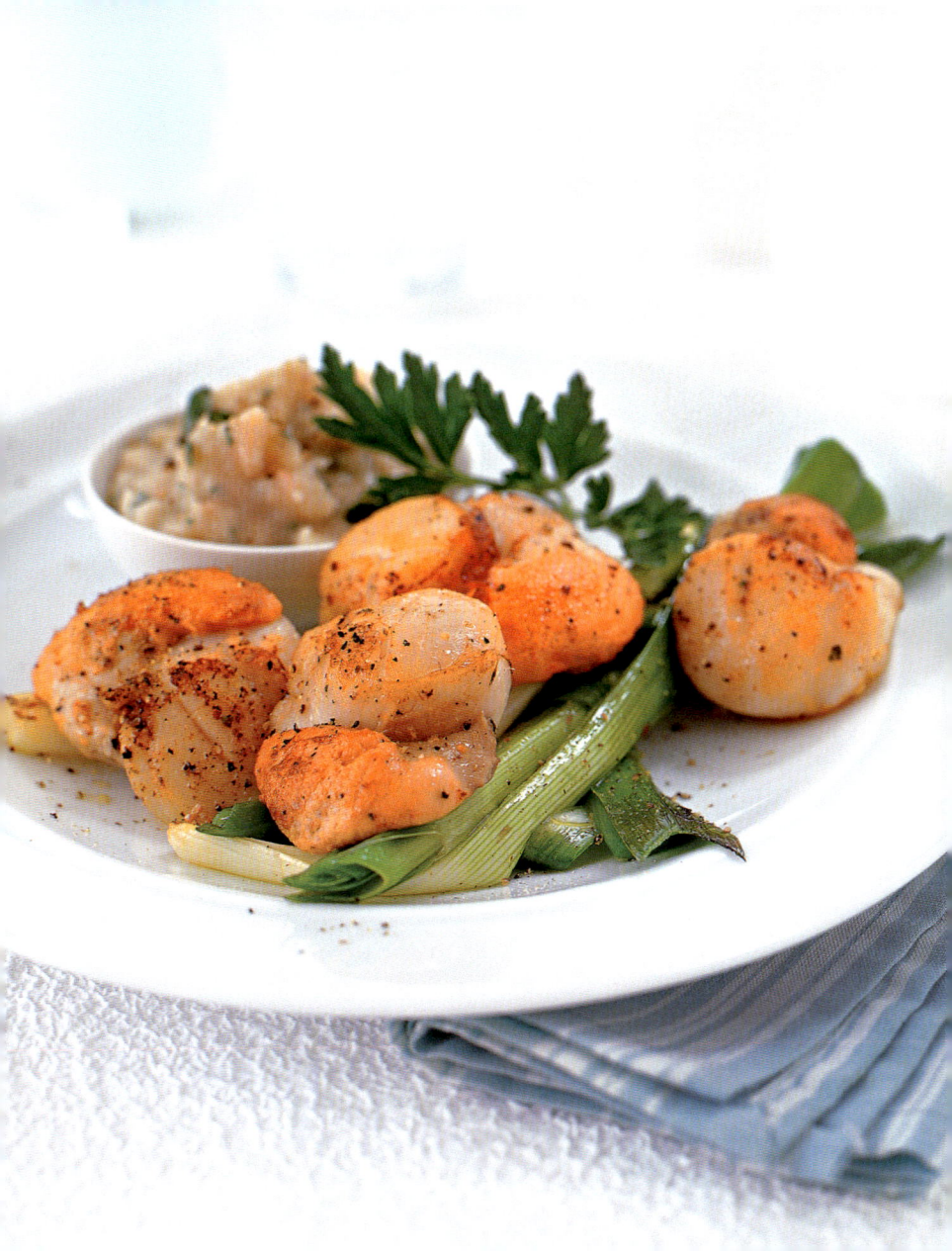

moules au gingembre

Par portion **230 kcal**
Pour **4 personnes**
Préparation **30 minutes**
Cuisson **13 minutes**

½ à 1 gros **piment rouge** (selon votre goût)
2 **échalotes** coupées en quatre
1 tige de **citronnelle**
2,5 cm de **gingembre frais**, pelé et haché
1 c. à s. d'**huile de tournesol**
400 ml de **lait de coco** allégé
4 ou 5 **feuilles de citronnier kaffir** (épiceries asiatiques)
150 ml de **fumet de poisson**
2 c. à c. de **nuoc-mâm**
1,5 kg de **moules fraîches**
1 petit bouquet de **coriandre** coupée en morceaux pour servir

Coupez le piment en deux et conservez les graines si vous souhaitez un plat très pimenté, sinon retirez-les. Mixez le piment, les échalotes, la citronnelle et le gingembre dans un robot.

Faites chauffer l'huile dans un grand faitout, ajoutez le mélange précédent et faites-le revenir 5 minutes à feu moyen en remuant. Ajoutez le lait de coco, les feuilles de citronnier kaffir, le fumet de poisson et le nuoc-mâm. Faites cuire 3 minutes. Réservez jusqu'au moment de préparer le repas.

Jetez les moules qui sont ouvertes ou qui ont une coquille cassée. Grattez-les avec une brosse et retirez les filaments. Rincez-les à l'eau froide et égouttez-les.

Réchauffez le liquide à base de lait de coco et ajoutez les moules. Faites cuire à couvert 5 minutes environ jusqu'à ce que les moules soient ouvertes.

Répartissez les moules et la sauce au lait de coco dans des assiettes creuses ou des bols (jetez les moules qui sont restées fermées). Parsemez de coriandre puis servez.

pour un déjeuner complet

+ saint-jacques et purée de haricots **293 kcal** (p. 146)
+ assiette de pamplemousse rose et figues (250 g) **100 kcal**

pour tous les menus de la journée

menus du **jour 2** (p. 15)

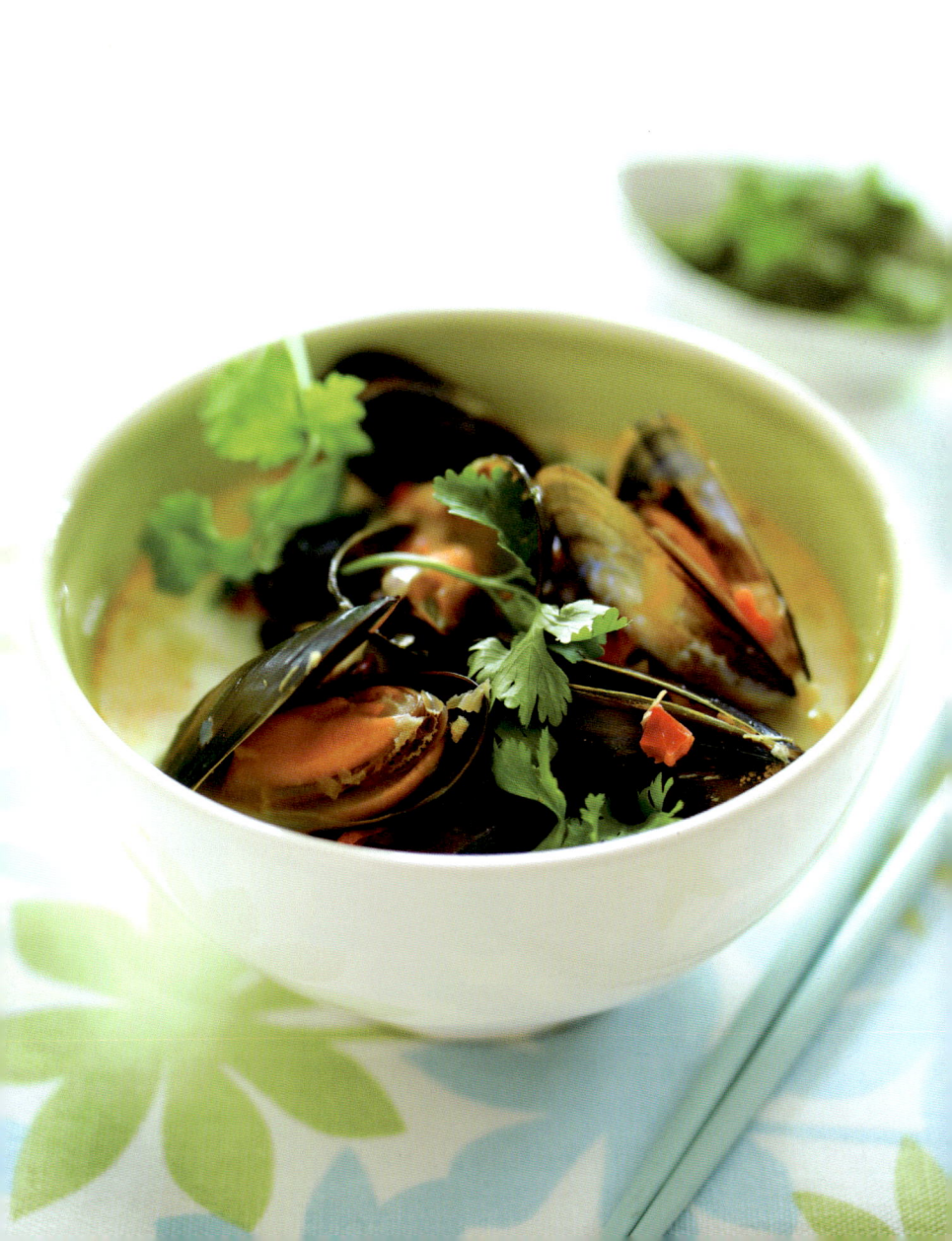

saint-jacques et sauce au yaourt

Par portion **217 kcal**
Pour **2 personnes**
Préparation **15 minutes**
Cuisson **5 minutes**

150 ml de **yaourt nature à 0 %**
2 c. à s. de **coriandre** hachée
le **zeste** finement râpé et le **jus** de 1 **citron vert**
2 c. à c. d'**huile de sésame**
½ petit **oignon rouge** finement haché
15 g de **gingembre frais** râpé
1 gousse d'**ail** écrasée
2 c. à c. de **sucre en poudre**
2 c. à c. de **sauce soja** foncée
1 c. à s. d'**eau**
1 **poivron vert** long (corne-de-bœuf), coupé en fines tranches
12 grosses **noix de Saint-Jacques** fraîches, prêtes à cuire
roquette pour servir

Mélangez le yaourt, la coriandre, le zeste de citron vert dans un bol, puis disposez-les sur le plat de service.

Faites chauffer la moitié de l'huile de sésame dans une petite poêle et faites fondre l'oignon à feu doux pendant 3 minutes. Retirez la poêle du feu et ajoutez le gingembre, l'ail, le sucre, la sauce soja, l'eau et le jus de citron vert.

Huilez un gril en fonte avec le reste d'huile. Posez le poivron vert et les noix de Saint-Jacques sur le gril. Faites cuire les noix de Saint-Jacques 1 minute de chaque côté et le poivron un peu plus longtemps, au besoin.

Dressez le poivron et les noix de Saint-Jacques sur les assiettes avec la roquette. Faites chauffer la sauce dans la poêle et versez-la sur les noix de Saint-Jacques. Servez avec la sauce au yaourt.

pour un dîner complet
+ soupe de haricots blancs au bacon **136 kcal** (p. 52)
+ 1 verrine myrtilles-mascarpone **175 kcal** (p. 188)

pour tous les menus de la journée
menus du **jour 6** (p. 17)

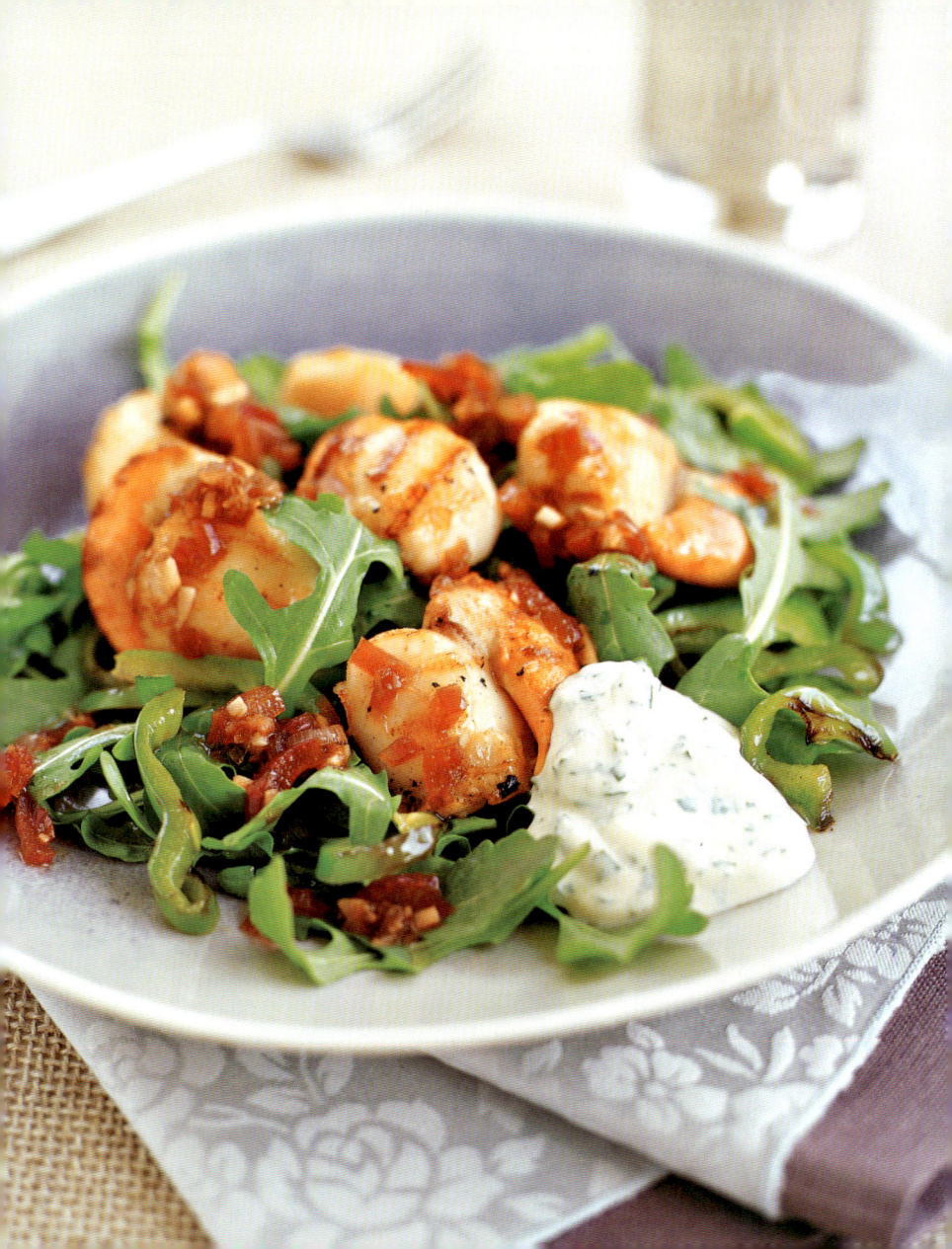

langoustines au tamarin

Par portion **122 kcal**
Pour **6 personnes**
Préparation **5 minutes**
Cuisson **10 minutes**

1 kg de **langoustines** crues avec leur carapace, ou décongelées
2 c. à s. d'**huile d'olive**
1 gros **oignon** haché
3 ou 4 gousses d'**ail** finement hachées
4 cm de **gingembre** frais, pelé et finement haché
2 c. à c. de **pâte de tamarin** (dans les supermarchés asiatiques)
le **jus** de 2 **citrons verts**
300 ml de **fumet de poisson**

Pour servir
1 petit bouquet de **coriandre** coupée en morceaux
quartiers de **citron vert**

Rincez les langoustines à l'eau froide et égouttez-les bien. Faites chauffer l'huile d'olive dans une casserole ou un wok, ajoutez l'oignon et faites revenir 5 minutes jusqu'à ce qu'il commence à dorer.

Ajoutez l'ail, le gingembre et la pâte de tamarin. Remuez puis ajoutez le jus des citrons verts et le fumet de poisson.

Portez à ébullition et ajoutez les langoustines. Faites cuire 5 minutes en remuant jusqu'à ce que les langoustines soient rose vif. Dressez-les dans des bols et servez avec des feuilles de coriandre et des quartiers de citron vert.

Pour des langoustines à la tomate et au lait de coco, faites dorer l'oignon comme ci-dessus. Ajoutez les langoustines, l'ail et le gingembre. Faites revenir jusqu'à ce que les langoustines soient rose vif, puis ajoutez le jus des citrons verts, 2 cuillerées à soupe de pâte de tamarin, 100 ml de lait de coco et 3 tomates moyennes, épépinées et coupées en dés. Supprimez le fumet de poisson. Portez à ébullition et faites mijoter à feu doux 2 minutes. Servez avec la coriandre et les quartiers de citron vert.

pour un déjeuner complet
+ saint-jacques aux asperges **248 kcal** (p. 62)
+ salade d'oranges à la fleur d'oranger (200 g) **100 kcal**

pour tous les menus de la journée
menus du **jour 3** (p. 15)

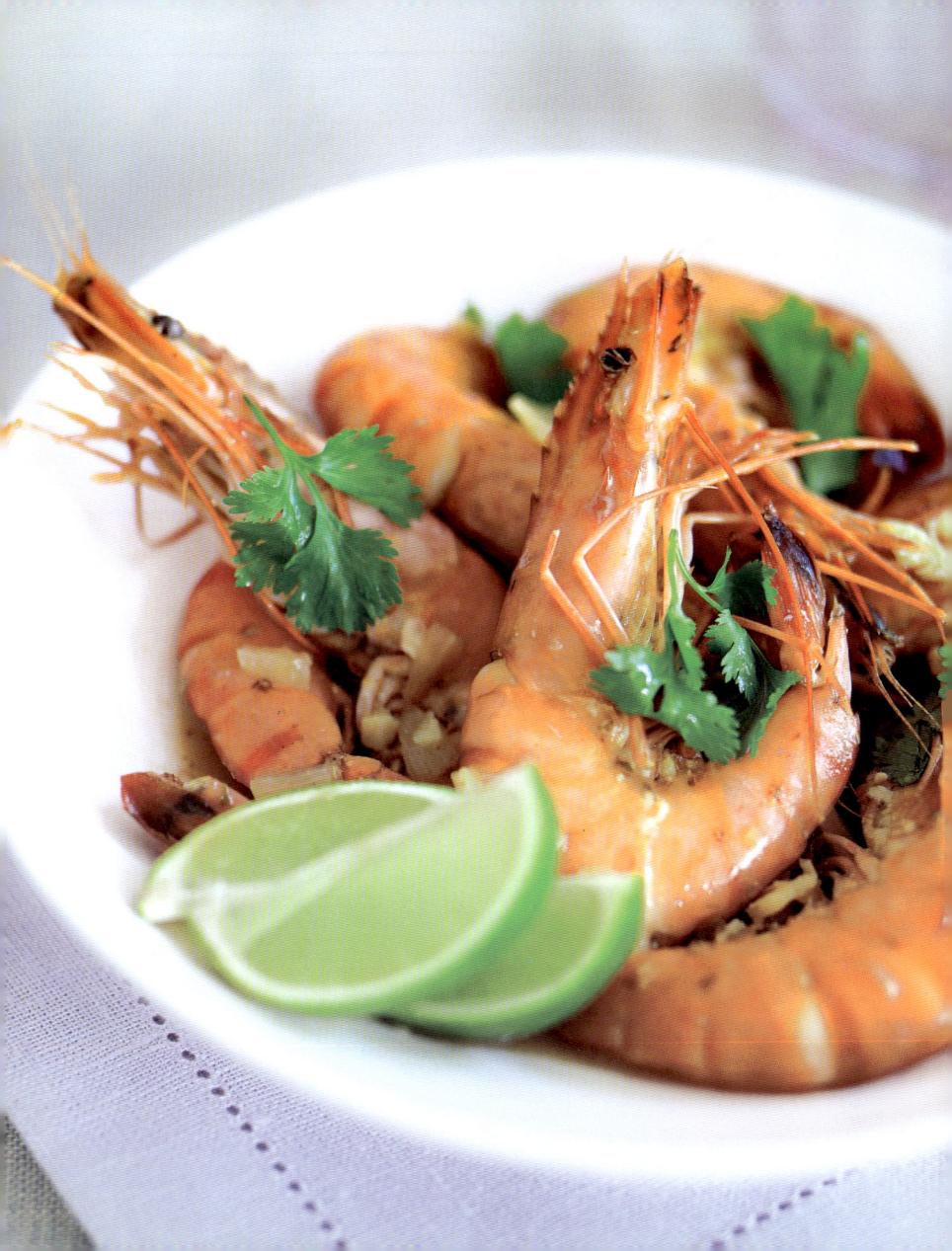

homards aux échalotes et au vermouth

Par portion **275 kcal**
Pour **4 personnes**
Préparation **1 heure**
Cuisson **10 à 11 minutes**

- 2 **homards** cuits de 625 à 750 g chacun
- 2 c. à s. d'**huile d'olive**
- 2 **échalotes** finement hachées
- 4 **filets d'anchois à l'huile** en boîte ou en bocal, égouttés et finement hachés
- 6 c. à s. de **vermouth sec**
- 6 c. à s. de **crème fraîche** allégée
- 2 ou 3 c. à c. de **jus de citron** frais (selon votre goût)
- **poivre**

Pour servir
paprika
roquette

Posez un homard sur le dos. Coupez-le en deux dans la longueur en commençant par la tête et en suivant la ligne entre les pinces jusqu'à la queue. Recommencez avec l'autre homard. Retirez les intestins de la queue et la poche à gravier de la tête. Conservez le corail.

Détachez les grosses pinces. Cassez-les à l'aide d'un ciseau à volaille, d'un rouleau à pâtisserie ou d'un pilon. Retirez les morceaux de carapace et prélevez la chair blanche en supprimant la membrane dure au centre des pinces. Détachez les petites pinces sans retirer de chair du corps et jetez-les.

Retirez la chair des queues, coupez-la en tronçons et réservez-la. Prélevez la chair du reste du homard en supprimant tous les petits morceaux de carapace. Rincez les carapaces et mettez-les dans 4 assiettes.

Faites chauffer l'huile d'olive dans une grande poêle, ajoutez les échalotes et faites revenir 5 minutes à feu doux. Ajoutez les anchois, le vermouth et du poivre. Mélangez et faites cuire 2 minutes.

Ajoutez la chair du homard et la crème fraîche. Faites chauffer 3 à 4 minutes à feu doux. Ajoutez le jus de citron. Garnissez les carapaces de homard, saupoudrez de paprika et décorez de roquette.

pour un déjeuner complet

+ émincé de champignons de Paris frais + 1 c. à c. de jus de citron + 1 c. à c. d'huile d'olive **60 kcal**
+ parfait rhubarbe-gingembre **110 kcal** (p. 184)

pour tous les menus de la journée
menus du **jour 5** (p. 16)

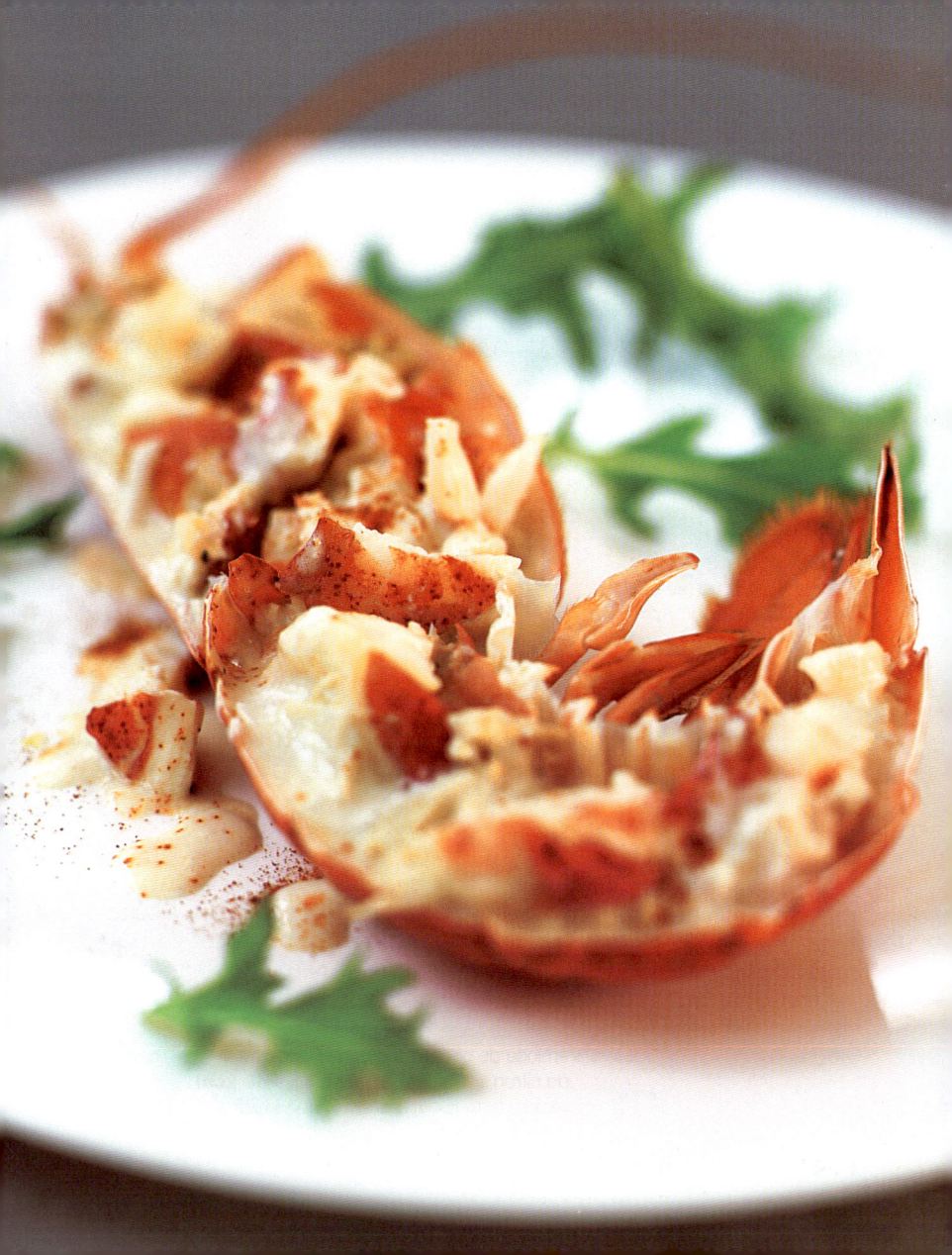

gratin betterave-potiron au chèvre

Par portion **230 kcal**
Pour **4 personnes**
Préparation **20 minutes**
Cuisson **25 à 30 minutes**

400 g de **betterave** crue, pelée et coupée en dés
625 g de **potiron** ou de **courge butternut** pelé, épépiné et coupé en gros cubes
1 **oignon rouge** coupé en quartiers
2 c. à s. d'**huile d'olive**
2 c. à c. de **graines de fenouil**
2 petits **fromages de chèvre** de 100 g chacun
sel et **poivre**
romarin haché pour servir

Mettez la betterave, le potiron et l'oignon dans un plat à gratin, arrosez d'huile d'olive et parsemez de graines de fenouil. Salez et poivrez. Faites cuire les légumes dans un four préchauffé à 200 °C pendant 20 à 25 minutes, en les retournant une fois.

Coupez les fromages de chèvre en deux et posez-les sur les légumes en creusant un peu. Salez et poivrez les fromages, et arrosez-les avec un peu de jus de cuisson des légumes.

Faites cuire 5 minutes de plus au four jusqu'à ce que le fromage commence à fondre. Parsemez de romarin et servez aussitôt.

Pour des pennes à la betterave et au potiron, faites cuire les légumes comme ci-dessus 20 à 25 minutes, sans les graines de fenouil. Faites cuire 350 g de penne dans de l'eau bouillante salée, réservez 1 louche d'eau de cuisson et égouttez les pâtes. Remettez les pâtes dans la casserole et ajoutez les légumes cuits, 1 poignée de basilic coupé en morceaux et l'eau de cuisson réservée. Supprimez les fromages de chèvre et le romarin. Faites chauffer à feu vif en remuant pendant 30 secondes et servez.

pour un dîner complet
+ soupe miso aux crevettes **57 kcal** (p. 54)
+ salade de fruits frais (200 g) **90 kcal**

pour tous les menus de la journée
menus du **jour 7** (p. 17)

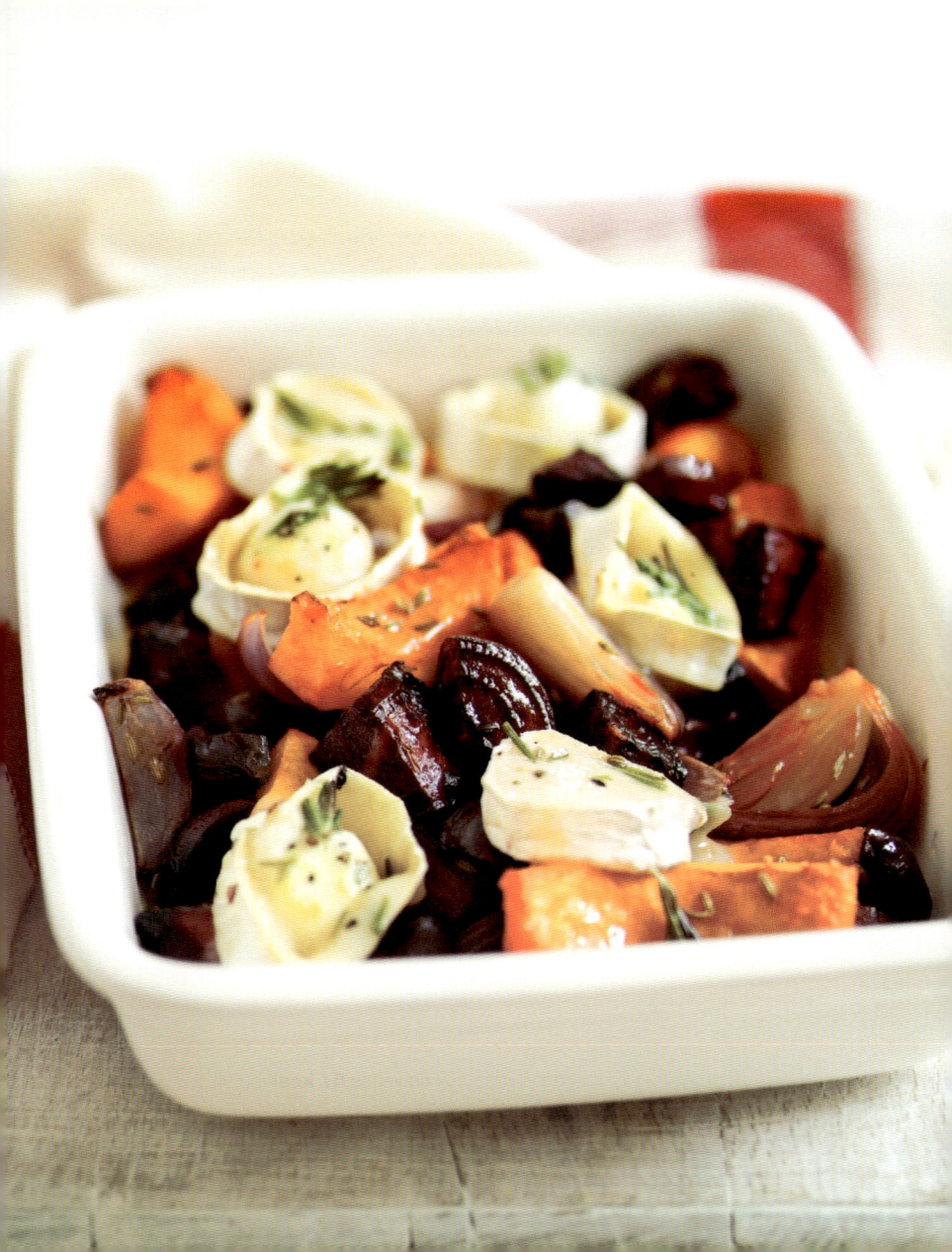

saucisses tofu fumé-abricots secs

Par portion **232 kcal**
Pour **4 personnes**
Préparation **20 minutes**
Cuisson **10 minutes**

225 g de **tofu fumé**
2 c. à s. d'**huile d'olive** ou autre **huile végétale** + un peu pour la cuisson
1 gros **oignon** coupé en dés
2 branches de **céleri** effeuillées et coupées en petits dés
100 g d'**abricots secs** moelleux coupés en dés
50 g de **mie de pain** mixée
1 **œuf**
1 c. à s. de **sauge** hachée
sel et **poivre**

Essuyez le tofu avec du papier absorbant et coupez-le en morceaux. Faites chauffer l'huile dans une poêle et faites fondre l'oignon et le céleri pendant 5 minutes. Mettez-les dans le bol d'un robot et ajoutez le tofu et les abricots secs. Mixez pour obtenir un mélange grumeleux en raclant les parois du bol si nécessaire.

Mettez la préparation dans un saladier et ajoutez la mie de pain, l'œuf et la sauge. Salez et poivrez. Mélangez bien pour obtenir une préparation homogène.

Divisez la préparation en huit et formez des saucisses avec vos mains légèrement farinées en pressant bien.

Faites chauffer un peu d'huile dans une poêle antiadhésive et faites dorer les saucisses pendant 5 minutes environ. Servez-les avec des frites et une sauce épicée.

Pour une sauce épicée aux pommes à servir avec les saucisses, pelez et épépinez 4 pommes et coupez-les en cubes. Mettez-les dans une casserole avec 100 ml de cidre brut, 1 bâton de cannelle, 2 cuillerées à café de sucre roux et ½ cuillerée à café de piment séché émietté. Couvrez et faites cuire à feu doux pour faire compoter les pommes. Laissez refroidir avant de servir.

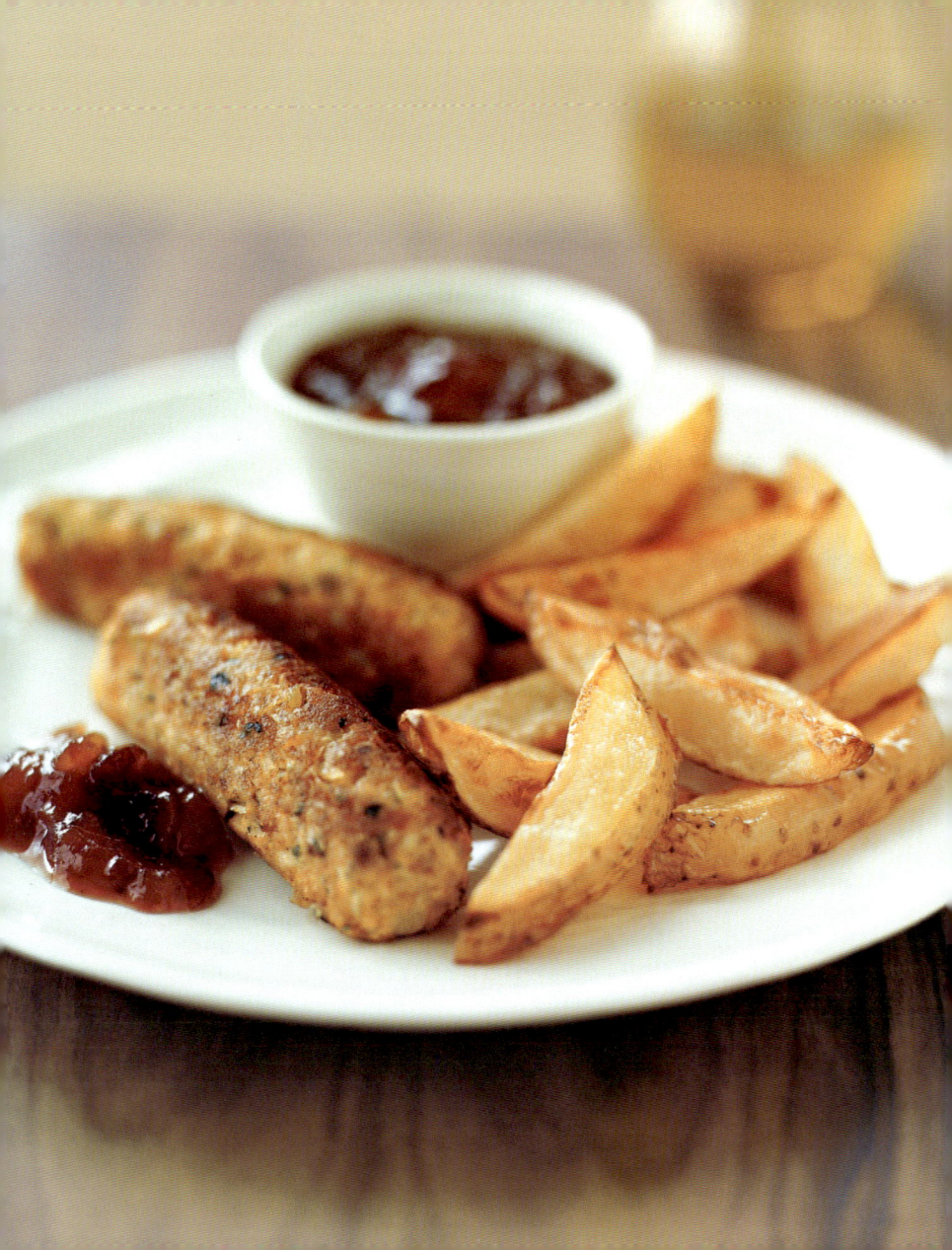

champignons à la stroganoff

Par portion **206 kcal**
Pour **4 personnes**
Préparation **15 minutes**
Cuisson **15 à 16 minutes**

25 g de **beurre**
1 c. à s. d'**huile d'olive**
1 **oignon** coupé en rondelles
400 g de **champignons de Paris** (rosés de préférence) coupés en tranches
2 gousses d'**ail** finement hachées
2 c. à c. de **paprika** + un peu pour décorer
6 c. à s. de **vodka**
400 ml de **bouillon de légumes** (voir page 46)
1 bonne pincée de **cannelle moulue**
1 bonne pincée de **macis moulu**
150 g de **cèpes** coupés en tranches
6 c. à s. de **crème fraîche**
sel et **poivre**
persil haché pour décorer

Faites chauffer le beurre et l'huile d'olive dans une poêle, ajoutez l'oignon et faites-le légèrement dorer pendant 5 minutes. Ajoutez les champignons de Paris et l'ail, et faites cuire 4 minutes. Ajoutez le paprika et faites cuire 1 minute.

Versez la vodka. Lorsqu'elle commence à bouillir, flambez le plat (attention, tenez-vous à distance). Lorsque la flamme est éteinte, ajoutez le bouillon de légumes, la cannelle et le macis, puis salez et poivrez. Faites mijoter 3 à 4 minutes.

Ajoutez les cèpes et faites cuire 2 minutes. Incorporez 2 cuillerées à soupe de crème fraîche.

Dressez les champignons sur des assiettes et nappez-les avec le reste de la crème fraîche. Saupoudrez de paprika et d'un peu de persil. Servez avec de la purée de patates douces.

Pour une purée de patates douces à servir avec les champignons à la stroganoff, pelez 2 grosses patates douces et coupez-les en gros morceaux. Faites-les cuire à l'eau ou à la vapeur. Une fois cuites, écrasez-les avec 2 cuillerées à soupe de crème fraîche allégée et 1 bonne pincée de noix de muscade. Salez et poivrez.

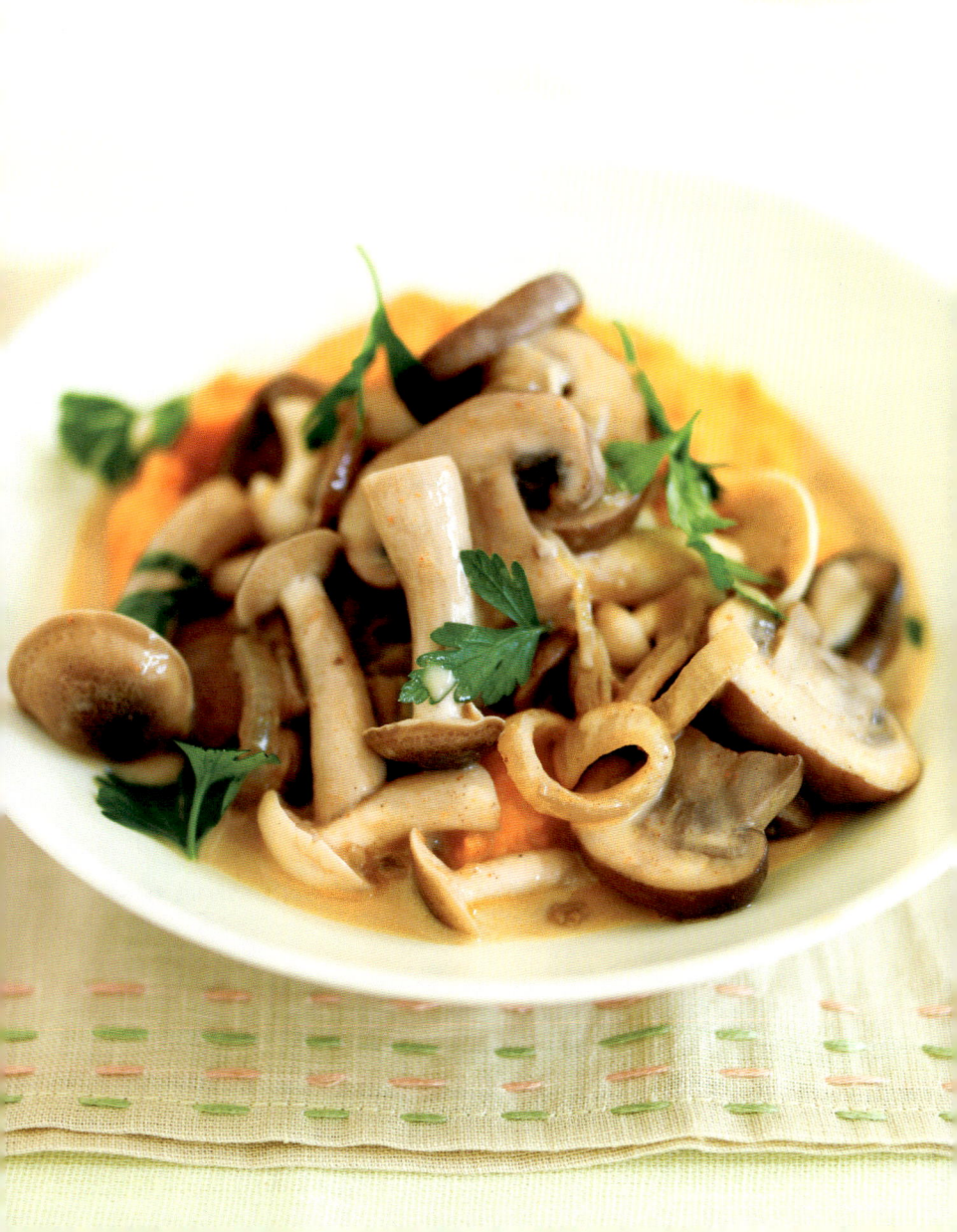

tofu et légumes grillés à la chermoula

Par portion **241 kcal**
Pour **4 personnes**
Préparation **15 minutes**
Cuisson **1 heure**

25 g de **coriandre** finement hachée
3 gousses d'**ail** hachées
1 c. à c. de **graines de cumin** légèrement écrasées
le **zeste** finement râpé de 1 **citron**
½ c. à c. de **piments séchés** émiettés
4 c. à s. d'**huile d'olive**
250 g de **tofu**
2 **oignons rouges** coupés en quartiers
2 **courgettes** coupées en grosses rondelles
2 **poivrons rouges**, épépinés et coupés en lanières
2 **poivrons jaunes**, épépinés et coupés en lanières
1 petite **aubergine** coupée en grosses tranches
sel

Pour préparer la chermoula, mélangez la coriandre, l'ail, le cumin, le zeste de citron et les piments avec 1 cuillerée à soupe d'huile d'olive et un peu de sel dans un bol.

Essuyez le tofu avec du papier absorbant et coupez-le en deux. Coupez chaque moitié en deux horizontalement. Recouvrez les tranches de tofu de chermoula.

Disposez les légumes dans un plat à four et arrosez-les avec le reste d'huile d'olive. Faites cuire dans un four préchauffé à 200 °C pendant 45 minutes environ, en les retournant une fois ou deux pendant la cuisson.

Posez les tranches de tofu sur les légumes et ajoutez le reste de chermoula. Faites cuire au four 10 à 15 minutes de plus. Servez avec des pommes de terre nouvelles légèrement beurrées.

Pour du thon à la chermoula avec des aubergines et des tomates gratinées, supprimez le tofu, les courgettes et les poivrons. Préparez la chermoula comme ci-dessus et badigeonnez de ce mélange 4 steaks de thon de 125 g chacun. Faites mariner le temps de préparer les légumes. Disposez les oignons dans un plat à four avec 2 grosses aubergines coupées en grosses tranches et 400 g de tomates concassées en boîte. Ajoutez le reste d'huile d'olive et faites cuire au four 45 minutes. Faites chauffer une grande poêle antiadhésive à feu vif et faites cuire le thon 1 minute 30 de chaque côté. Servez avec les légumes.

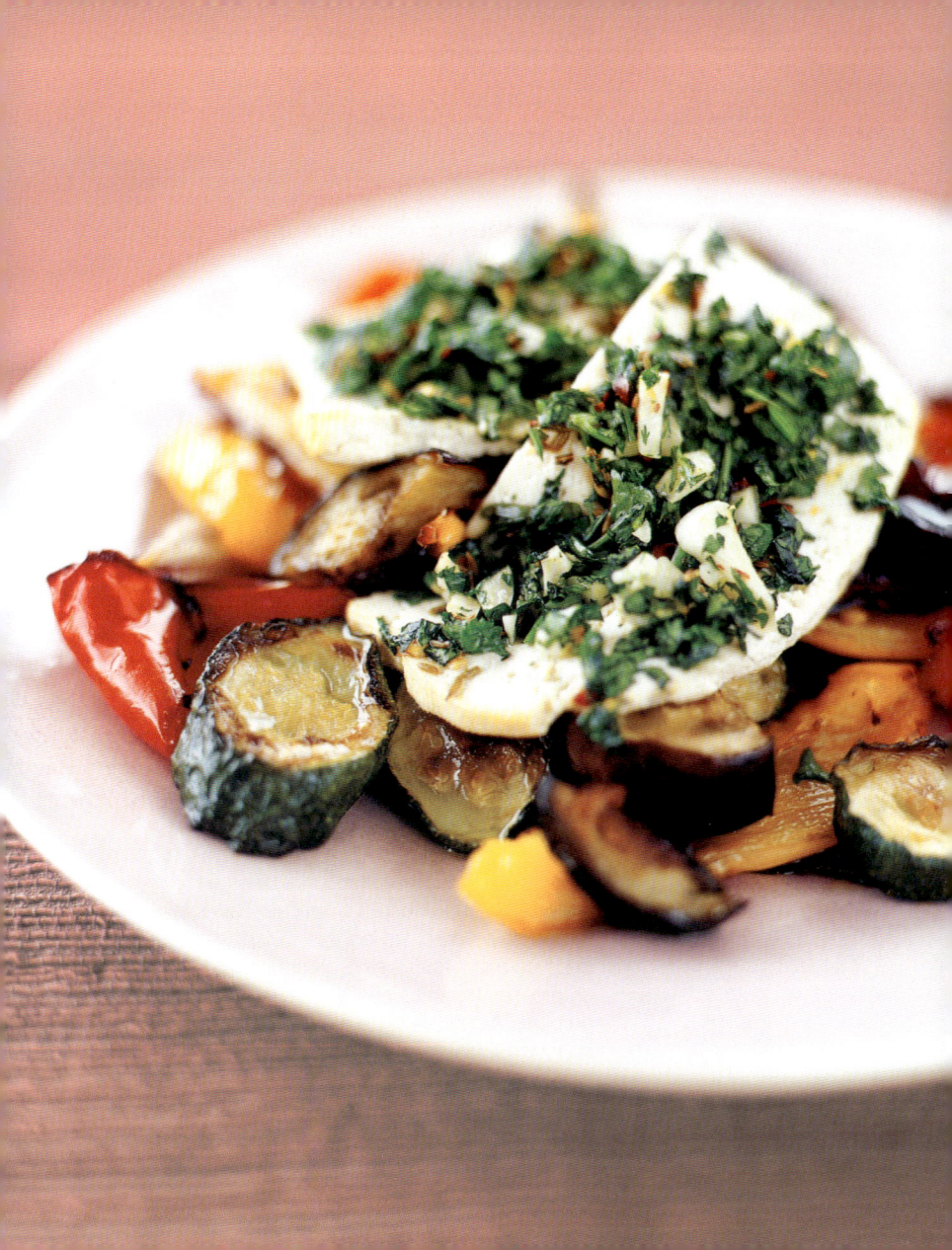

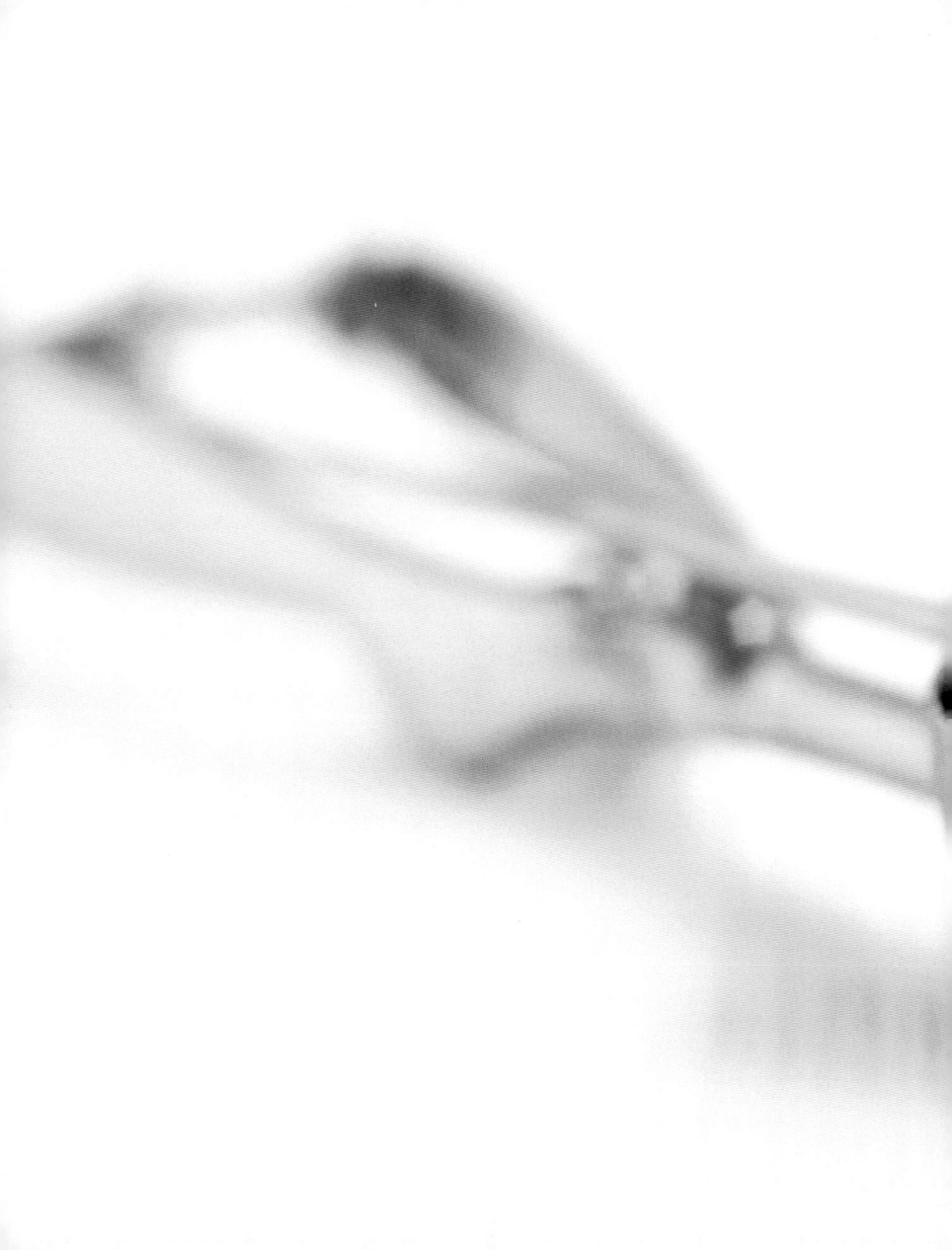

desserts

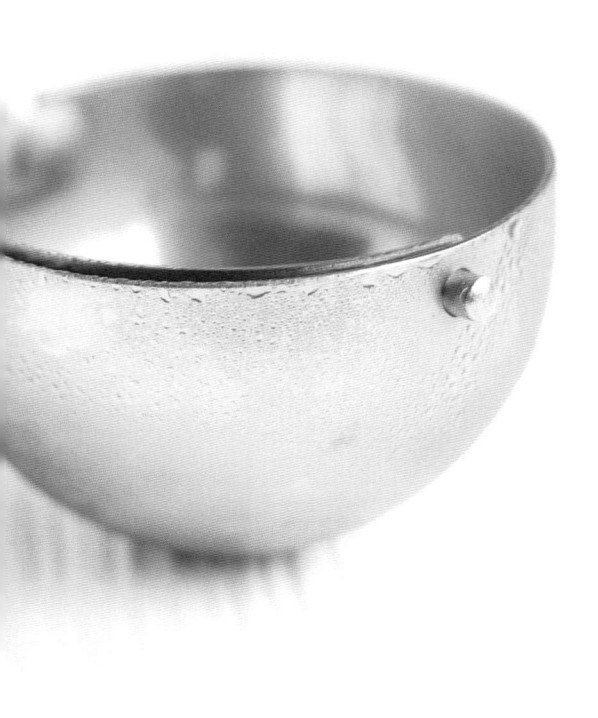

tartelettes aux noix de pécan

Par ½ tartelette **303 kcal**
Pour **8 personnes**
Préparation **15 minutes**
 + réfrigération
Cuisson **20 minutes**

75 g de **farine de riz complète**
50 g de **farine de pois chiche**
75 g de **polenta**
1 c. à c. de **gomme de xanthane** (magasins diététiques ou professionnels)
125 g de **beurre** coupé en dés
2 c. à s. de **sucre en poudre**
1 **œuf** battu

Pour la garniture
100 g de **sucre muscovado** clair
150 g de **beurre**
125 g de **miel**
175 g de cerneaux de **noix de pécan**, dont la moitié grossièrement hachées
2 **œufs** battus

Mixez les deux farines, la polenta, la gomme de xanthane et le beurre dans un robot jusqu'à ce que le mélange ressemble à de la chapelure ou sablez la pâte du bout des doigts dans un saladier. Incorporez le sucre.

Ajoutez l'œuf et mélangez délicatement de la pointe d'un couteau en ajoutant un peu d'eau froide (quelques cuillerées à café) pour amalgamer la pâte. Rassemblez la pâte en boule en pétrissant quelques instants et enveloppez-la dans du film alimentaire. Mettez-la au réfrigérateur pendant 1 heure.

Préparez la garniture en faisant chauffer dans une casserole le sucre, le beurre et le miel jusqu'à ce que le sucre soit dissous. Laissez refroidir 10 minutes.

Sortez la pâte du réfrigérateur pendant la cuisson de la garniture. Pétrissez-la quelques instants sur le plan de travail légèrement fariné avec de la farine de riz pour l'assouplir un peu. Divisez la pâte en huit et étalez chaque morceau sur 2,5 cm d'épaisseur. Garnissez 8 moules à tartelette de 11 à 12 cm de diamètre et découpez la pâte qui dépasse des bords.

Ajoutez les noix de pécan hachées et les œufs dans la casserole, puis mélangez. Versez la garniture dans les moules. Ajoutez les cerneaux de noix de pécan sur le dessus et faites cuire dans un four préchauffé à 200 °C pendant 15 à 20 minutes. Retirez du four et laissez refroidir. Servez avec de la crème fraîche allégée.

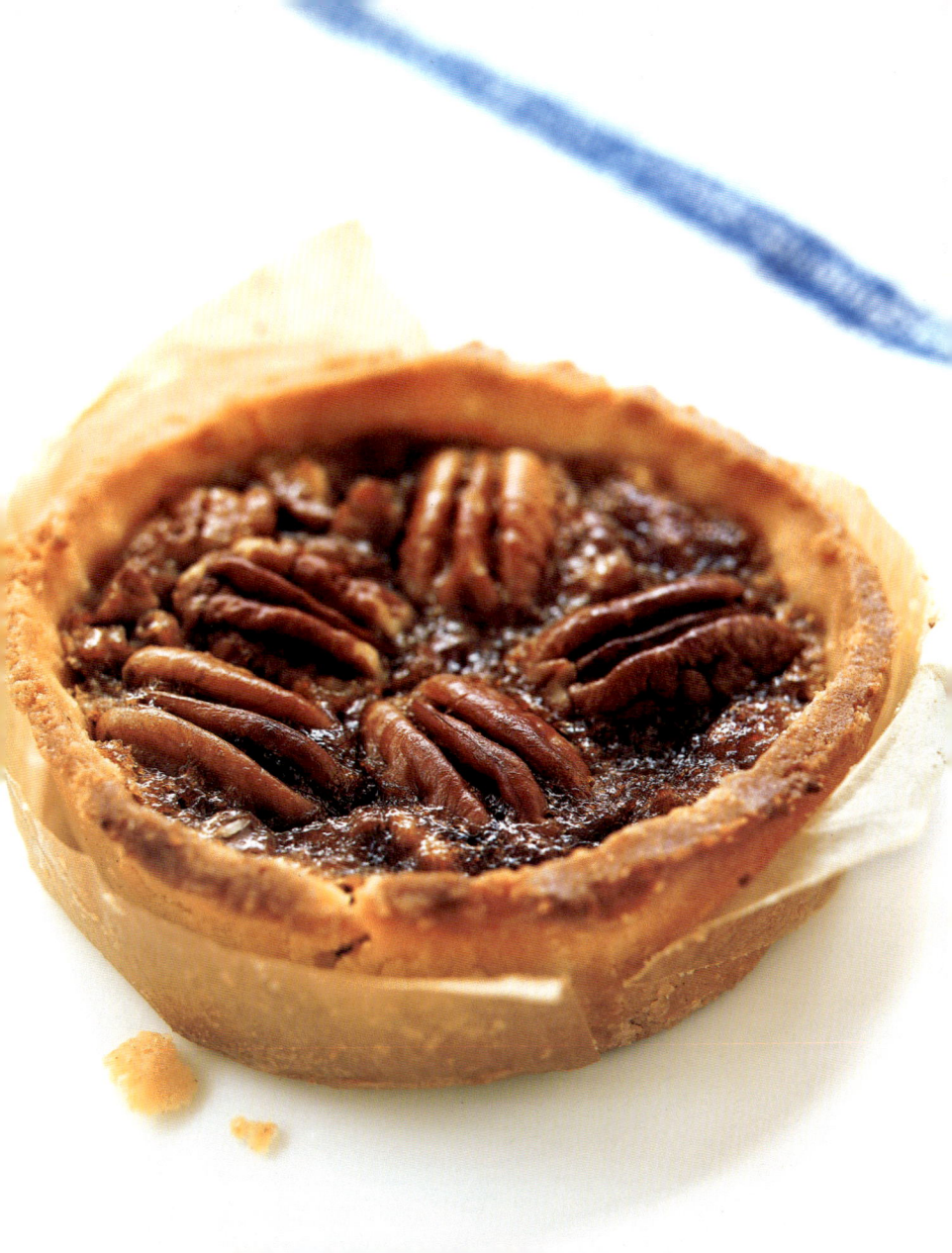

tarte renversée aux poires

Par portion **268 kcal**
Pour **8 personnes**
Préparation **10 minutes**
 + refroidissement
Cuisson **45 minutes**

50 g de **beurre doux**
50 g de **sucre roux**
6 **poires** mûres pelées, coupées en deux et épépinées
25 g de **pâte d'amandes**
1 rouleau de **pâte brisée** de 250 g environ

Mettez le beurre et le sucre dans un moule à manqué de 22 cm de diamètre. Posez le moule sur feu doux et faites chauffer 5 minutes environ pour obtenir un caramel blond.

Mettez la pâte d'amandes dans chaque moitié de poire et posez les poires dans le moule, la partie coupée vers le haut.

Découpez la pâte brisée à la taille du moule et posez la pâte sur les poires en pressant autour des poires. Faites cuire dans un four préchauffé à 190 °C pendant 40 minutes environ jusqu'à ce que la pâte soit dorée.

Laissez refroidir 10 minutes et retournez la tarte sur un plat. Servez avec un peu de glace.

Pour une tarte aux poires, mûres et pâte d'amandes, posez la pâte brisée sur une plaque de cuisson. Épépinez et coupez 4 poires en dés, puis réunissez-les dans un saladier avec le sucre roux, la pâte d'amandes et 150 g de mûres. Supprimez le beurre. Étalez les fruits sur la pâte en laissant une bordure de 5 cm puis rabattez la bordure de la pâte sur les fruits. Badigeonnez la pâte avec 1 cuillerée à soupe de lait et saupoudrez de sucre en poudre. Faites cuire comme ci-dessus et servez chaud.

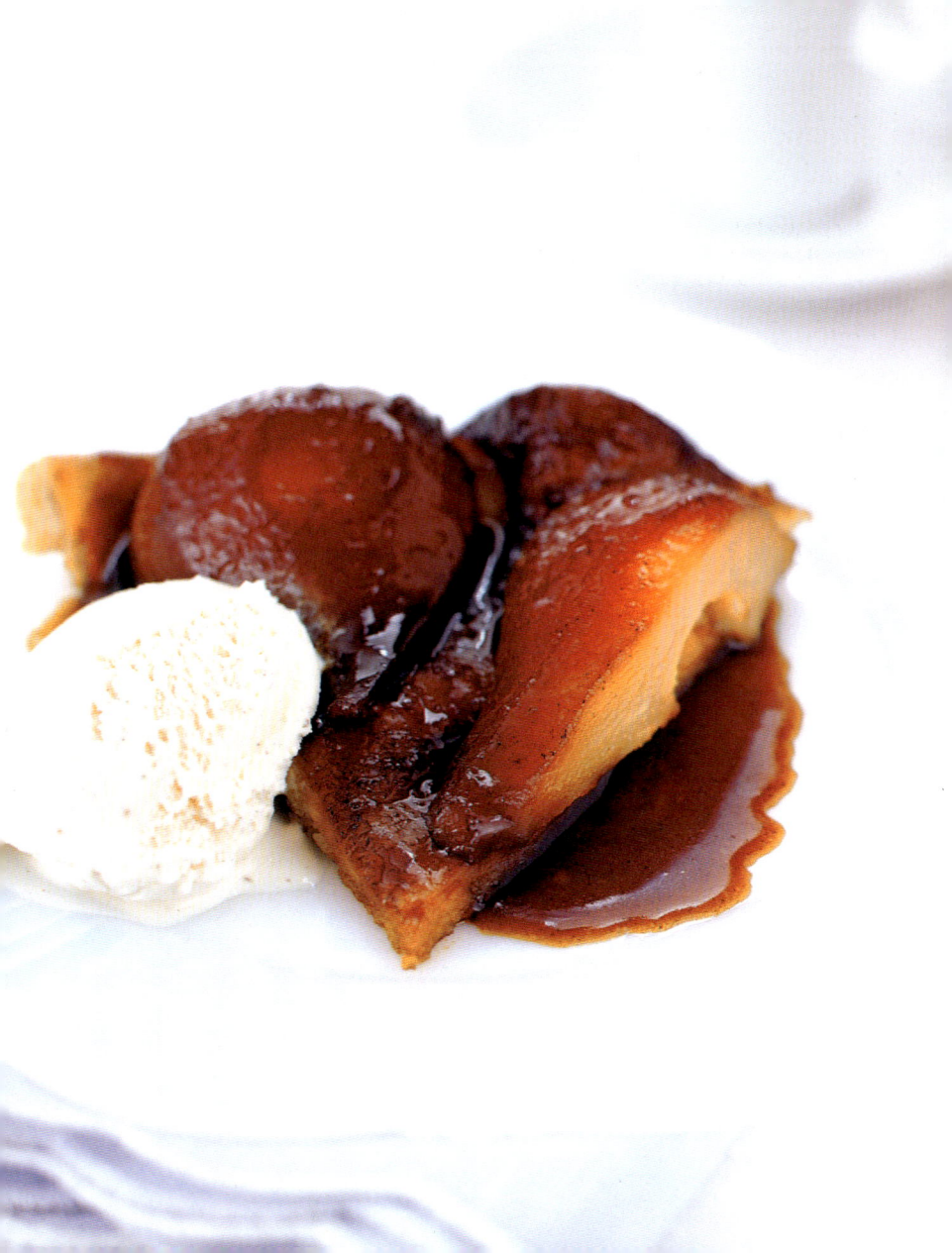

gâteau ricotta-prunes-amandes

Par portion **150 kcal**
Pour **6 personnes**
Préparation **30 minutes**
  + réfrigération
Cuisson **35 minutes**

500 g de **prunes rouges** mûres, coupées en quatre et dénoyautées
250 g de **ricotta**
4 ou 5 c. à s. d'**édulcorant en poudre**
3 **œufs**, blancs et jaunes séparés
¼ de c. à c. d'**extrait naturel d'amandes**
4 c. à c. d'**amandes** effilées
1 c. à s. de **sucre glace** tamisé

Beurrez un moule à charnière de 20 cm de diamètre et tapissez-le de papier sulfurisé. Mettez la moitié des prunes dans le moule sans les ranger.

Mettez la ricotta, 4 cuillerées à soupe d'édulcorant, les jaunes d'œufs et l'extrait d'amandes dans un saladier puis mélangez.

Montez les blancs en neige et incorporez-les à la préparation précédente. Étalez la pâte sur les prunes puis parsemez d'amandes effilées. Faites cuire dans un four préchauffé à 160 °C pendant 30 à 35 minutes. Vérifiez le gâteau au bout de 20 minutes de cuisson et couvrez-le avec du papier d'aluminium si les amandes commencent à brunir trop vite.

Éteignez le four et laissez refroidir le gâteau dans le four pendant 15 minutes en laissant la porte entrouverte. Lorsque le gâteau a refroidi, mettez-le au réfrigérateur.

Mettez le reste de prunes dans une casserole avec 2 cuillerées à soupe d'eau et faites cuire à couvert 5 minutes. Mixez et ajoutez le reste d'édulcorant, si nécessaire, puis versez dans un pot pour servir.

Démoulez le gâteau et retirez le papier sulfurisé. Mettez le gâteau sur un plat et saupoudrez de sucre glace. Servez avec la sauce aux prunes.

pour un dîner complet
+ 4 rouleaux au crabe et aux nouilles **199 kcal** (p. 74)
+ 1 brochette de bœuf **140 kcal** (p. 134)

pour tous les menus de la journée
menus du **jour 2** (p. 15)

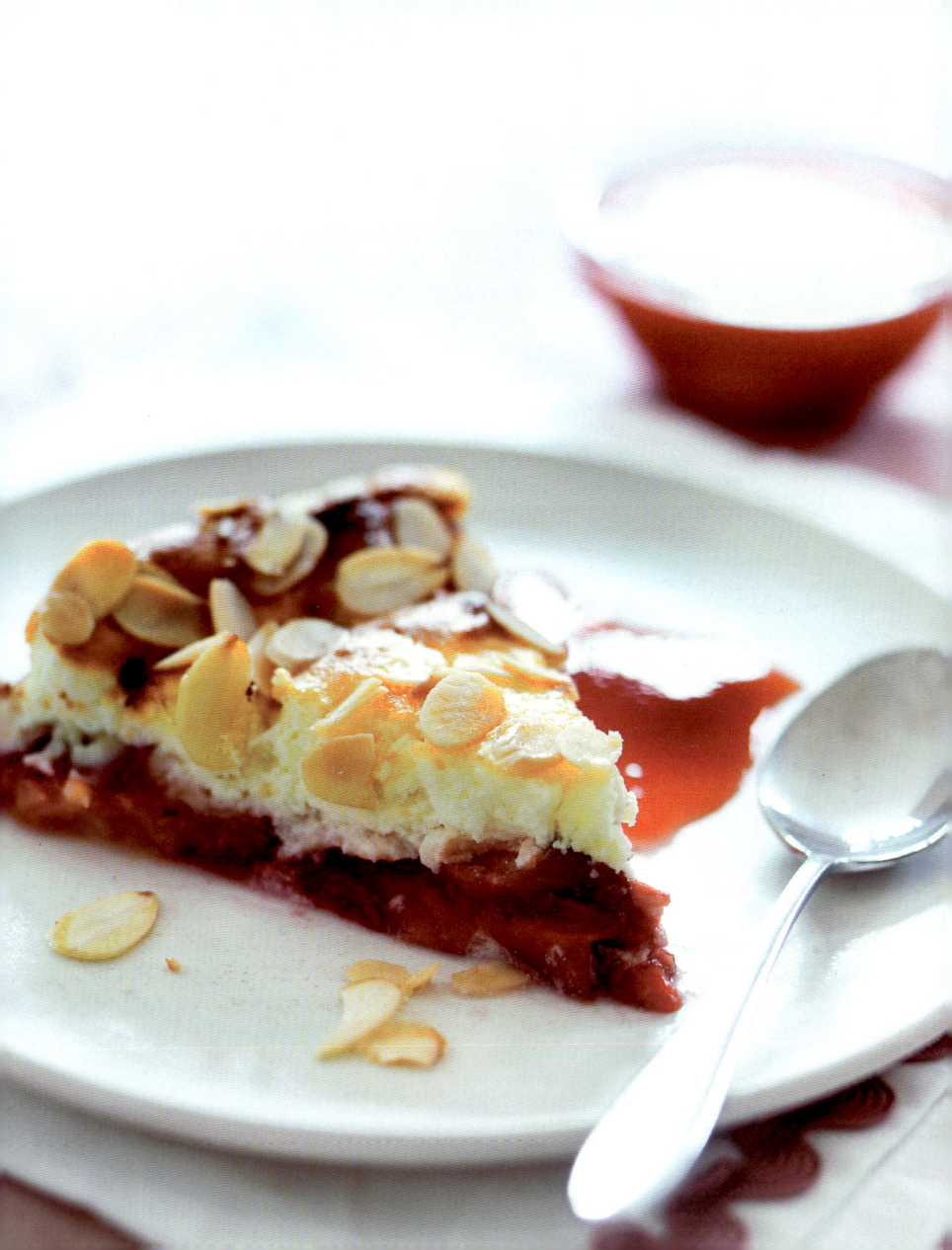

biscuit roulé chocolat-marrons

Par portion **215 kcal**
Pour **8 personnes**
Préparation **15 minutes**
+ réfrigération
Cuisson **20 minutes**

6 **œufs**, blancs et jaunes séparés
125 g de **sucre en poudre**
2 c. à s. de **cacao amer en poudre**
150 ml de **crème liquide entière** froide
100 g de **crème de marrons**
sucre glace pour saupoudrer

Beurrez et recouvrez de papier sulfurisé une plaque de cuisson à rebords de 29 x 18 cm. Montez les blancs d'œufs en neige dans un grand saladier. Fouettez dans un autre saladier les jaunes d'œufs et le sucre jusqu'à ce que le mélange blanchisse et soit mousseux. Ajoutez le cacao puis incorporez délicatement les blancs en neige. Versez la pâte dans le moule.

Faites cuire dans un four préchauffé à 180 °C pendant 20 minutes puis sortez le biscuit du four et laissez-le refroidir dans le moule. Retournez le biscuit sur une feuille de papier sulfurisé saupoudrée de sucre glace. Retirez délicatement le papier sulfurisé ayant servi à la cuisson.

Fouettez la crème liquide en chantilly. Incorporez la crème de marrons à la chantilly, puis étalez la crème obtenue sur le biscuit.

Roulez délicatement le biscuit en vous aidant du papier sulfurisé et posez-le sur le plat de service (ce n'est pas grave si le gâteau se fendille). Saupoudrez-le de sucre glace. Mettez-le au réfrigérateur jusqu'au moment de servir et consommez-le le jour de sa préparation.

Pour un biscuit roulé au chocolat, abricot et noix, préparez le biscuit comme ci-dessus. Fouettez la crème liquide en chantilly et incorporez 3 cuillerées à soupe de confiture d'abricots et 50 g de noix hachées. Supprimez la crème de marrons. Étalez la crème sur le biscuit et roulez le biscuit comme ci-dessus. Saupoudrez-le de sucre glace.

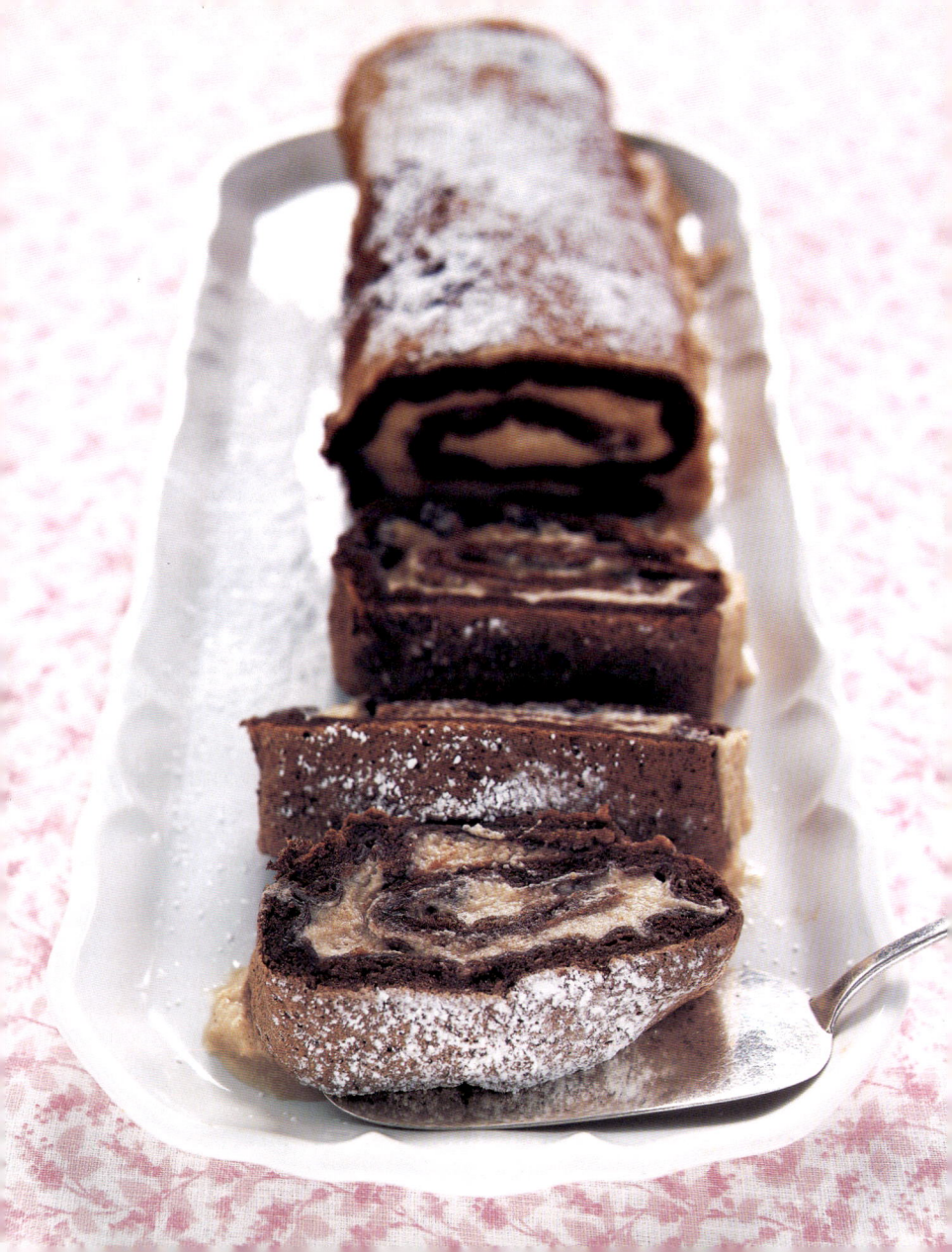

mousses chocolat blanc-cardamome

Par portion **192 kcal**
Pour **6 à 8 personnes**
Préparation **10 minutes**
+ réfrigération

200 g de **chocolat blanc** haché
4 c. à s. de **lait**
12 capsules de **cardamome**
200 g de **tofu soyeux**
50 g de **sucre en poudre**
1 **blanc d'œuf**
crème fraîche allégée
  ou **yaourt nature** allégé
  pour servir
cacao amer en poudre
  pour saupoudrer

Faites fondre le chocolat au bain-marie avec le lait. Écrasez les capsules de cardamome à l'aide d'un mortier pour récupérer les graines. Jetez l'enveloppe et écrasez finement les graines pour les réduire en poudre.

Mettez la poudre de cardamome et le tofu dans le bol d'un robot avec la moitié du sucre et mixez pour obtenir un mélange bien lisse. Versez la préparation dans un grand saladier.

Montez le blanc d'œuf en neige souple puis incorporez le sucre restant peu à peu.

Versez le chocolat fondu dans la préparation au tofu jusqu'à ce que le mélange soit bien homogène. Incorporez ensuite délicatement le blanc en neige. Versez la mousse dans des tasses à café ou des verres puis placez au réfrigérateur pendant 1 heure au moins. Ajoutez un peu de crème fraîche ou de yaourt sur le dessus et saupoudrez de cacao amer.

Pour des mousses au chocolat blanc et à l'amaretto, préparez la mousse comme ci-dessus en supprimant la cardamome et ajoutez 2 cuillerées à soupe d'amaretto en mixant le tofu. Terminez la recette comme ci-dessus et placez au réfrigérateur. Servez avec des framboises fraîches au lieu de la crème fraîche ou du yaourt et du cacao.

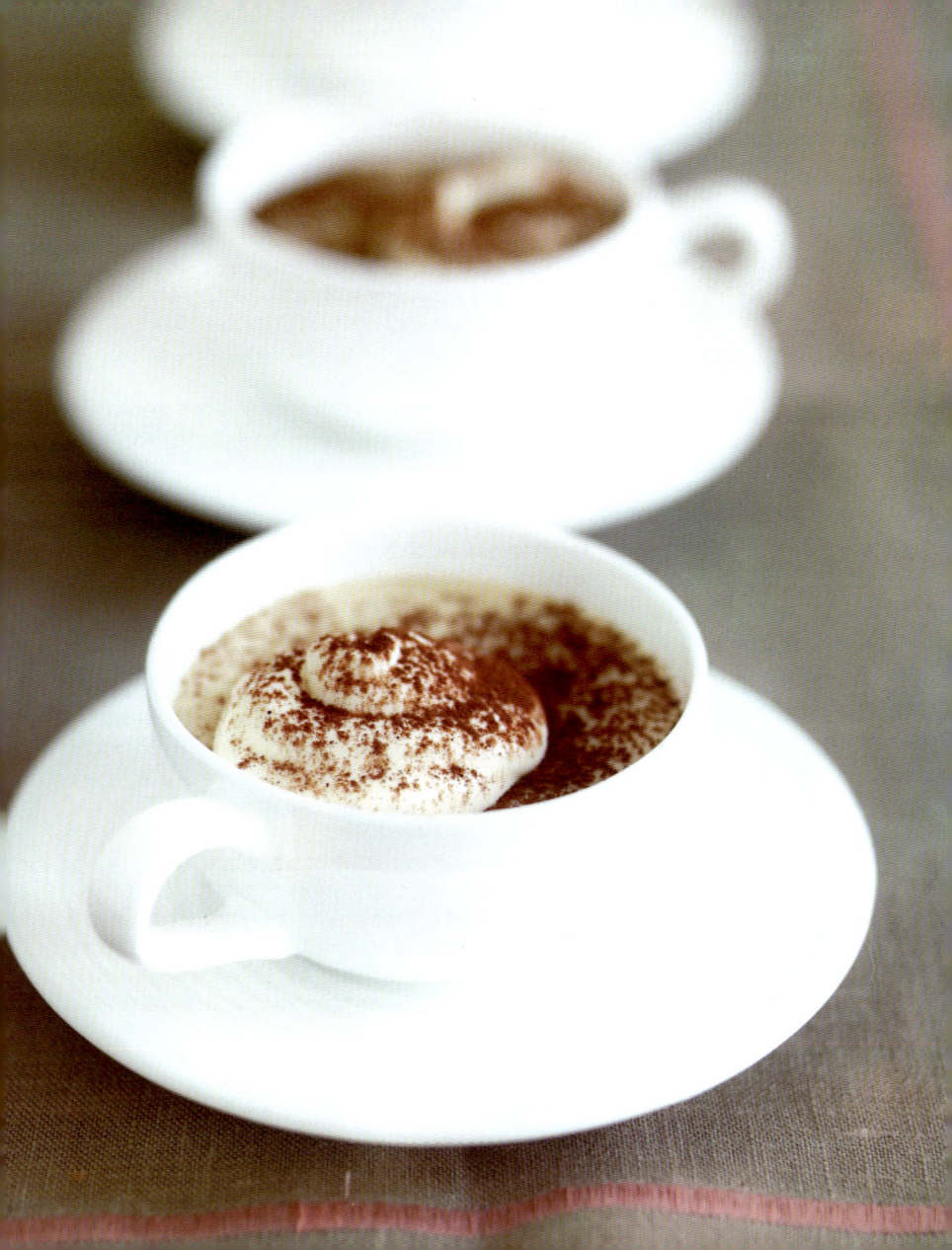

soufflés chocolat-framboises

Par portion **287 kcal**
Pour **4 personnes**
Préparation **10 minutes**
Cuisson **15 minutes**

100 g de **chocolat noir**
3 **œufs**, blancs et jaunes séparés
50 g de **farine avec levure incorporée**, tamisée
40 g de **sucre en poudre**
150 g de **framboises**
 + quelques-unes pour servir (facultatif)
sucre glace pour saupoudrer

Cassez le chocolat en morceaux et faites-le fondre au bain-marie.

Mettez le chocolat fondu dans un grand saladier et incorporez les jaunes d'œufs puis la farine.

Montez les blancs d'œufs en neige souple avec le sucre. Incorporez d'abord 1 cuillerée à soupe de blancs en neige à la pâte pour l'assouplir, puis incorporez délicatement le reste de blancs en neige.

Répartissez les framboises dans 4 ramequins légèrement beurrés, versez le chocolat puis faites cuire dans un four préchauffé à 190 °C pendant 12 à 15 minutes jusqu'à ce que les soufflés soient bien gonflés.

Saupoudrez de sucre glace et servez avec quelques framboises si vous le souhaitez.

Pour des soufflés au chocolat et au café, faites dissoudre 2 cuillerées à café de café soluble dans le chocolat fondu. Faites cuire les soufflés comme ci-dessus en supprimant les framboises. Préparez une crème au café en mélangeant 2 cuillerées à soupe de café sucré avec 100 g de crème fraîche allégée. Servez les soufflés dès la sortie du four avec la crème au café.

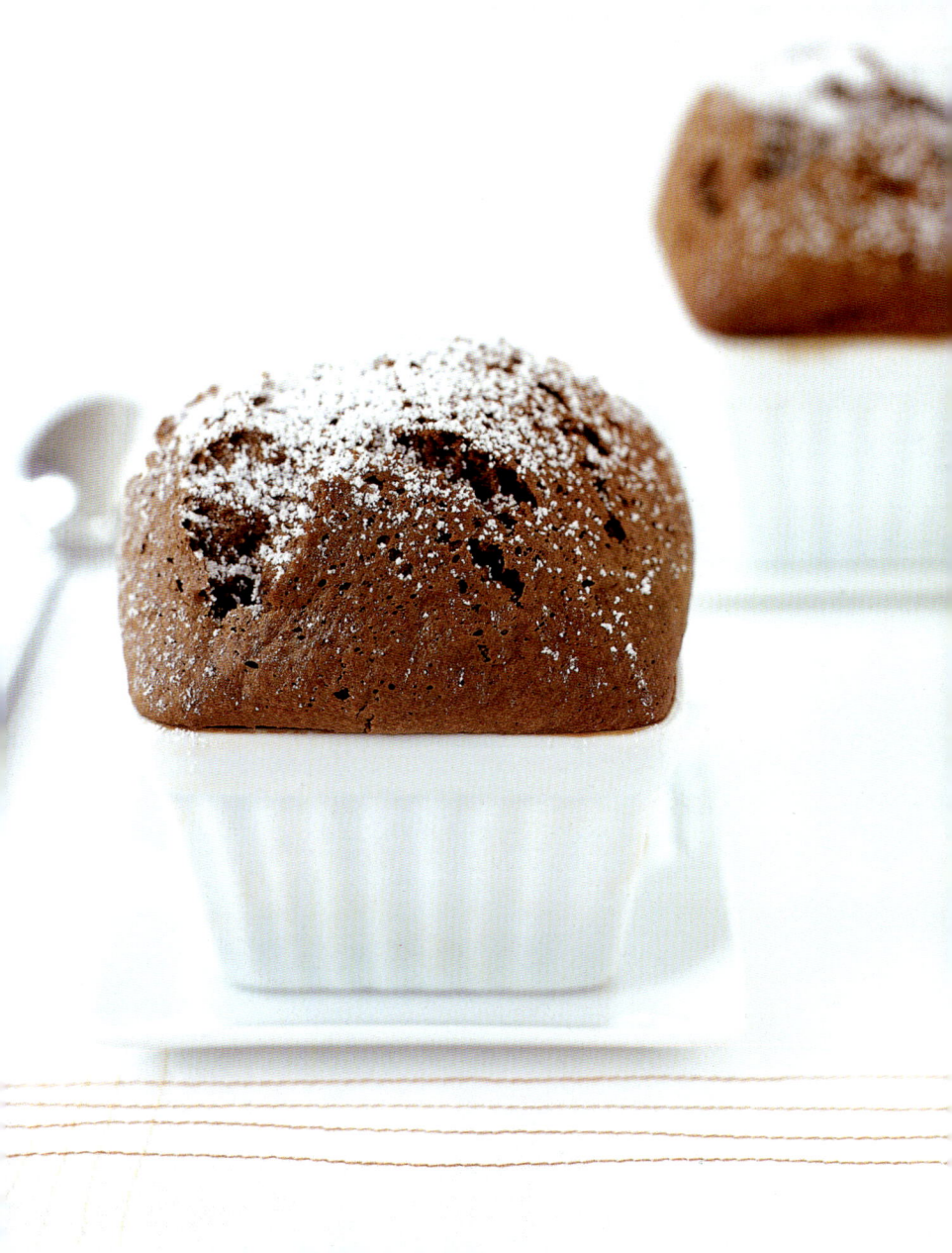

cheese-cake à la vanille

Par portion **160 kcal**
Pour **6 à 8 personnes**
Préparation **30 minutes**
+ refroidissement
et réfrigération
Cuisson **30 à 35 minutes**

600 g de **fromage frais** (type St-Môret)
6 c. à s. d'**édulcorant en poudre**
1 ½ c. à c. d'**extrait de vanille**
le **zeste** finement râpé de ½ **orange**
4 **œufs**, blancs et jaunes séparés
1 c. à s. de **sucre glace** tamisé
3 **oranges** pelées à vif et coupées en quartiers pour servir

Dans un saladier, réunissez le fromage frais, l'édulcorant, l'extrait de vanille, le zeste d'orange et les jaunes d'œufs. Mélangez bien pour obtenir une pâte onctueuse.

Montez les blancs d'œufs en neige souple. Mélangez 1 cuillerée à soupe de blancs en neige avec la pâte pour l'assouplir, puis incorporez délicatement le reste.

Beurrez et farinez un moule à charnière de 20 cm de diamètre. Versez la pâte et égalisez la surface. Faites cuire dans un four préchauffé à 160 °C pendant 30 à 35 minutes jusqu'à ce que le cheese-cake soit bien gonflé et doré et juste cuit au centre.

Éteignez le four et laissez le gâteau refroidir 15 minutes dans le four en laissant la porte entrouverte. Sortez le cheese-cake du four, laissez-le refroidir et placez-le au réfrigérateur pendant 4 heures. (Le cheese-cake va s'affaisser un peu en refroidissant.)

Passez la lame d'un couteau entre le cheese-cake et le moule, défaites la charnière et posez le cheese-cake sur un plat. Saupoudrez de sucre glace et faites caraméliser le sucre avec un chalumeau. Servez dans les 30 minutes qui suivent tant que la surface caramélisée du cheese-cake est encore croquante. Coupez le cheese-cake en parts et servez avec les quartiers d'orange.

pour un dîner complet
+ gaspacho **135 kcal** (p. 48)
+ saumon edamame et céleri-rave **399 kcal** (p. 118)

pour tous les menus de la journée
menus du **jour 3** (p. 15)

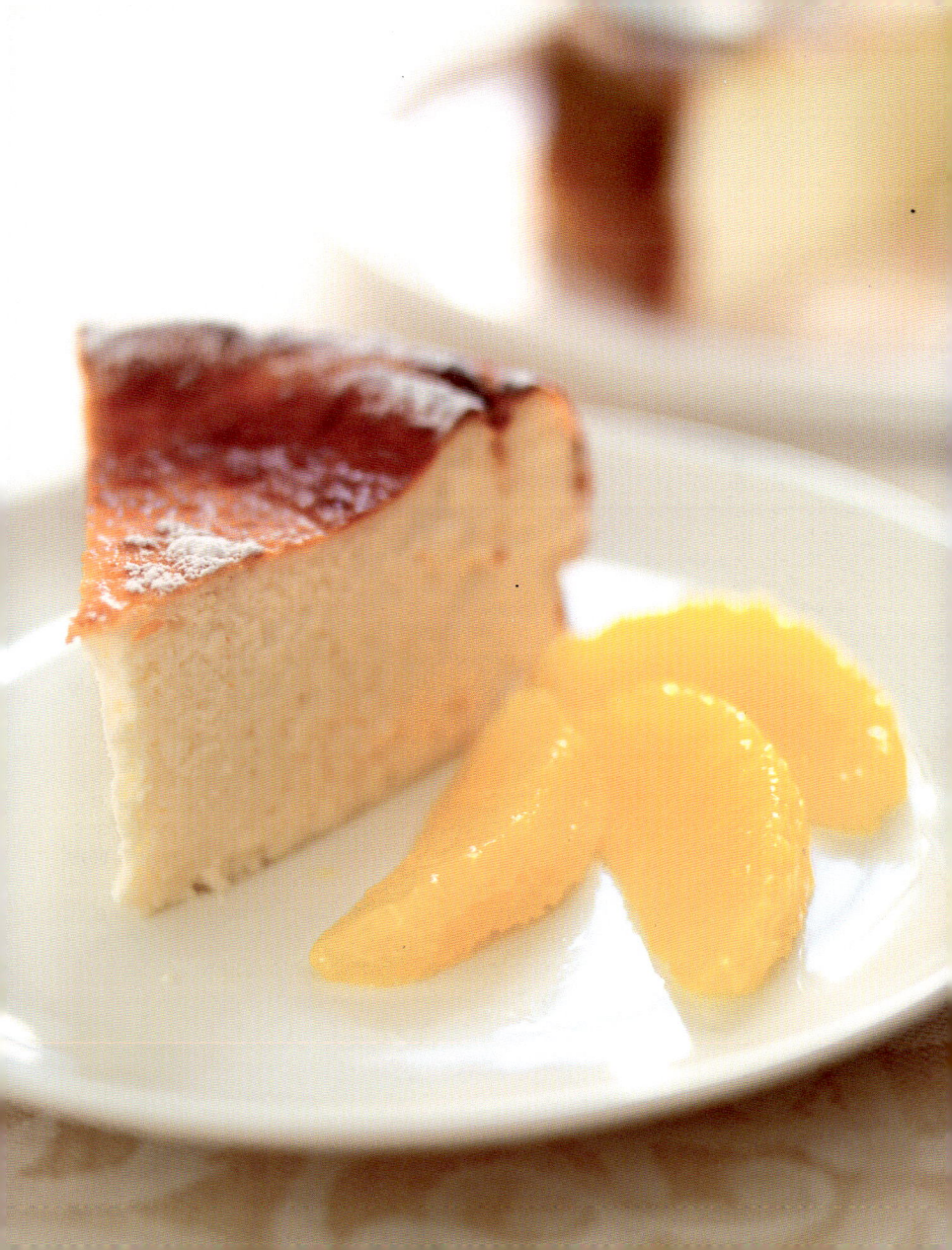

crumble rhubarbe-gingembre-orange

Par portion **278 kcal**
Pour **6 personnes**
Préparation **10 minutes**
Cuisson **20 minutes**

750 g de **rhubarbe** épluchée et coupée en morceaux de 1,5 cm
½ c. à c. de **gingembre** en poudre
50 g de **sucre roux**
le **zeste** râpé et le **jus** de 1 **orange**
4 c. à s. de **mascarpone**
175 g de **farine avec levure incorporée**, tamisée
50 g de **beurre doux** coupé en petits morceaux
le **zeste** râpé de ½ **citron**
6 c. à s. de **lait**

Mettez la rhubarbe, le gingembre, la moitié du sucre, le zeste et le jus d'orange dans une casserole moyenne. Portez à ébullition et faites mijoter 5 à 6 minutes jusqu'à ce que la rhubarbe soit tendre.

Versez la rhubarbe dans un plat à four et étalez le mascarpone sur le dessus.

Mettez la farine dans un saladier. Ajoutez le beurre et sablez la pâte du bout des doigts. Ajoutez le reste de sucre, le zeste de citron et le lait puis mélangez pour obtenir une texture grumeleuse. Ajoutez la pâte sur la rhubarbe et le mascarpone.

Faites cuire dans un four préchauffé à 200 °C pendant 12 à 15 minutes jusqu'à ce que le dessus soit doré. Servez avec de la crème anglaise allégée.

Pour un crumble prune-pomme, remplacez la rhubarbe par 500 g de prunes dénoyautées et coupées en morceaux de 1,5 cm et 1 pomme épépinée et coupée en dés. Faites cuire avec le gingembre, le sucre et l'orange jusqu'à ce que les fruits soient tendres puis mettez-les dans un plat à four. Ajoutez 4 cuillerées à soupe de crème fraîche à la place du mascarpone, puis terminez la recette comme ci-dessus.

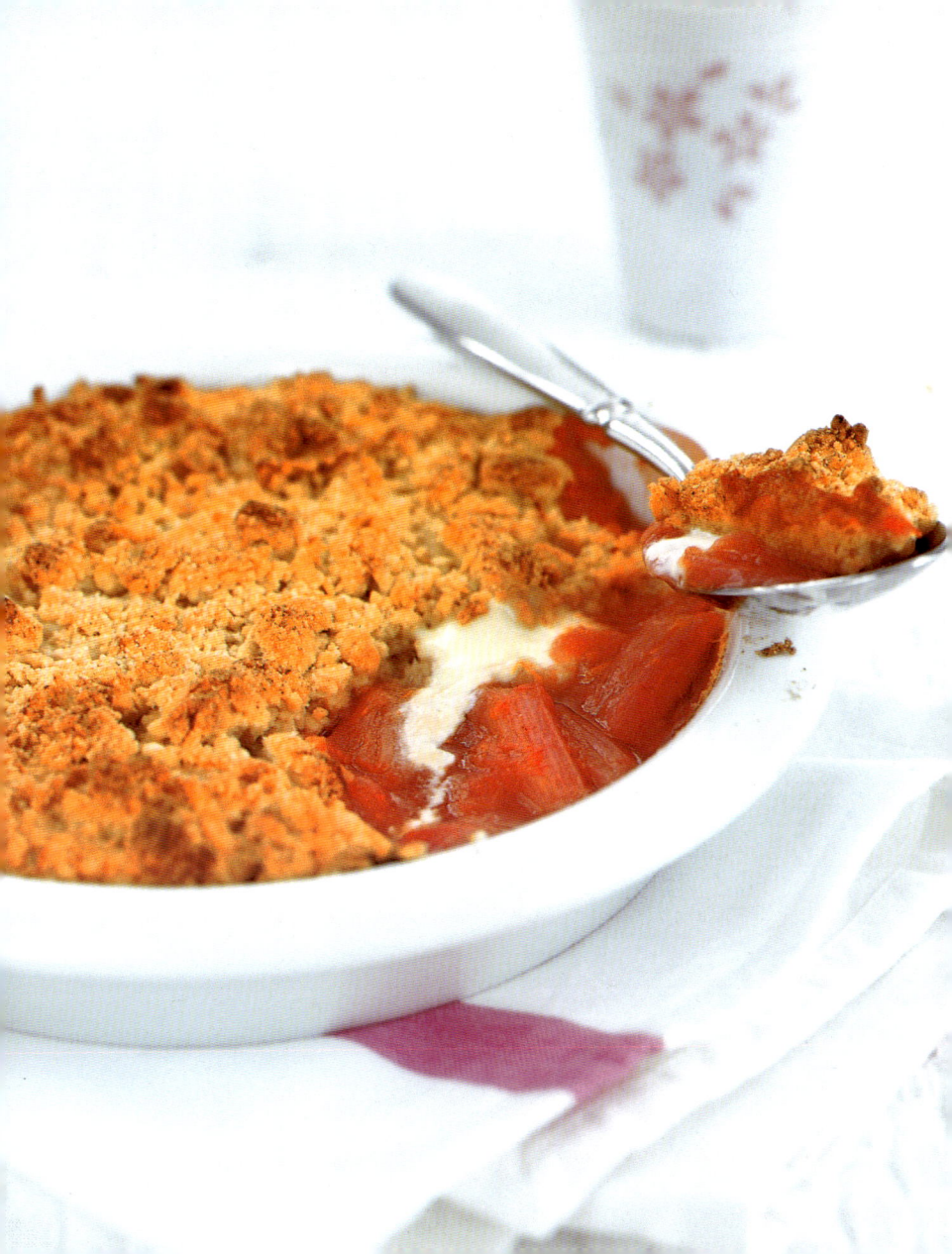

granité au champagne

Par portion **80 kcal**
Pour **6 personnes**
Préparation **25 minutes**
  + congélation

40 g de **sucre roux en poudre**
150 ml d'**eau bouillante**
375 ml de **champagne sec**
150 g de **framboises**

Faites fondre le sucre dans l'eau bouillante puis laissez refroidir.

Mélangez ce sirop avec le champagne. Versez dans un moule antiadhésif en veillant à ce que la hauteur totale du mélange n'excède pas 2,5 cm.

Placez au congélateur pendant 2 heures puis remuez le granité avec une fourchette en écrasant les gros cristaux déjà formés. Replacez au congélateur et recommencez cette opération toutes les 30 minutes jusqu'à ce que la préparation soit transformée en paillettes de glace.

Versez le granité dans de jolis verres et ajoutez les framboises sur le dessus.

Pour un granité au pamplemousse et au gingembre, râpez un morceau de gingembre de 2,5 cm dans l'eau bouillante et faites fondre le sucre dans l'eau. Laissez infuser 30 minutes avant de mixer le sirop avec 350 ml de jus frais de pamplemousse rose à la place du champagne. Terminez la recette comme ci-dessus en supprimant les framboises.

pour un dîner complet
+ caponata **90 kcal** (p. 78)
+ 2 frittatas courgettes-menthe **200 kcal** (p. 80)

pour tous les menus de la journée
menus du **jour 1** (p. 14)

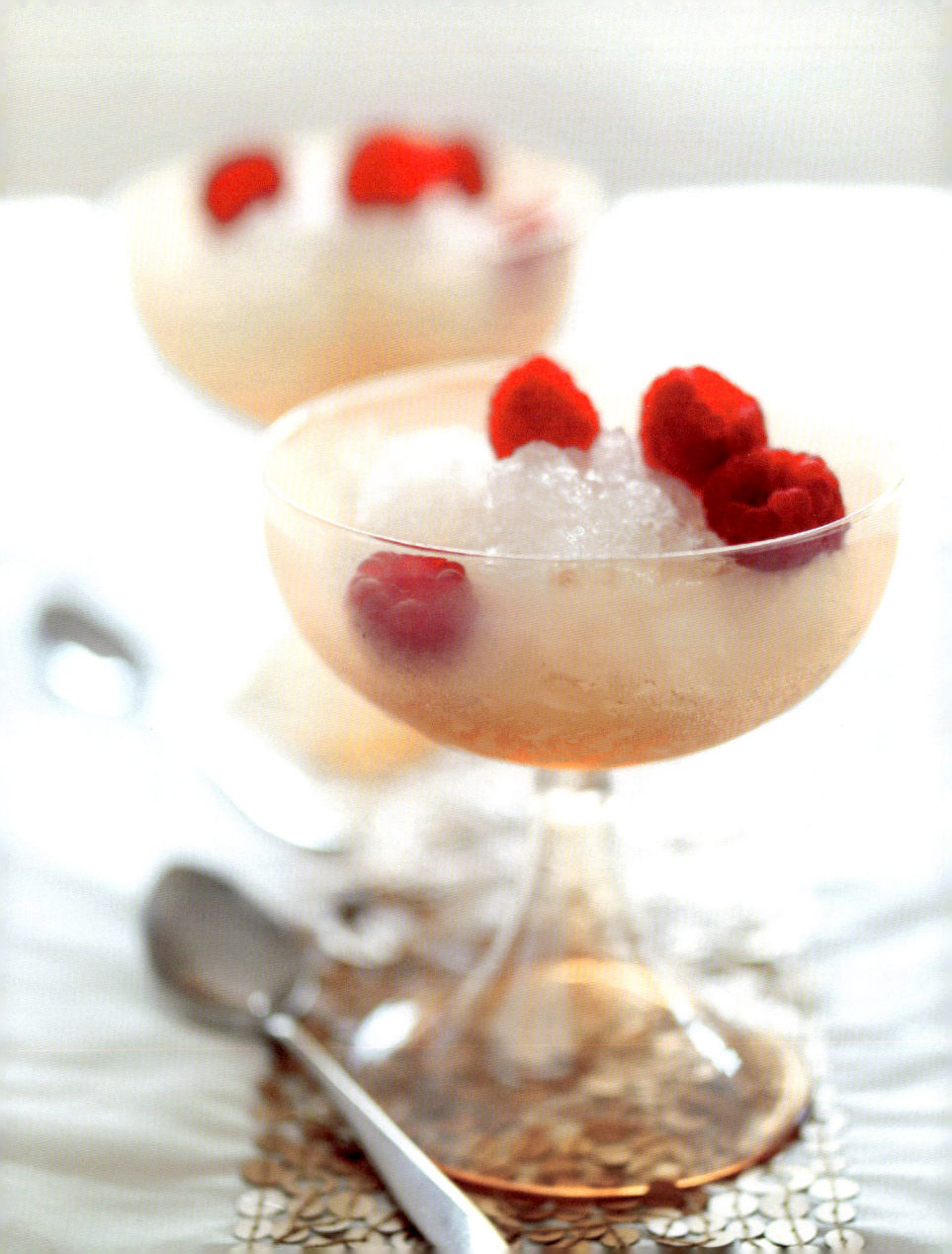

parfait rhubarbe-gingembre

Par portion **110 kcal**
Pour **6 personnes**
Préparation **20 minutes**
  + réfrigération
Cuisson **8 à 9 minutes**

400 g de **rhubarbe**
  épluchée
2,5 cm de **gingembre frais**,
  pelé et finement haché
5 c. à s. d'**eau**
3 c. à c. de **gélatine
  en poudre**
4 **jaunes d'œufs**
6 c. à s. d'**édulcorant
  en poudre**
200 ml de **lait**
2 **blancs d'œufs**
125 g de **crème fraîche**
  allégée
quelques gouttes
  de **colorant rose**
  (facultatif)
zestes d'orange
  pour décorer

Coupez la rhubarbe en morceaux et mettez-la dans une casserole avec le gingembre et 2 cuillerées à soupe d'eau. Couvrez et faites mijoter 5 minutes jusqu'à ce qu'elle soit tendre. Mixez ou écrasez la rhubarbe en compote.

Dans un bol, faites tremper la gélatine 5 minutes dans le reste d'eau.

Fouettez les jaunes d'œufs et l'édulcorant dans un saladier. Faites bouillir le lait dans une casserole. Versez peu à peu le lait sur les jaunes d'œufs en fouettant sans cesse. Remettez la préparation dans la casserole et faites chauffer à feu doux en remuant sans cesse jusqu'à ce que la crème épaississe et nappe le dos d'une cuillère. Ne faites pas bouillir la crème pour éviter que les jaunes d'œufs ne forment des grumeaux.

Retirez la casserole du feu, ajoutez la gélatine et mélangez pour la faire dissoudre. Versez dans un saladier, ajoutez la rhubarbe cuite et laissez refroidir.

Montez les blancs d'œufs en neige ferme. Incorporez la crème fraîche et le colorant (facultatif) dans la crème anglaise refroidie, puis incorporez délicatement les blancs en neige. Versez dans 6 verres et placez au réfrigérateur pendant 4 heures. Décorez avec les zestes d'orange au moment de servir.

pour un déjeuner complet

+ émincé de champignons de Paris frais + 1 c. à c. de jus de citron + 1 c. à c. d'huile d'olive **60 kcal**
+ homard aux échalotes et au vermouth **275 kcal** (p. 154)

pour tous les menus de la journée
menus du **jour 5** (p. 16)

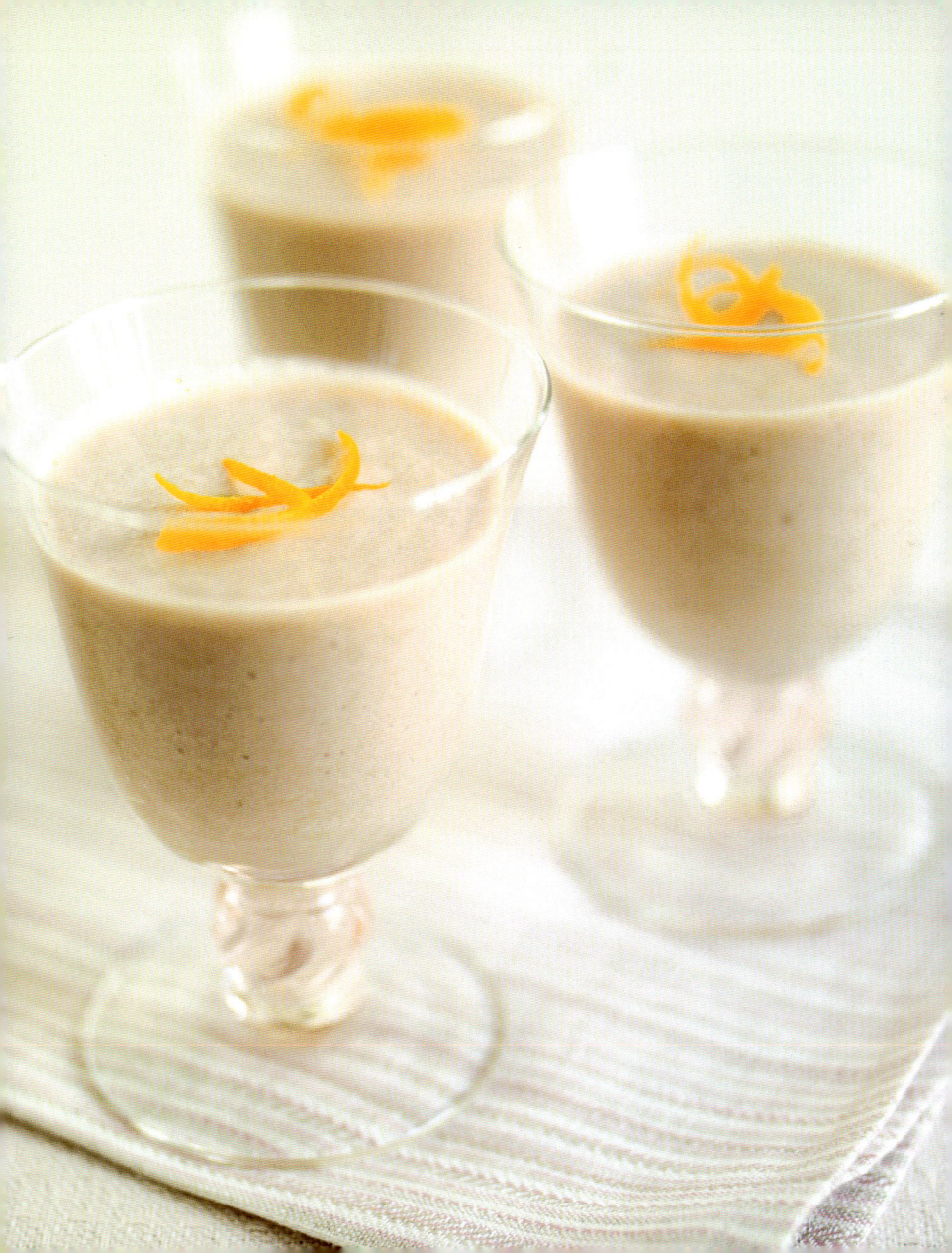

pavlova aux cerises et nectarines

Par portion **245 kcal**
Pour **6 personnes**
Préparation **20 minutes**
Cuisson **1 heure**

3 **blancs d'œufs**
175 g de **sucre en poudre**
1 c. à c. de **café espresso**
250 g de **fromage blanc** allégé
125 g de **cerises** dénoyautées et coupées en deux
125 g de **nectarines** dénoyautées et coupées en morceaux

Montez les blancs d'œufs en neige souple dans un saladier. Incorporez 1 cuillerée à soupe de sucre puis ajoutez le reste de sucre peu à peu jusqu'à ce que les blancs soient fermes et brillants. Incorporez le café.

Tapissez une plaque de cuisson de papier sulfurisé et déposez dessus un disque de meringue de 20 cm de diamètre. Formez un léger creux au centre. Faites cuire dans un four préchauffé à 120 °C pendant 1 heure. Sortez la plaque du four et laissez refroidir la meringue pendant 10 minutes environ puis retirez le papier.

Lorsque la meringue a refroidi, garnissez le creux avec le fromage blanc. Répartissez les cerises et les nectarines sur le fromage blanc.

Pour une pavlova aux fruits rouges et à la rose,
préparez la meringue comme ci-dessus en incorporant ¼ de cuillerée à café d'eau de rose avant de la déposer sur le papier sulfurisé. Mélangez 250 g de fruits rouges (fraises, framboises et myrtilles, par exemple) et ajoutez le zeste et le jus de ½ citron. Utilisez ce mélange de fruits rouges à la place des cerises et des nectarines.

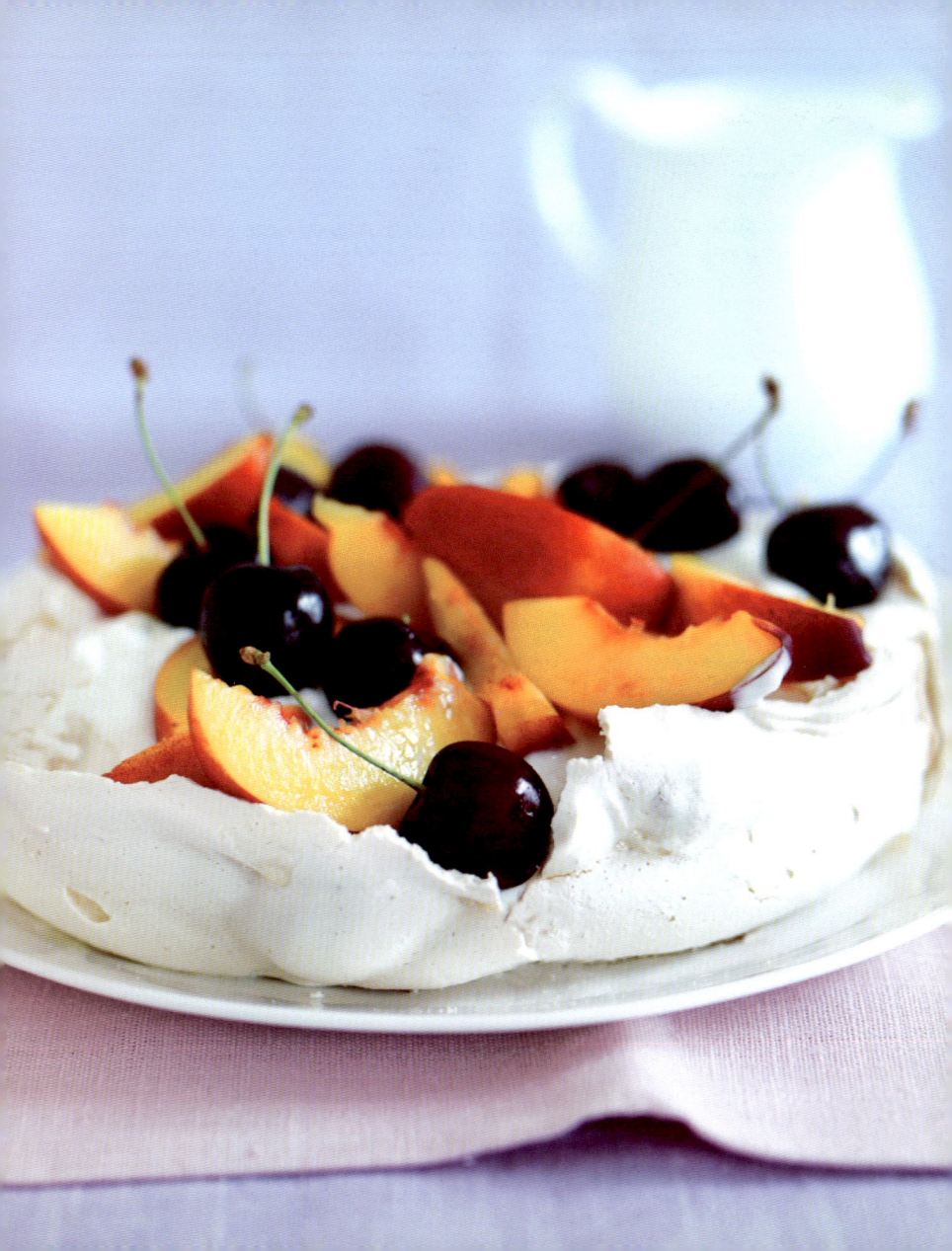

verrines myrtilles-mascarpone

Par portion **175 kcal**
Pour **4 personnes**
Préparation **15 minutes**
  + marinade et réfrigération

200 g de **myrtilles**
2 c. à s. de **kirsch**
  ou de **vodka**
150 g de **mascarpone**
150 g de **yaourt nature à 0 %**
2 c. à s. d'**édulcorant en poudre**
le **zeste** râpé et le **jus** de 1 **citron vert**

Mélangez 150 g de myrtilles avec le kirsch ou la vodka et faites mariner pendant 1 heure au moins. Écrasez ensuite les myrtilles.

Fouettez le mascarpone et le yaourt pour obtenir un mélange lisse, puis incorporez l'édulcorant, le zeste et le jus de citron vert.

Alternez des couches de myrtilles écrasées et de mascarpone dans des verres. Décorez avec le reste des myrtilles entières et placez au réfrigérateur jusqu'au moment de servir.

Pour des verrines à la mangue et à la ricotta,
remplacez les myrtilles par 200 g de mangue fraîche coupée en dés que vous faites mariner dans 2 cuillerées à soupe de vodka. Pour préparer la crème, remplacez le mascarpone par 200 g de ricotta mélangée avec le yaourt et 2 cuillerées à soupe de miel liquide. Ajoutez le zeste et le jus de citron vert, puis servez dans des verres comme ci-dessus.

pour un dîner complet
+ soupe de haricots blancs au bacon **136 kcal** (p. 52)
+ saint-jacques et sauce au yaourt **217 kcal** (p. 150)

pour tous les menus de la journée
menus du **jour 6** (p. 17)

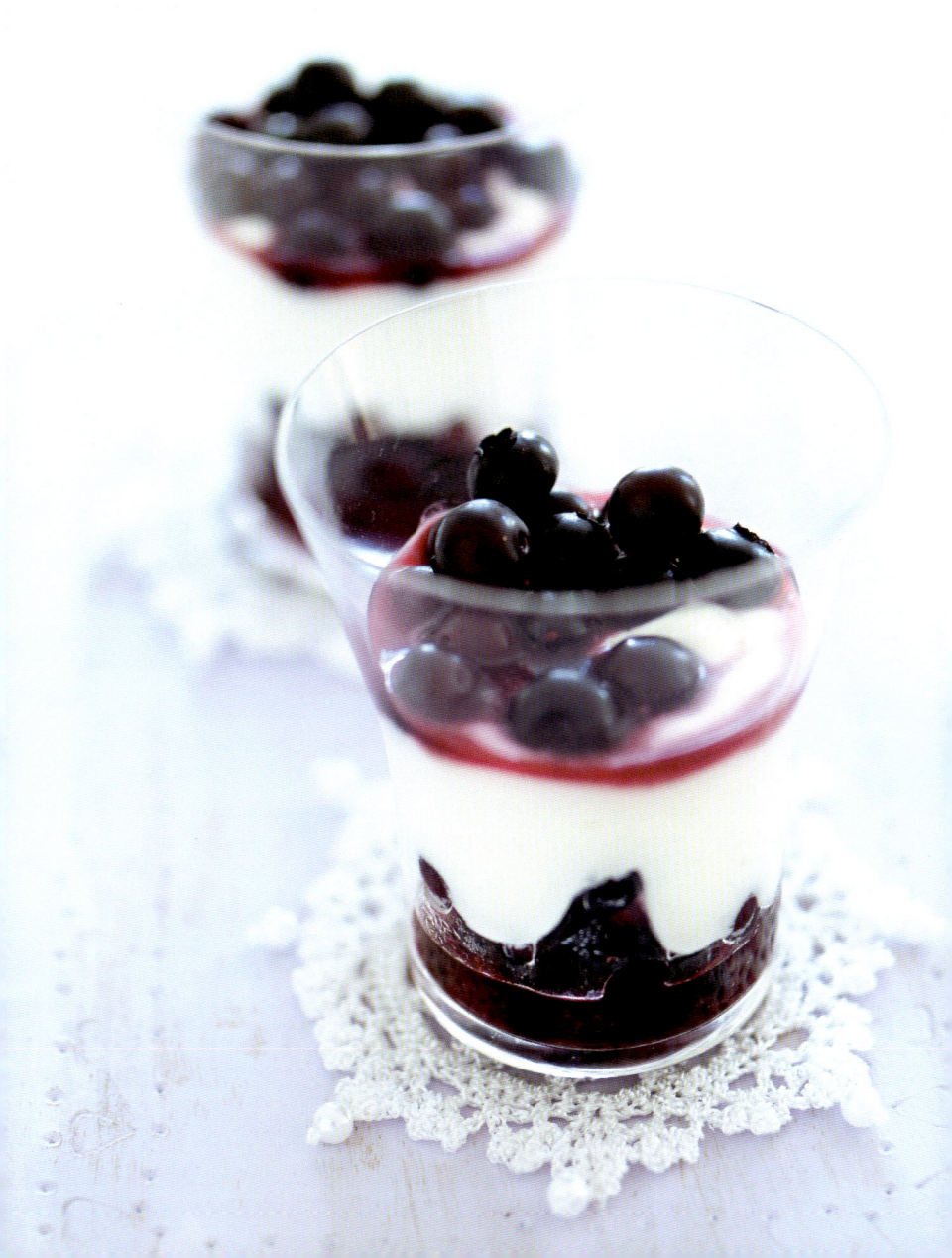

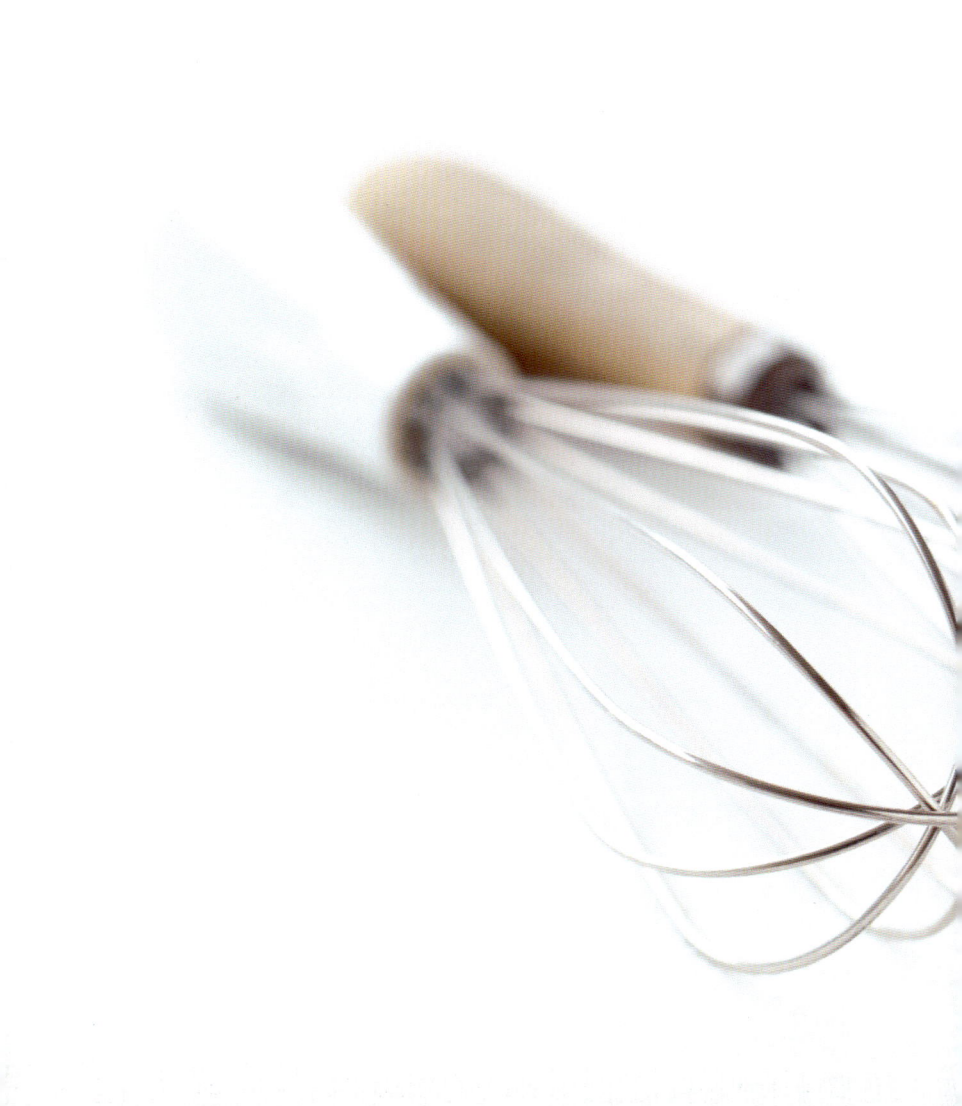

gâteaux, biscuits & coupe-faim

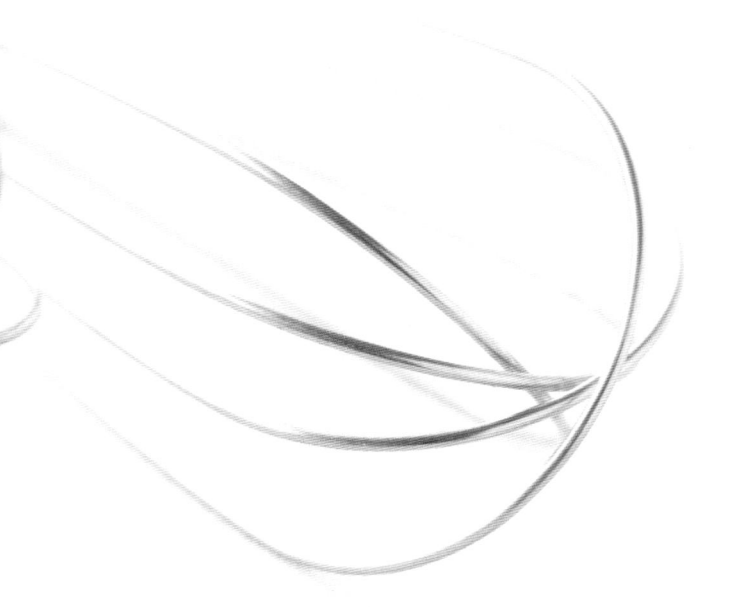

petits cakes citron-framboises

Par cake **206 kcal**
Pour **12 cakes**
Préparation **10 minutes**
Cuisson **15 minutes**

150 g de **beurre** ramolli
150 g de **sucre en poudre**
75 g de **farine de riz**
75 g de **fécule de maïs**
1 c. à s. de **levure chimique**
le **zeste** râpé et le **jus**
  de 1 **citron**
3 **œufs** battus
125 g de **framboises**
1 c. à s. de **lemon curd**

Mettez des caissettes en papier dans une plaque de 12 muffins. Dans un saladier, réunissez tous les ingrédients, sauf les framboises et le lemon curd. Mélangez à l'aide d'un batteur électrique ou d'une cuillère en bois. Incorporez ensuite les framboises.

Versez la moitié de la pâte dans les caissettes, ajoutez un peu de lemon curd puis recouvrez avec le reste de la pâte.

Faites cuire dans un four préchauffé à 200 °C pendant 12 à 15 minutes jusqu'à ce que les cakes soient gonflés et fermes au toucher. Retirez les cakes du four et laissez-les refroidir sur une grille.

Pour des petits cakes au chocolat et à la banane, préparez la pâte comme ci-dessus en remplaçant les framboises par 1 banane mûre écrasée. Versez la moitié de la pâte dans les caissettes, ajoutez 1 cuillerée à soupe de pâte à tartiner au chocolat allégée à la place du lemon curd et recouvrez avec le reste de la pâte. Faites cuire comme ci-dessus.

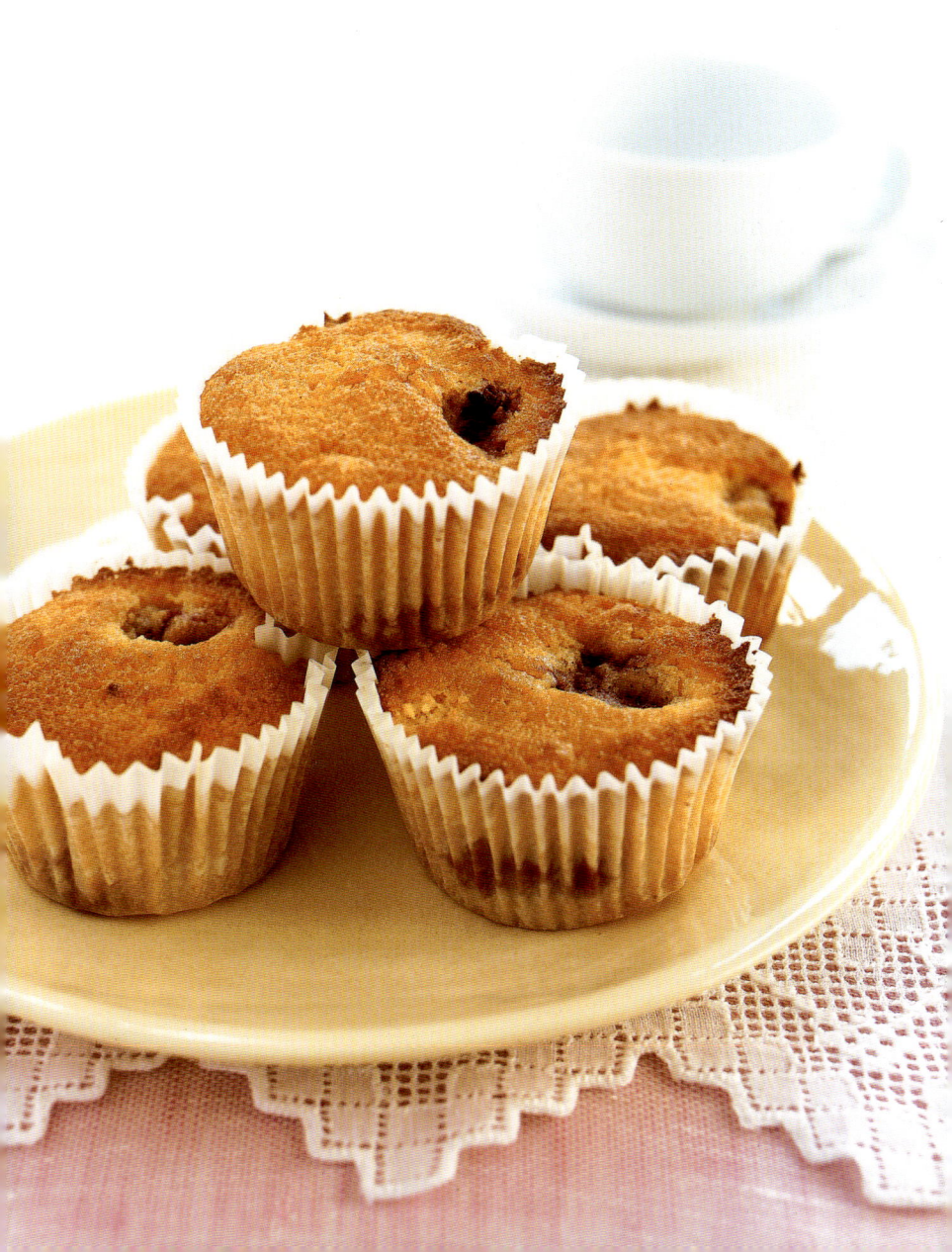

muffins au cassis et aux amandes

Par muffin **153 kcal**
Pour **12 muffins**
Préparation **5 minutes**
Cuisson **25 minutes**

200 g de **farine**
2 c. à c. de **levure**
½ c. à c. de **bicarbonate de soude**
1 pincée de **sel**
50 g de **sucre**
quelques gouttes d'**extrait naturel d'amandes**
75 g de **beurre doux** fondu
200 ml de **lait fermenté** ou de **lait ribot**
250 g de **cassis** frais ou décongelés
40 g d'**amandes** effilées

Tamisez la farine, la levure, le bicarbonate de soude et le sel dans un saladier, puis incorporez le sucre.

Mélangez l'extrait d'amandes, le beurre fondu, le lait fermenté et les cassis dans un autre saladier. Ajoutez les ingrédients secs et mélangez délicatement. La pâte doit rester un peu grumeleuse.

Mettez des caissettes en papier dans une plaque de 12 muffins. Versez la pâte dans les caissettes et parsemez d'amandes effilées. Faites cuire dans un four préchauffé à 190 °C pendant 20 à 25 minutes. Sortez délicatement les caissettes des moules et laissez-les refroidir sur une grille.

Pour des muffins aux framboises et à la noix de coco, préparez la pâte comme ci-dessus en supprimant l'extrait d'amandes et en remplaçant les cassis par 250 g de framboises fraîches. Versez la pâte dans les caissettes ; supprimez les amandes effilées. Faites cuire comme ci-dessus. Mélangez 2 cuillerées à soupe de noix de coco râpée, 1 cuillerée à café de sucre en poudre et 1 cuillerée à soupe d'eau chaude dans un bol. Badigeonnez les muffins de ce mélange à la sortie du four et laissez-les refroidir sur une grille.

pour tous les menus de la journée
menus du **jour 4** (p. 16)

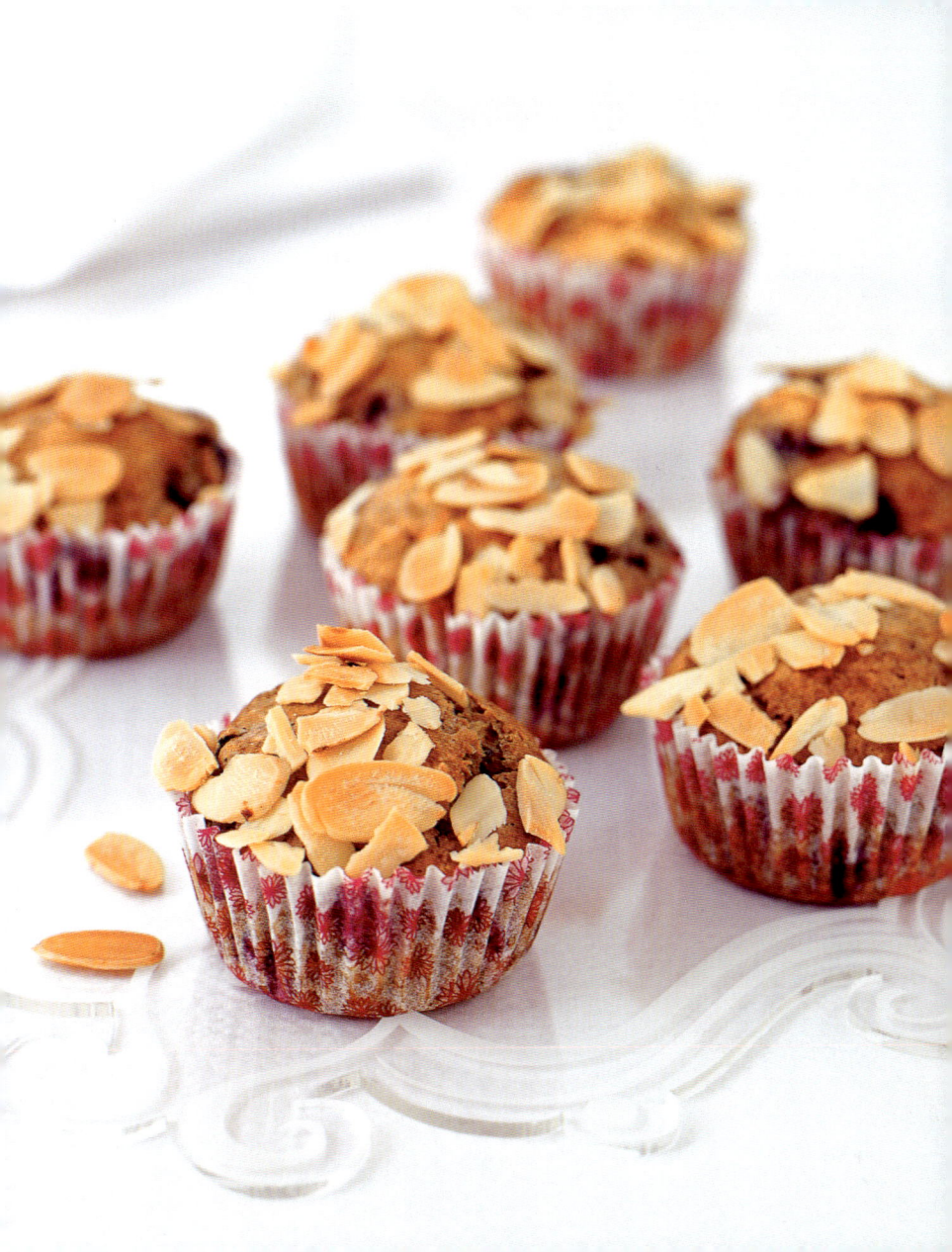

mini muffins au chocolat

Par muffin **71 kcal**
Pour **40 muffins**
Préparation **30 minutes**
Cuisson **15 minutes**

200 g de **farine de riz complète**
2 c. à s. de **farine de pois chiche**
1 c. à c. de **bicarbonate de soude**
2 c. à c. de **levure chimique**
½ c. à c. de **gomme de xanthane** (magasins diététiques ou professionnels)
125 g de **sucre roux en poudre**
75 g de **beurre** fondu
1 **œuf** battu
200 ml de lait **fermenté** ou de **lait ribot**
75 g de **chocolat au lait** haché
75 g de **chocolat au lait** pour décorer

Remplissez 4 plaques de 12 mini muffins avec 40 caissettes en papier. Tamisez les farines, le bicarbonate de soude, la levure et la gomme de xanthane dans un saladier, puis incorporez le sucre.

Mélangez le beurre fondu, l'œuf et le lait fermenté dans un autre saladier. Ajoutez les ingrédients secs et mélangez délicatement. Incorporez ensuite le chocolat haché.

Versez la pâte dans les caissettes et faites cuire dans un four préchauffé à 200 °C pendant 15 minutes jusqu'à ce qu'ils soient dorés et gonflés. Sortez les mini muffins du four et laissez-les refroidir sur une grille.

Faites fondre le reste de chocolat au lait et décorez le dessus des mini muffins refroidis avant de servir.

Pour des mini muffins au chocolat et à l'orange, préparez la pâte à muffins comme ci-dessus en remplaçant le chocolat au lait par 2 cuillerées à soupe de cacao amer en poudre. Hachez grossièrement 50 g d'oranges confites et ajoutez-les à la pâte avant de faire cuire comme ci-dessus.

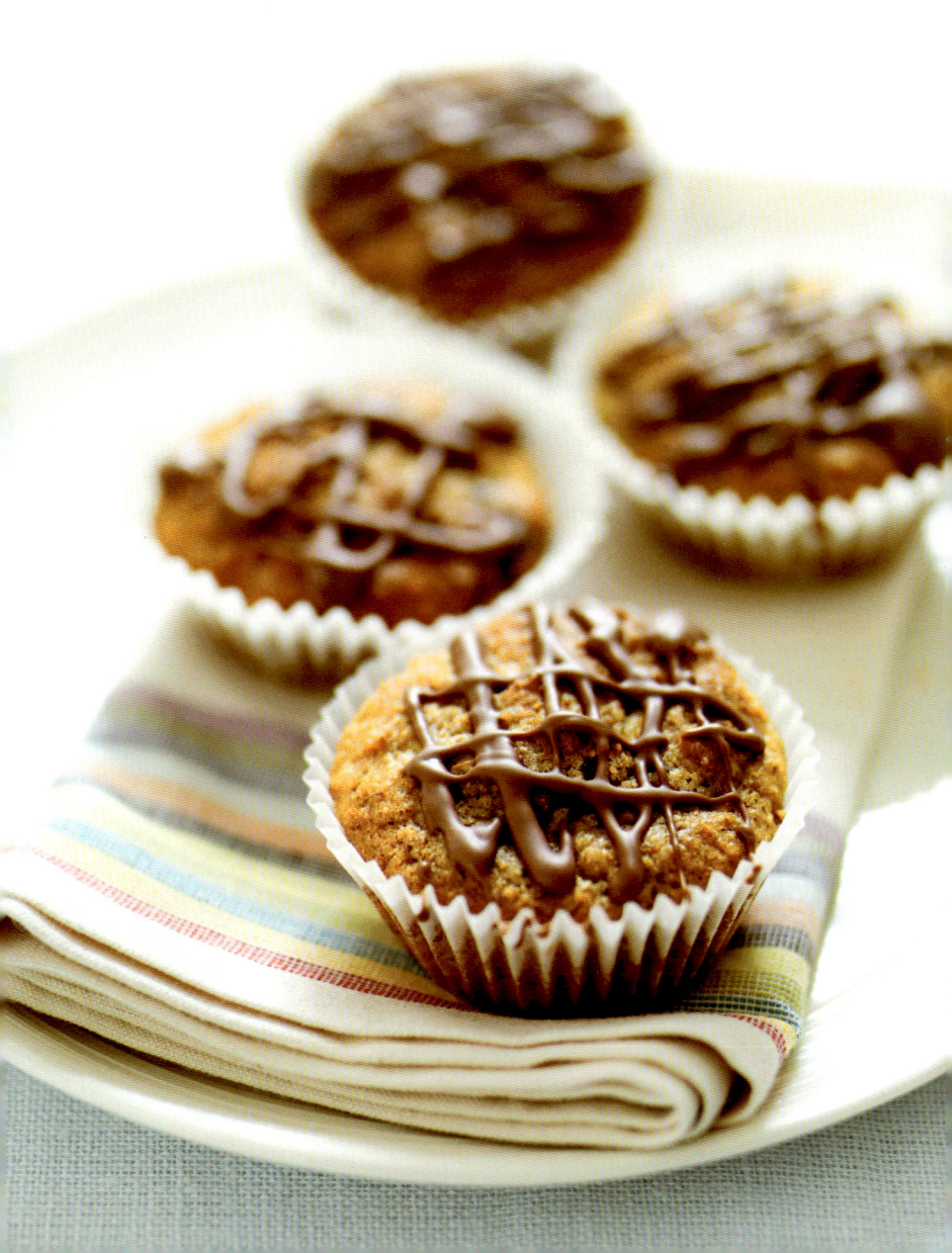

mini banoffee

Par gâteau **122 kcal**
Pour **24 gâteaux**
Préparation **10 minutes**
Cuisson **12 minutes**

200 g de **farine de riz complète**
75 g de **beurre** ramolli
75 g de **sucre roux en poudre**
2 c. à c. de **levure chimique**
1 grosse **banane** écrasée
2 **œufs**
6 **caramels mous** hachés

Garniture
1 c. à s. de **sucre muscovado** clair
15 g de **chips de banane** séchée

Garnissez 2 plaques de 12 mini muffins avec des caissettes en papier. Réunissez tous les ingrédients, sauf les caramels, dans le bol d'un robot et mixez, ou mélangez dans un saladier. Incorporez ensuite les caramels.

Mettez la pâte dans les caissettes et saupoudrez de sucre muscovado (gardez-en un peu pour saupoudrer à la fin). Faites cuire dans un four préchauffé à 200 °C pendant 10 à 12 minutes jusqu'à ce qu'ils soient dorés et souples au toucher. Retirez les mini muffins du four et laissez-les refroidir sur une grille.

Garnissez-les avec les chips de banane et saupoudrez-les avec le reste de sucre muscovado.

Pour des mini muffins papillon à la banane et aux noix, préparez la pâte comme ci-dessus en remplaçant les caramels par 50 g de noix grossièrement hachées. Faites cuire comme ci-dessus et glissez 2 moitiés de chips de banane dans chaque muffin pour imiter les ailes d'un papillon. Pour servir, saupoudrez-les de sucre glace à la place du sucre muscovado.

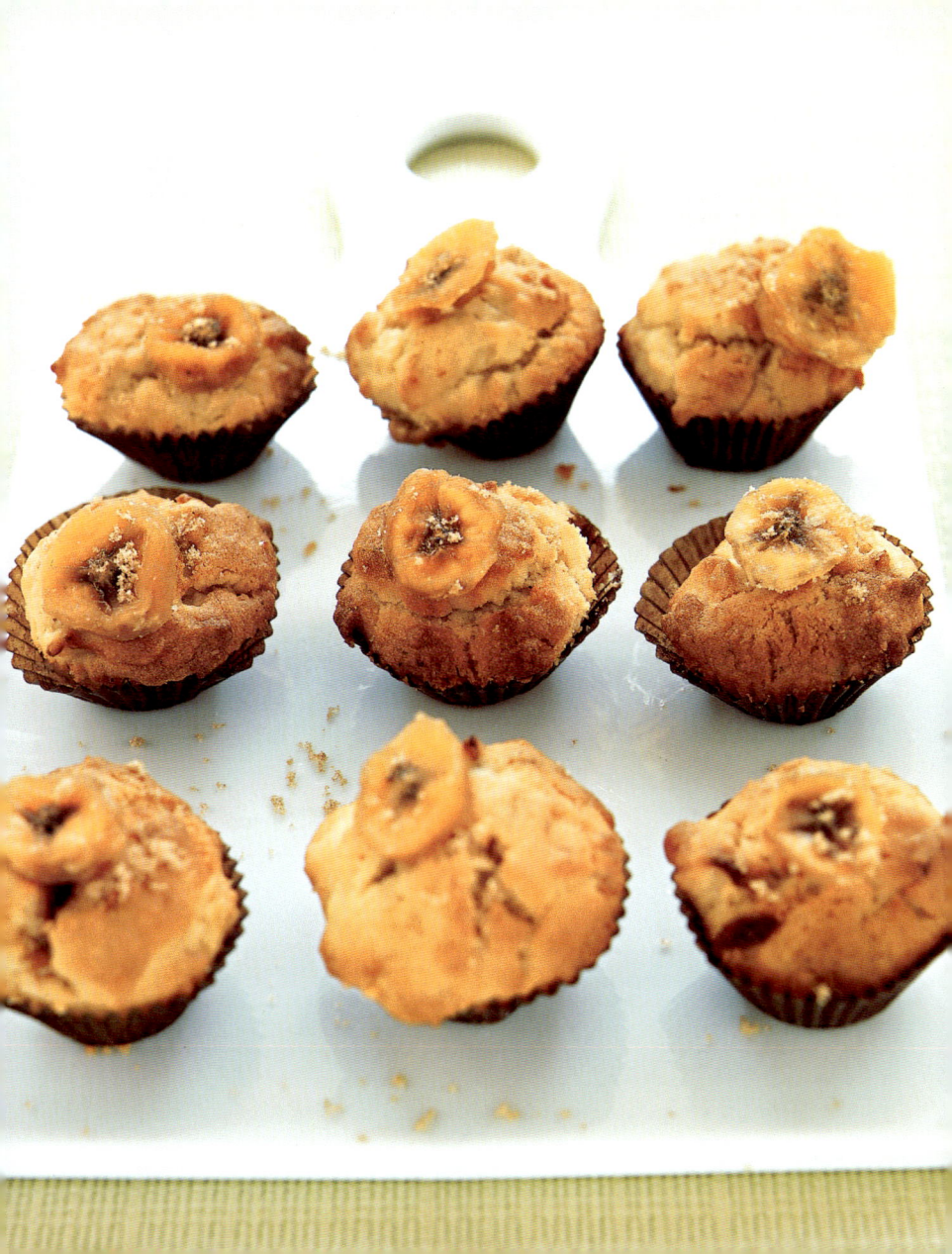

scones aux fraises

Par scone **292 kcal**
Pour **8 scones**
Préparation **10 minutes**
Cuisson **12 minutes**

175 g de **farine de riz**
+ un peu pour saupoudrer
75 g de **fécule de pomme de terre**
1 c. à c. de **gomme de xanthane** (magasins diététiques ou professionnels)
1 c. à c. de **levure chimique**
1 c. à c. de **bicarbonate de soude**
75 g de **beurre** coupé en dés
40 g de **sucre en poudre**
1 gros **œuf** battu
3 c. à s. de **lait fermenté** ou de **lait ribot** + un peu pour badigeonner
150 ml de **crème liquide entière** froide
250 g de **fraises** légèrement écrasées

Réunissez la farine de riz, la fécule de pomme de terre, la gomme de xanthane, la levure, le bicarbonate de soude et le beurre dans le bol d'un robot et mixez pour obtenir un mélange sableux. Vous pouvez également sabler la pâte du bout des doigts dans un saladier. Incorporez le sucre. À l'aide d'un couteau, incorporez l'œuf et le lait fermenté jusqu'à ce qu'une boule de pâte se forme.

Posez la pâte sur un plan de travail légèrement fariné et étalez-la sur 2,5 cm d'épaisseur. Découpez 8 scones à l'aide d'un emporte-pièce de 5 cm de diamètre. Posez-les sur une plaque de cuisson légèrement farinée et badigeonnez-les d'un peu de lait fermenté. Faites-les cuire dans un four préchauffé à 220 °C pendant 12 minutes environ jusqu'à ce qu'ils soient dorés et gonflés. Sortez les scones du four et laissez-les refroidir sur une grille.

Pendant ce temps, fouettez la crème jusqu'à ce que des pointes se forment, puis incorporez les fraises. Coupez les scones en deux et garnissez-les avec la crème fouettée aux fraises.

Pour des scones aux raisins secs avec du fromage blanc au cassis, préparez les scones comme ci-dessus en ajoutant 50 g de raisins secs à la pâte avant de l'étaler. Faites cuire et refroidir comme ci-dessus. Supprimez la crème et les fraises. Mélangez 3 cuillerées à soupe de compote de cassis avec 150 ml de fromage blanc nature et garnissez les scones avec ce mélange.

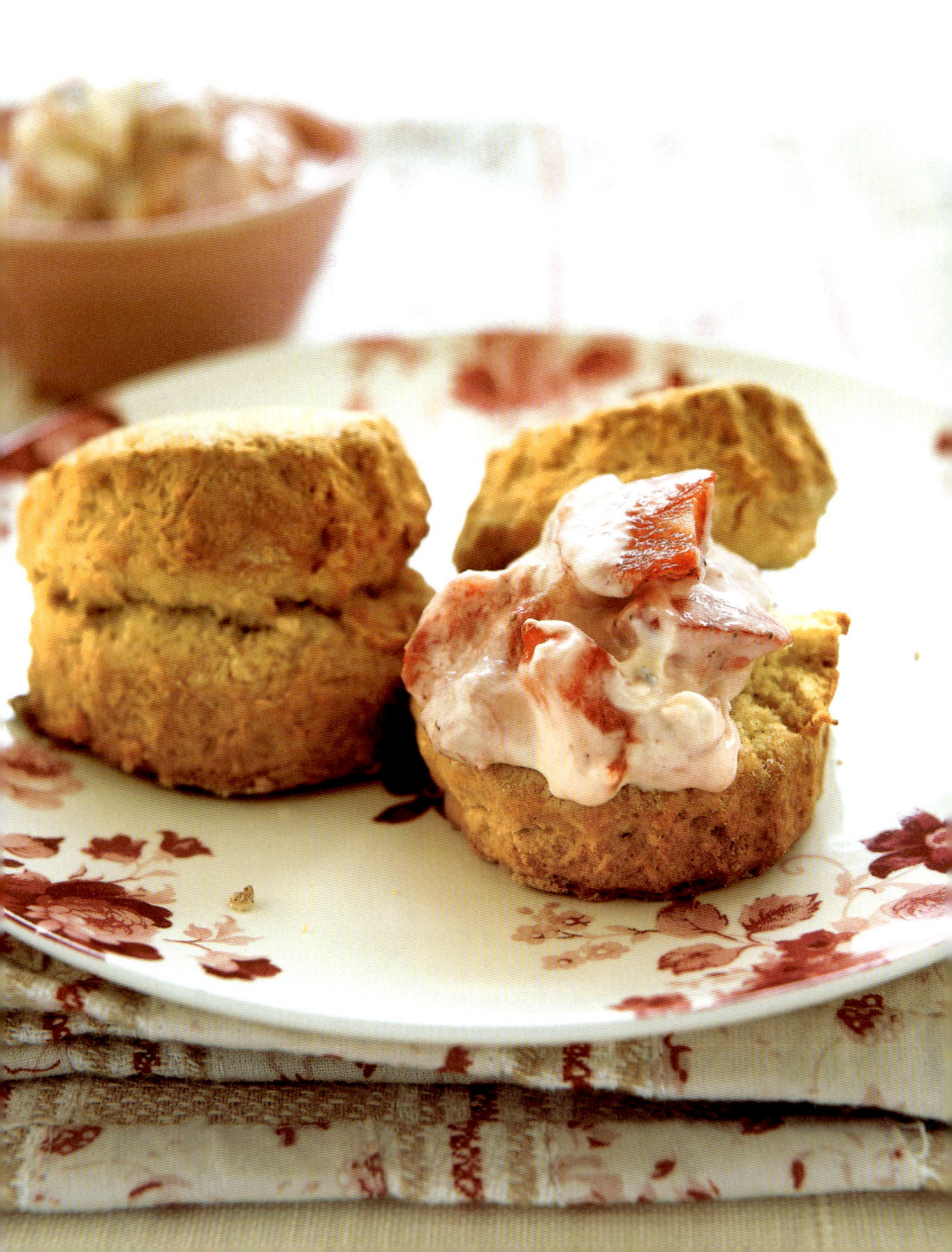

flapjacks à la mangue

Par flapjack **219 kcal**
Pour **12 flapjacks**
Préparation **10 minutes**
Cuisson **30 minutes**

100 g de **sucre roux en poudre**
150 g de **beurre**
2 c. à s. de **golden syrup** (au rayon des produits britanniques)
200 g de **flocons de millet**
2 c. à s. de **graines mélangées**, comme **graines de courge et de tournesol**
75 g de **mangue** séchée grossièrement hachée

Faites fondre le sucre, le beurre et le golden syrup dans une casserole à fond épais à feu doux puis incorporez le reste des ingrédients.

Versez sur une plaque antiadhésive de 28 x 18 cm, égalisez légèrement et faites cuire dans un four préchauffé à 150 °C pendant 30 minutes.

Prédécoupez 12 rectangles et laissez-les refroidir avant de démouler. Une fois refroidi, découpez les 12 flapjacks.

Pour des flapjacks au miel et au gingembre,
faites fondre 50 g de sucre roux, 50 g de miel liquide et 150 g de beurre dans une casserole. Supprimez le golden syrup. Ajoutez ensuite les flocons de millet ou 200 g de flocons d'avoine et les graines. Remplacez la mangue par 50 g de gingembre confit finement haché. Étalez le mélange sur une plaque et terminez la recette comme ci-dessus.

pour tous les menus de la journée
menus du **jour 7** (p. 17)

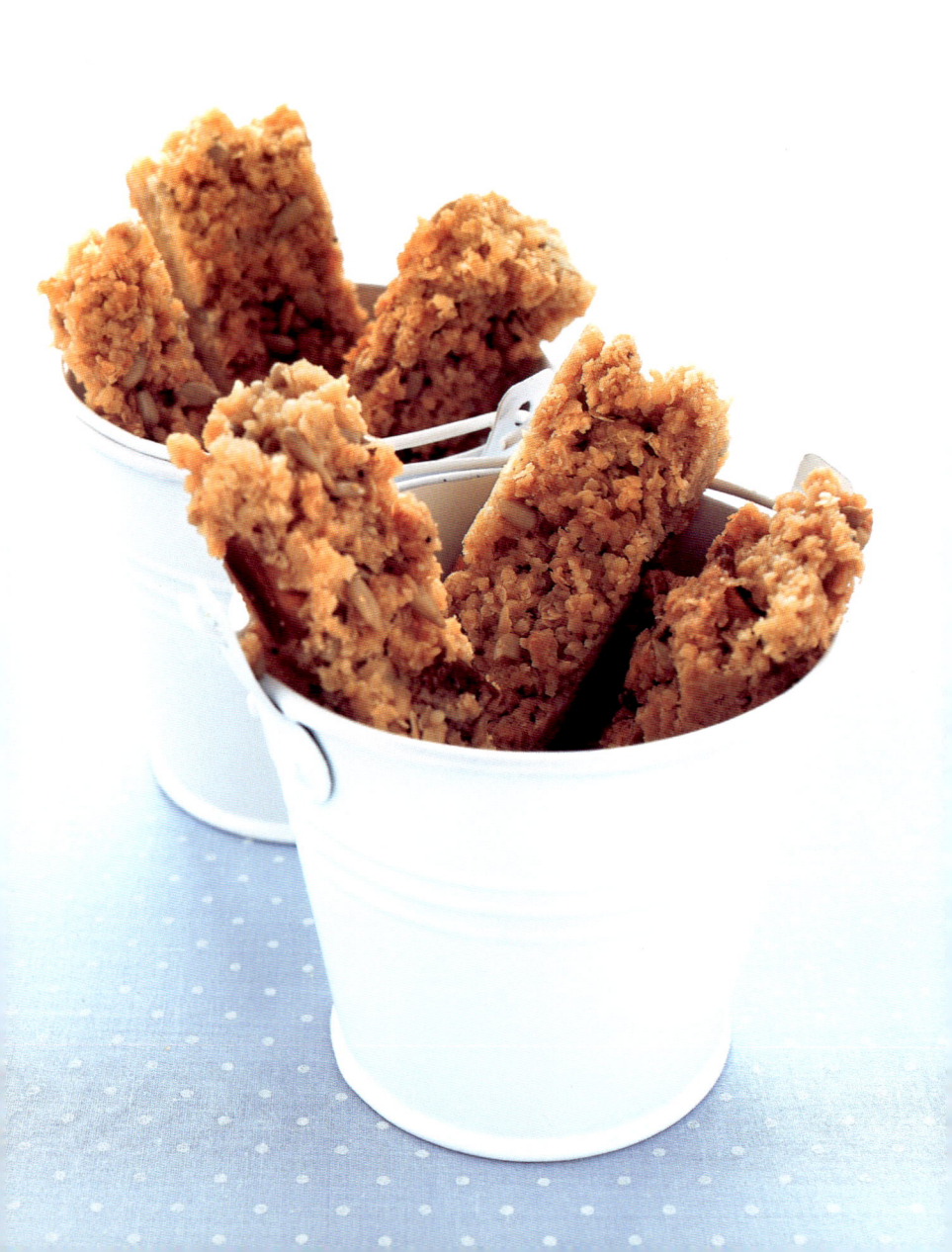

biscuits abricot, figue et graines

Par biscuit **107 kcal**
Pour **24 biscuits**
Préparation **10 minutes**
Cuisson **15 minutes**

150 g de **margarine** non hydrogénée
75 g de **sucre roux en poudre**
1 **œuf** battu
2 c. à s. d'**eau**
75 g de **farine complète**
½ c. à c. de **bicarbonate de soude**
100 g de **flocons d'avoine**
50 g d'**abricots secs** moelleux coupés en petits dés
50 g de **figues sèches** moelleuses coupées en petits dés
50 g de **graines mélangées**, comme **graines de courge**, **de tournesol** et **de sésame**

Mélangez la margarine et le sucre dans un saladier jusqu'à ce que le mélange blanchisse et soit mousseux. Ajoutez l'œuf puis l'eau et mélangez bien.

Dans un autre saladier, tamisez la farine et le bicarbonate de soude, puis ajoutez les flocons d'avoine, les abricots secs, les figues et les graines. Ajoutez ensuite ce mélange à la préparation précédente.

Répartissez des boulettes de pâte de la taille d'une noix sur une plaque de cuisson recouverte de papier sulfurisé et aplatissez-les légèrement avec le dos d'une fourchette.

Faites cuire dans un four préchauffé à 180 °C pendant 10 à 15 minutes jusqu'à ce qu'ils soient dorés. Laissez-les refroidir sur une grille.

Pour des biscuits aux agrumes, aux figues et aux pignons de pin, mélangez la margarine et le sucre, puis incorporez l'œuf et 2 cuillerées à soupe de jus d'orange à la place de l'eau. Mélangez le reste des ingrédients dans un saladier, comme ci-dessus, en remplaçant les abricots secs par 50 g de zestes d'agrumes hachés, et le mélange de graines par 50 g de pignons de pin. Formez les biscuits et faites-les cuire comme ci-dessus.

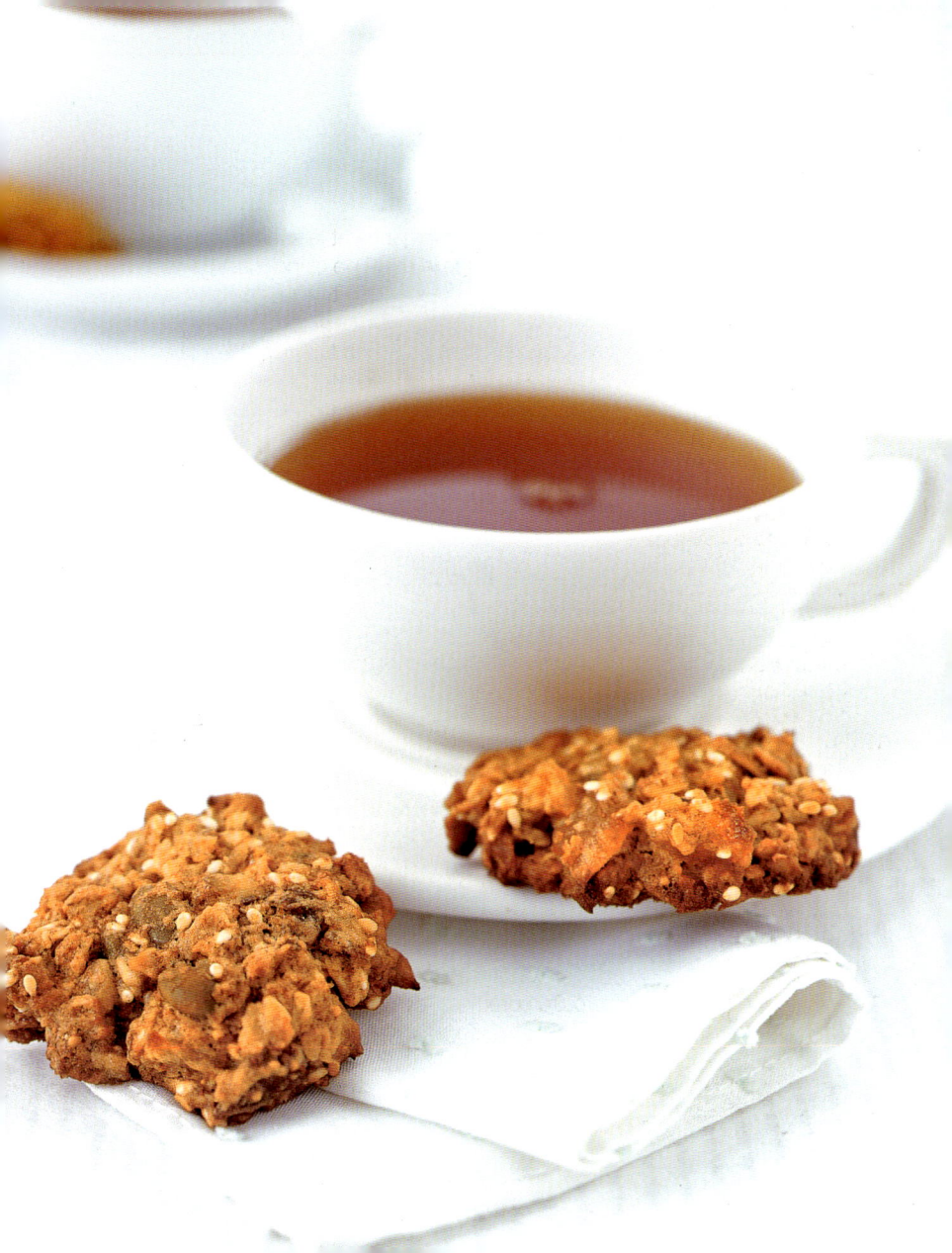

mini sablés à l'orange

Par sablé **30 kcal**
Pour **80 mini sablés** environ
Préparation **10 minutes**
Cuisson **12 minutes**

250 g de **farine** tamisée
175 g de **beurre doux** coupé en petits dés
le **zeste** râpé de 1 **orange**
½ c. à c. d'**épices pour pain d'épices**
75 g de **sucre en poudre**
2 c. à c. d'**eau froide**

Pour servir
2 c. à c. de **sucre glace**
1 c. à c. de **cacao amer** en poudre

Mettez la farine dans un saladier, ajoutez le beurre et sablez la pâte du bout des doigts. Ajoutez le reste des ingrédients et formez une boule de pâte.

Étalez la pâte sur un plan de travail légèrement fariné sur une épaisseur de 2,5 cm. À l'aide d'un emporte-pièce de 1,5 cm de diamètre, découpez environ 80 disques de pâte.

Déposez les disques de pâte sur des plaques de cuisson antiadhésives et faites cuire dans un four préchauffé à 200 °C pendant 10 à 12 minutes. Posez-les délicatement sur une grille pour les faire refroidir.

Mélangez le sucre glace et le cacao en poudre. Saupoudrez les sablés de ce mélange avant de servir.

Pour des mini sablés à la cardamome et à l'eau de rose, écrasez 5 capsules de cardamome et prélevez les graines. Jetez l'enveloppe des capsules. Pilez les graines dans un mortier et mettez-les dans un saladier avec la farine et le beurre. Sablez la pâte comme ci-dessus, puis ajoutez le zeste d'orange, le sucre, 1 ½ cuillerée à café d'eau froide et ½ cuillerée à café d'eau de rose. Supprimez les épices à pain d'épices. Formez une boule de pâte et poursuivez comme ci-dessus. Pour servir, saupoudrez les sablés de sucre glace uniquement.

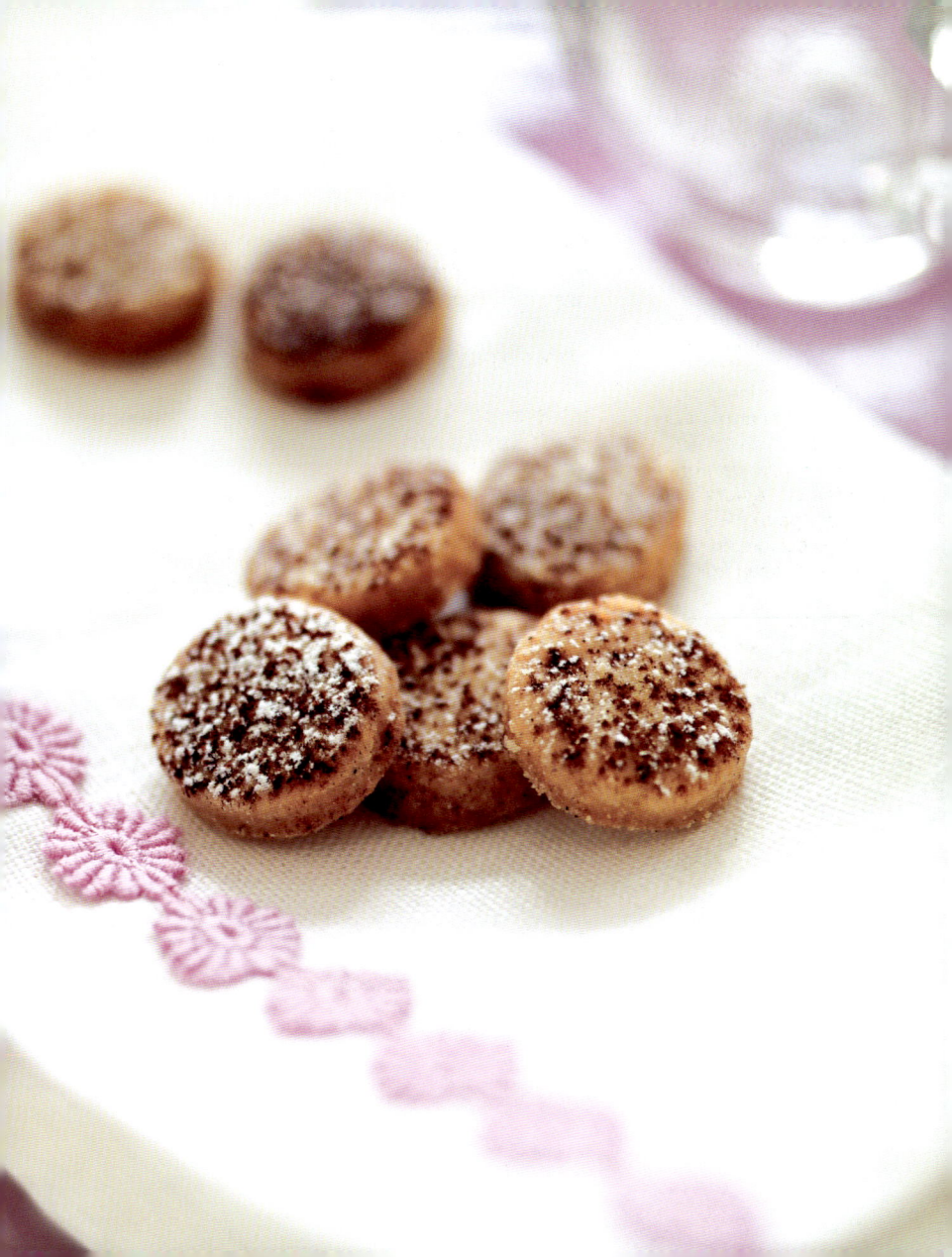

biscuits cranberries-noisettes

Par biscuit **60 kcal**
Pour **30 biscuits**
Préparation **10 minutes**
Cuisson **6 minutes**

50 g de **beurre doux** ramolli ou de **margarine** non hydrogénée
40 g de **sucre blanc en poudre**
25 g de **sucre roux en poudre**
1 **œuf** battu
quelques gouttes d'**extrait naturel de vanille**
150 g de **farine avec levure incorporée** tamisée
50 g de **flocons d'avoine**
50 g de **cranberries séchées**
40 g de **noisettes** grillées et hachées

Mélangez le beurre, les deux sucres, l'œuf et l'extrait de vanille dans un saladier jusqu'à ce que la préparation soit lisse.

Incorporez la farine et les flocons d'avoine, puis les cranberries et les noisettes.

Disposez des petits tas de pâte sur des plaques de cuisson recouvertes de papier sulfurisé et aplatissez-les légèrement avec le dos d'une fourchette.

Faites cuire les biscuits dans un four préchauffé à 180 °C pendant 5 à 6 minutes. Faites-les refroidir sur une grille.

Pour des biscuits au chocolat noir et au gingembre,
préparez la pâte comme ci-dessus mais en remplaçant les cranberries et les noisettes par 40 g de chocolat noir et 30 g de gingembre confit haché ou ½ cuillerée à café de gingembre frais râpé. Mélangez et faites cuire comme ci-dessus.

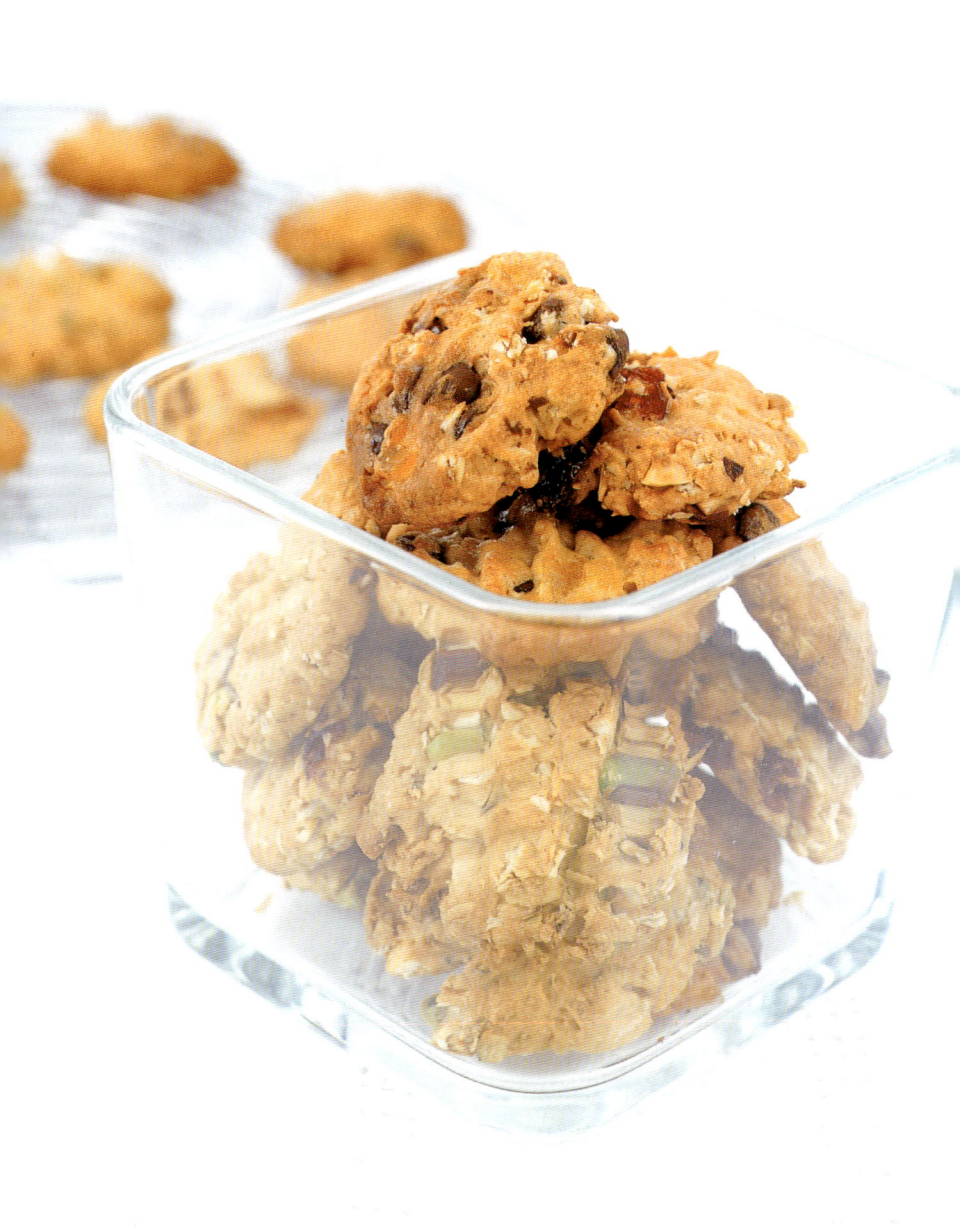

biscuits au chocolat blanc

Par biscuit **98 kcal**
Pour **20 biscuits**
Préparation **10 minutes**
+ réfrigération
Cuisson **20 minutes**

50 g de **margarine**
non hydrogénée
50 g de **beurre**
50 g de **sucre en poudre**
1 **jaune d'œuf**
200 g de **farine de riz complète**
1 c. à s. de **poudre d'amandes**
50 g de **chocolat blanc** râpé
2 c. à c. de **sucre glace** pour servir

Mettez la margarine et le beurre dans un saladier et mélangez bien. Incorporez le jaune d'œuf puis ajoutez le reste des ingrédients. Formez une boule de pâte et enveloppez-la dans du film alimentaire. Placez 1 heure au réfrigérateur.

Sortez la pâte du réfrigérateur, retirez le film alimentaire et posez la pâte sur le plan de travail légèrement fariné. Pétrissez un peu la pâte pour l'assouplir. Formez 20 boulettes de pâte.

Posez les boulettes de pâte sur 2 plaques de cuisson et aplatissez-les légèrement avec une fourchette. Faites cuire dans un four préchauffé à 180 °C pendant 20 minutes jusqu'à ce qu'elles soient dorées. Retirez les biscuits du four et faites-les refroidir sur une grille. Saupoudrez-les de sucre glace avant de servir.

Pour des biscuits au chocolat et à la noix de coco, préparez les biscuits comme ci-dessus en supprimant la poudre d'amandes. Faites fondre 50 g de chocolat noir au bain-marie. Plongez ¼ de chaque biscuit refroidi dans le chocolat fondu, puis trempez la partie recouverte de chocolat dans 50 g de noix de coco râpée. Posez les biscuits sur une plaque et placez-la au réfrigérateur pendant 20 minutes pour faire durcir le chocolat. Gardez les biscuits dans un récipient hermétique. Il restera beaucoup de chocolat fondu et de noix de coco après avoir terminé, mais cette quantité est nécessaire pour pouvoir recouvrir facilement les biscuits.

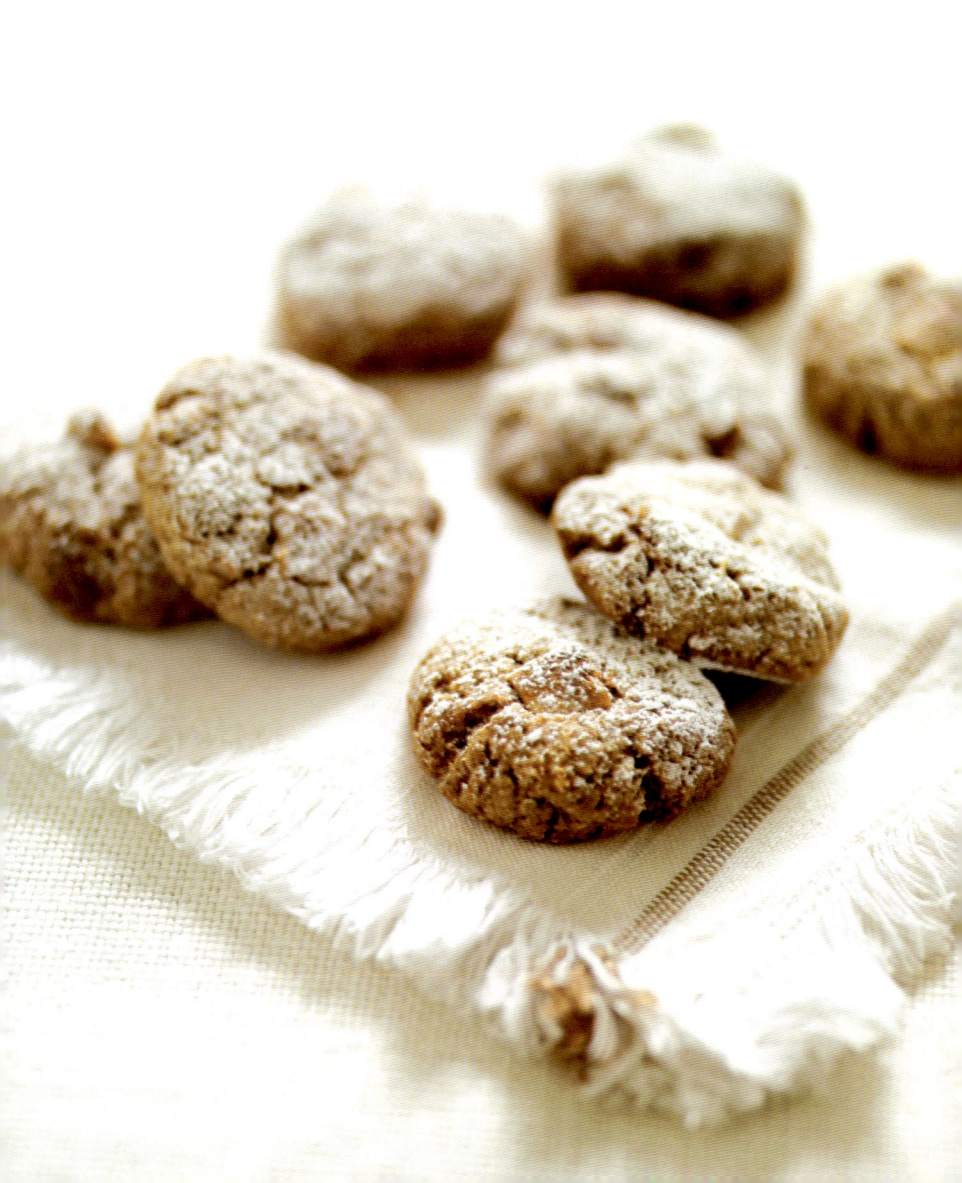

biscuits à l'orange et à la polenta

Par biscuit **67 kcal**
Pour **20 biscuits**
Préparation **10 minutes**
  + réfrigération
Cuisson **8 minutes**

75 g de **polenta**
25 g de **farine de riz**
25 g de **poudre d'amandes**
½ c. à c. de **levure chimique**
75 g de **sucre glace**
50 g de **beurre** coupé en dés
1 **jaune d'œuf** battu
le **zeste** râpé de 1 **orange**
25 g d'**amandes** effilées

Recouvrez 2 plaques de cuisson de papier sulfurisé. Mettez la polenta, la farine, la poudre d'amandes, la levure, le sucre glace et le beurre dans le bol d'un robot et mixez jusqu'à obtenir un mélange sableux. Vous pouvez également sabler la pâte du bout des doigts dans un saladier.

Incorporez le jaune d'œuf et le zeste d'orange, puis formez une boule de pâte. Enveloppez la pâte dans du film alimentaire et placez 30 minutes au réfrigérateur.

Étalez la pâte sur le plan de travail en une fine couche. À l'aide d'un emporte-pièce de 4 cm de diamètre, découpez environ 20 disques de pâte. Posez les disques de pâte sur les plaques de cuisson, parsemez d'amandes effilées et faites cuire 8 minutes environ dans un four préchauffé à 180 °C. Sortez les biscuits du four, attendez quelques minutes pour les faire durcir puis laissez-les refroidir sur une grille.

Pour des biscuits à la polenta et aux épices,
préparez la pâte comme ci-dessus en ajoutant avec le jaune d'œuf ¼ de cuillerée à café d'extrait naturel de vanille et ½ cuillerée à café de cannelle moulue et ½ cuillerée à café d'épices pour pain d'épices. Placez la pâte au réfrigérateur, puis étalez-la comme ci-dessus. Découpez les biscuits à l'aide d'emporte-pièce de différentes tailles en forme d'étoile. Posez les biscuits sur des plaques de cuisson recouvertes de papier sulfurisé et faites cuire comme ci-dessus en supprimant les amandes effilées.

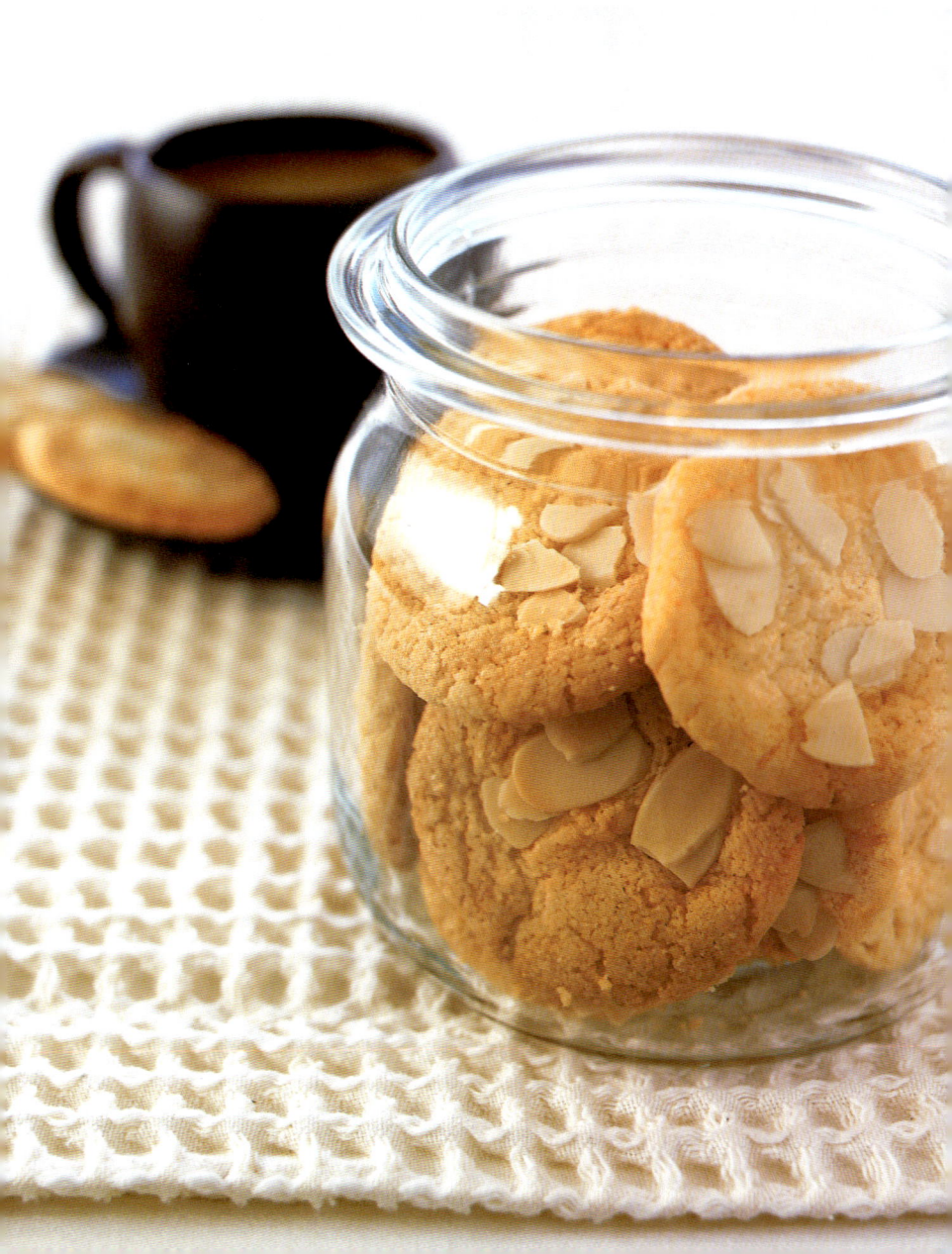

carrés citron, pistaches et dattes

Par carré **174 kcal**
Pour **15 à 20 carrés**
Préparation **10 minutes**
 + réfrigération
Cuisson **20 minutes**

le **zeste** râpé de 1 **citron**
75 g de **dattes** coupées en dés
75 g de **pistaches** non salées, décortiquées et hachées
75 g d'**amandes** effilées hachées
125 g de **sucre roux en poudre**
150 g de **flocons de millet**
40 g de **corn flakes** légèrement écrasés
400 g de **lait concentré** non sucré
25 g de **graines mélangées**, comme **graines de courge** et **de tournesol**

Mélangez tous les ingrédients dans un saladier. Versez-les sur une plaque de cuisson de 28 x 18 cm et faites cuire dans un four préchauffé à 180 °C pendant 20 minutes.

Sortez la plaque du four, laissez refroidir puis prédécoupez 15 à 20 carrés. Laissez refroidir au réfrigérateur. Si vous avez envie, vous pouvez décorer le dessus avec du chocolat fondu lorsque les carrés ont refroidi.

Pour des carrés au chocolat et aux amandes, mélangez les ingrédients comme ci-dessus en remplaçant les pistaches et les amandes effilées par 100 g d'amandes mondées grossièrement hachées, 65 g de flocons de blé et 50 g de chocolat noir fondu. Poursuivez la recette comme ci-dessus. Décorez le dessus des carrés refroidis avec du chocolat blanc fondu, si vous le souhaitez.

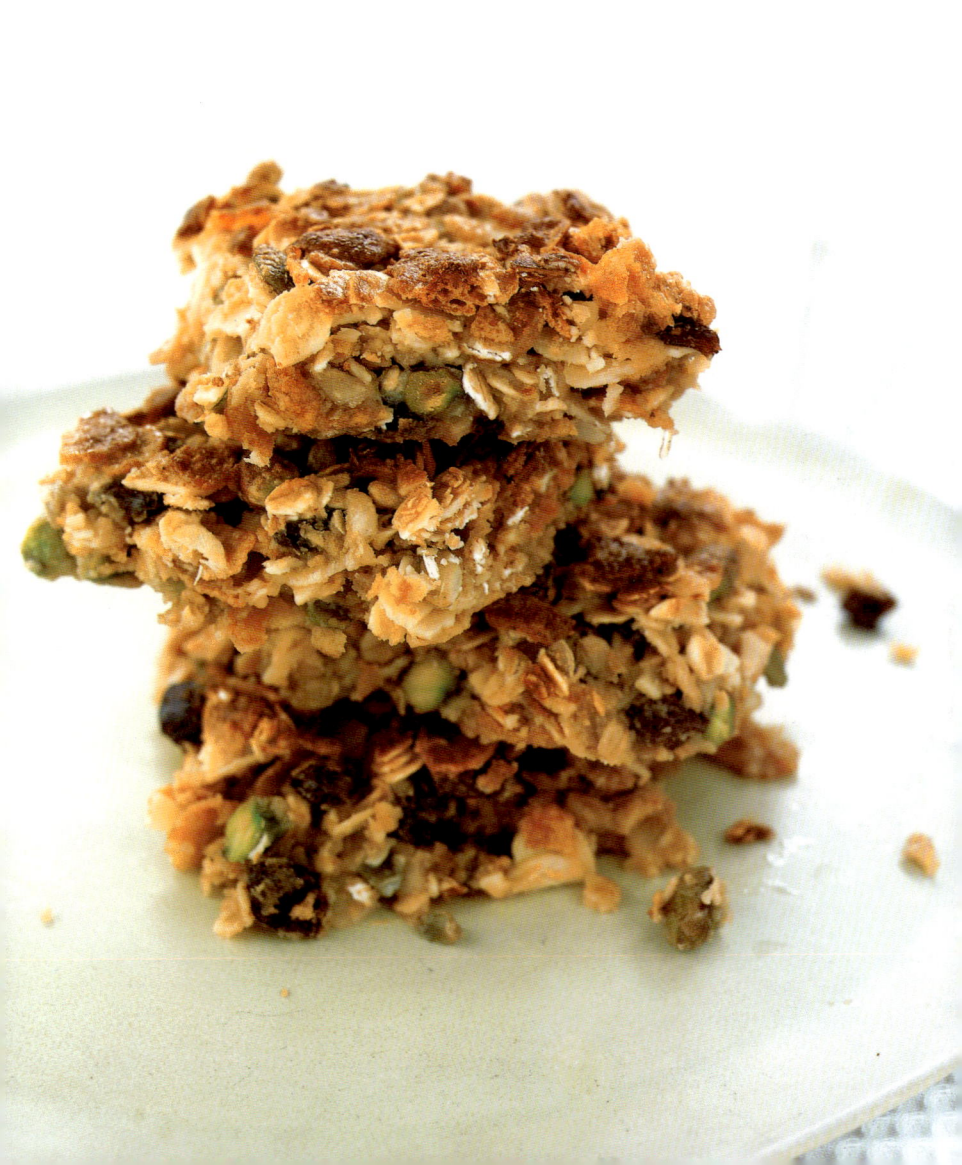

gâteau carottes-ananas-raisins secs

Par part **307 kcal**
Pour **16 parts**
Préparation **10 minutes**
Cuisson **1 heure**

175 g de **farine de riz complète**
375 g de **sucre en poudre**
2 c. à c. de **levure chimique**
1 c. à c. de **gomme de xanthane** (magasins diététiques ou professionnels)
1 c. à c. de **cannelle en poudre**
150 ml d'**huile de pépins de raisin** ou **de maïs**
2 **œufs** battus
quelques gouttes d'**extrait de vanille**
375 g de **carottes** râpées
50 g de **noix de coco** râpée
100 g d'**ananas** en morceaux en boîte, égouttés
50 g de **raisins secs**

Nappage
200 g de **fromage frais** (type St-Môret)
2 c. à s. de **miel** liquide
75 g de **noix** hachées (facultatif)

Beurrez et farinez un moule carré de 20 cm de côté. Tamisez la farine, le sucre, la levure chimique, la gomme de xanthane et la cannelle dans un saladier. Ajoutez l'huile, les œufs et l'extrait de vanille. Mélangez bien.

Incorporez les carottes, la noix de coco, l'ananas et les raisins secs. Versez la pâte dans le moule. Faites cuire dans un four préchauffé à 180 °C pendant 1 heure environ jusqu'à ce que la pointe d'un couteau plantée au centre ressorte sèche. Retirez du four et laissez refroidir dans le moule.

Fouettez le fromage frais et le miel. Étalez ce mélange sur le gâteau. Parsemez de noix si vous le souhaitez. Découpez 16 carrés.

Pour un gâteau exotique, préparez la pâte comme dans la première étape ci-dessus mais sans la cannelle. Pelez et dénoyautez 1 petite mangue mûre et coupez la chair en dés. Incorporez les dés de mangue, les carottes, la noix de coco et 50 g de noix du Brésil hachées dans la pâte. Supprimez l'ananas et les raisins secs. Faites cuire puis laissez refroidir comme ci-dessus. Pour le nappage, ajoutez la pulpe de 3 fruits de la passion au fromage frais, sucrez avec du miel et étalez sur le gâteau. Coupez en carrés sans ajouter de noix.

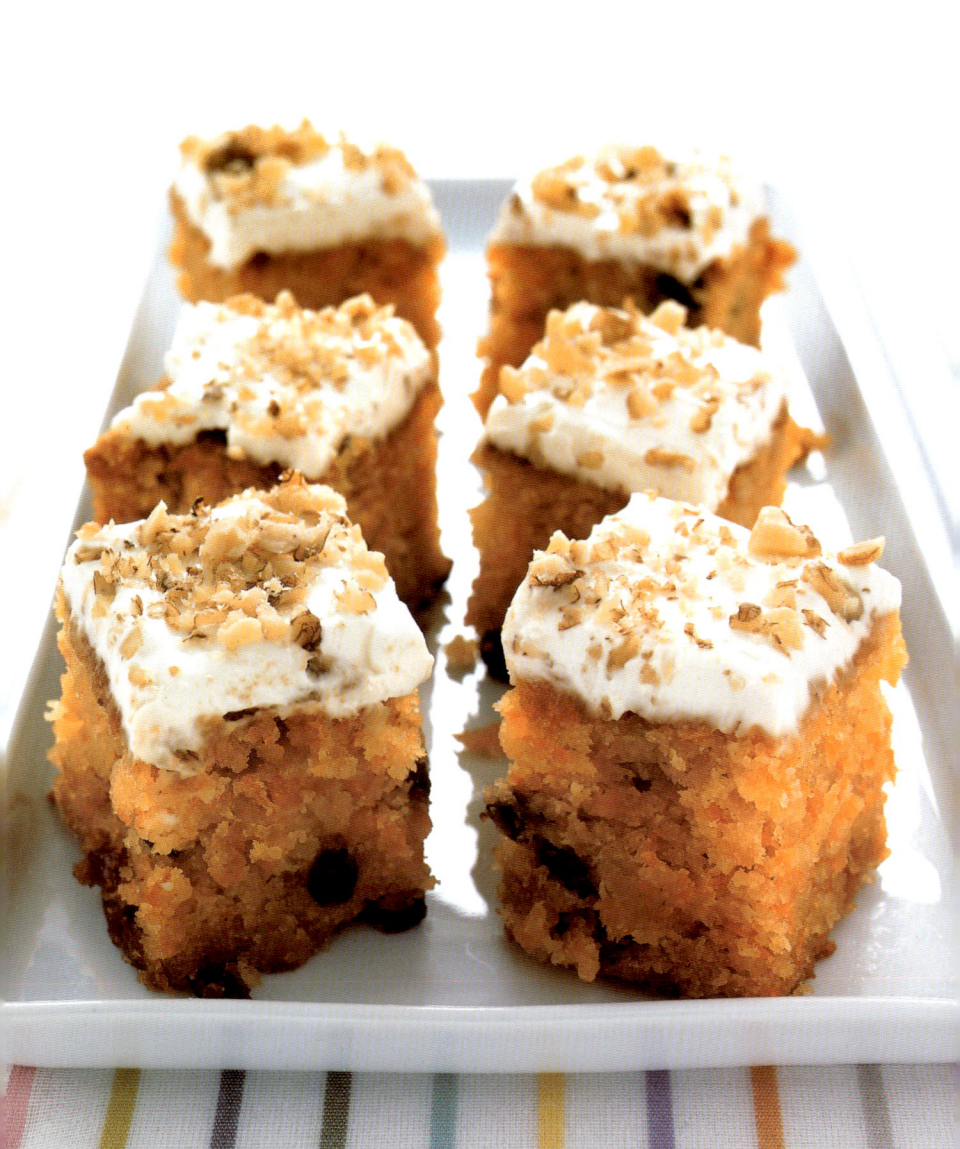

cake moelleux bananes-carottes

Par part **183 kcal**
Pour **14 parts**
Préparation **10 minutes**
Cuisson **1 h 40**

175 g d'**abricots secs moelleux** coupés en dés
125 ml d'**eau**
1 **œuf**
2 c. à s. de **miel** liquide
100 g de **noix** grossièrement hachées
500 g de **bananes** mûres écrasées
1 grosse **carotte** de 125 g environ, râpée
225 g de **farine avec levure incorporée**, tamisée

Nappage au lemon curd
150 g de **fromage frais** (type St-Môret)
2 c. à s. de **lemon curd**

Mettez les abricots secs et l'eau dans une petite casserole, portez à ébullition et faites mijoter 10 minutes. Mixez dans un robot ou un blender pour obtenir un coulis épais.

Mettez tous les autres ingrédients dans un saladier et ajoutez le coulis d'abricot. Mélangez bien et versez la pâte dans un moule à cake d'une contenance de 1 litre, beurré et chemisé de papier sulfurisé.

Faites cuire dans un four préchauffé à 180 °C pendant 1 h 30 jusqu'à ce que la pointe d'un couteau plantée au milieu du gâteau ressorte sèche. Laissez refroidir sur une grille.

Fouettez le fromage frais et le lemon curd, puis étalez ce mélange sur le gâteau.

Pour un cake aux dattes et aux bananes, remplacez les abricots par 150 g de dattes. Faites cuire avec 75 cl d'eau seulement et mixez comme ci-dessus. Préparez la pâte avec les ingrédients ci-dessus mais en remplaçant le coulis d'abricot par le coulis de dattes et en ajoutant 2 cuillerées à café d'épices à pain d'épices. Faites cuire puis laissez refroidir comme ci-dessus. Mélangez 1 cuillerée à café de cannelle moulue et 2 cuillerées à soupe de sucre roux, puis saupoudrez ce mélange sur le gâteau à la place du nappage au lemon curd.

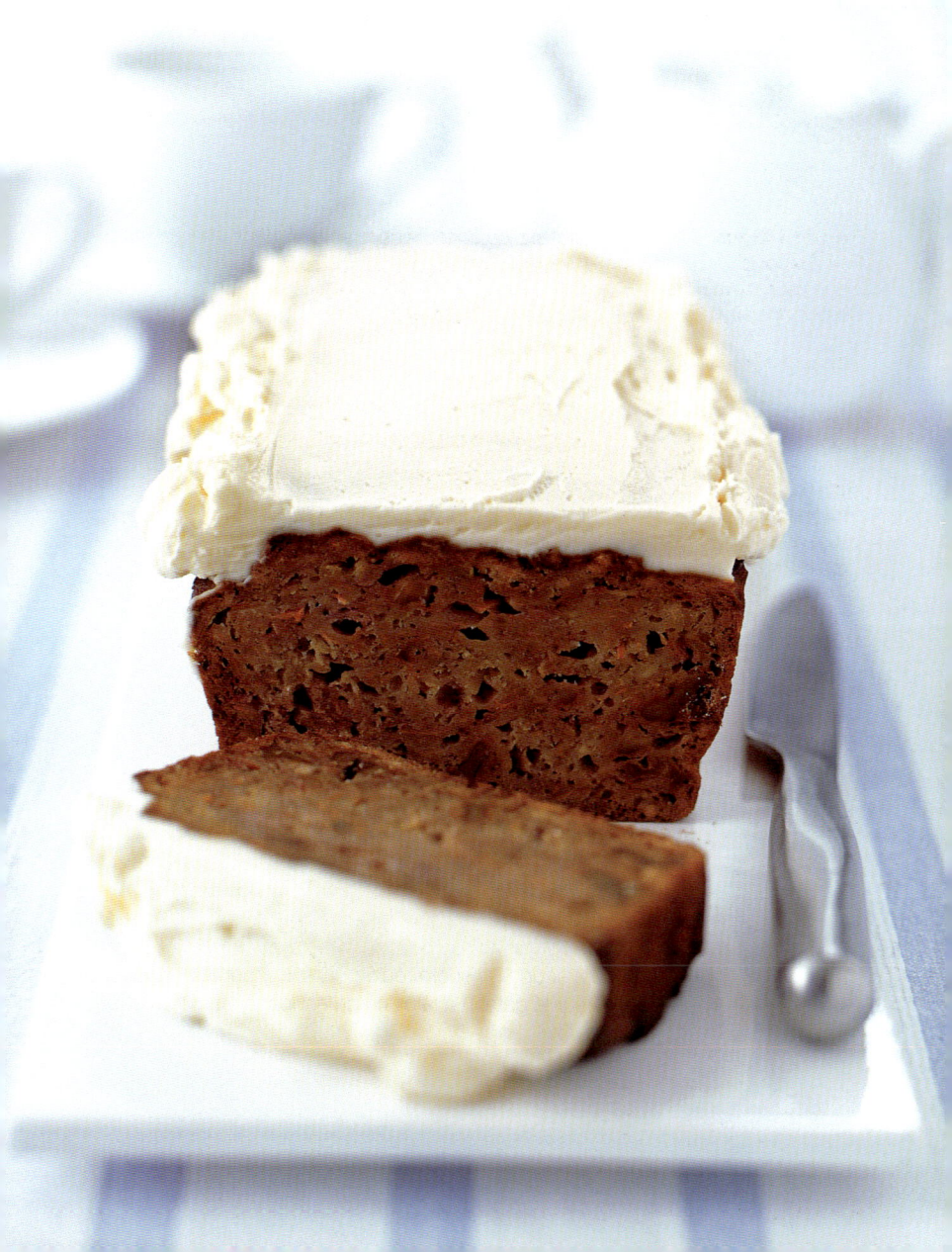

cake au citron

Par part **334 kcal**
Pour **12 parts**
Préparation **10 minutes**
Cuisson **40 minutes**

250 g de **beurre** ramolli
250 g de **sucre en poudre**
250 g de **farine de riz complète**
2 c. à c. de **levure chimique**
4 **œufs** battus
le **zeste** râpé et le **jus** de 1 **citron**

Glaçage au citron
le **zeste** râpé et le **jus** de 2 **citrons**
100 g de **sucre en poudre**

Beurrez et chemisez de papier sulfurisé un moule à cake d'une contenance de 1 litre. Mettez tous les ingrédients du cake dans le bol d'un robot et mixez pour obtenir une pâte lisse, ou mélangez dans un saladier.

Versez la pâte dans le moule et faites cuire dans un four préchauffé à 180 °C pendant 35 à 40 minutes jusqu'à ce qu'il soit doré et ferme au toucher. Sortez le cake du four et posez le moule sur une grille.

Piquez le gâteau à l'aide d'une pique en bois ou d'une brochette. Mélangez les ingrédients du glaçage dans un saladier. Versez ce mélange sur le cake encore chaud. Laissez refroidir complètement. Décorez avec un zeste de citron si vous le souhaitez.

Pour un cake à l'orange et aux cranberries, préparez la pâte à cake comme ci-dessus en remplaçant la farine de riz complète par de la farine de riz normale et remplacez le citron par le zeste et le jus de ½ orange. Incorporez 100 g de cranberries séchées et faites cuire comme ci-dessus. Préparez le glaçage à l'orange et ajoutez 1 cuillerée à soupe de cognac au mélange, puis versez sur le cake.

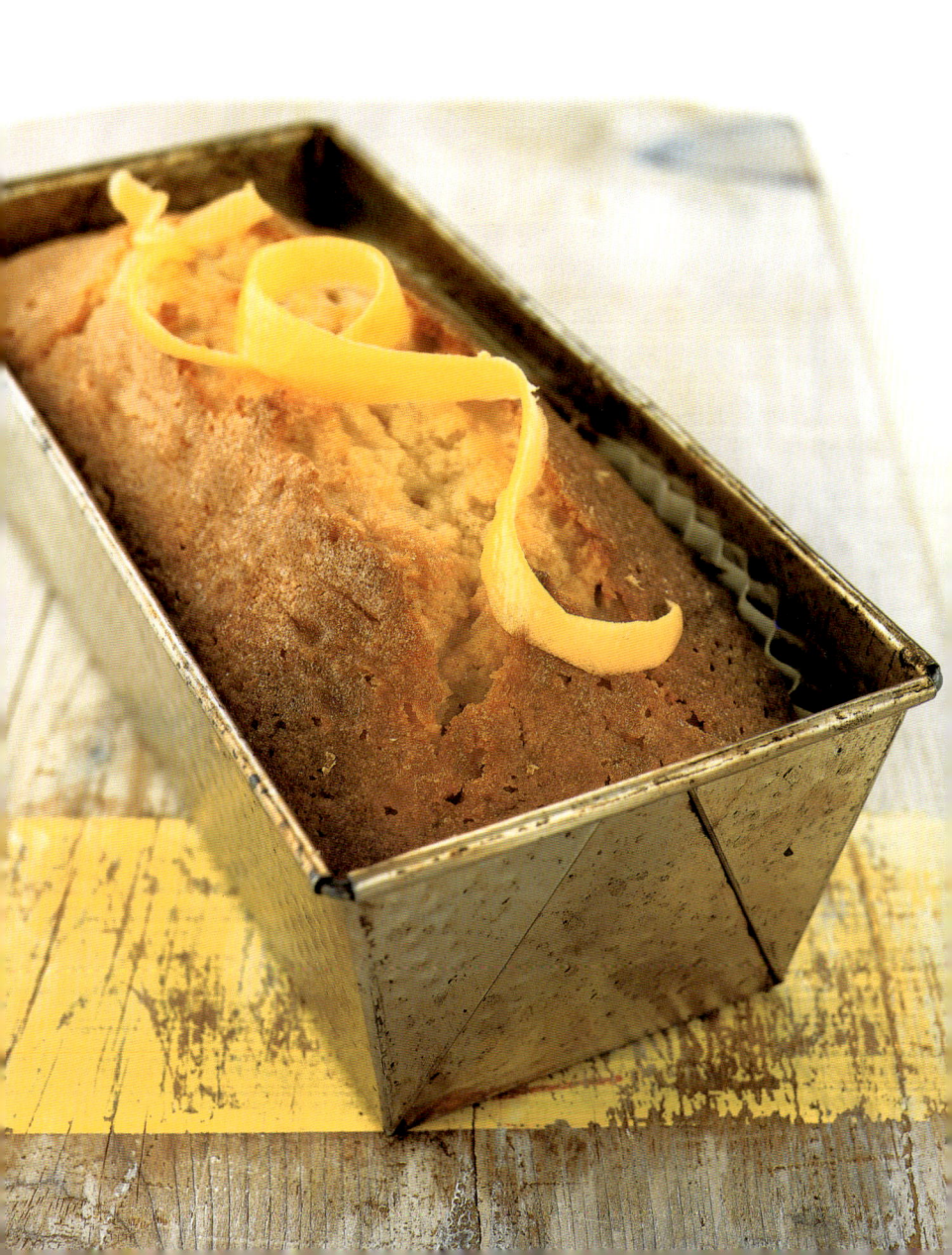

gâteau chocolat-courgette-noisettes

Par part **266 kcal**
Pour **12 parts**
Préparation **10 minutes**
Cuisson **40 minutes**

250 g de **courgettes** grossièrement râpées
2 **œufs**
100 ml d'**huile**
le **zeste** râpé et le **jus** de 1 **orange**
125 g de **sucre en poudre**
225 g de **farine avec levure incorporée**
2 c. à s. de **cacao amer en poudre**
½ c. à c. de **bicarbonate de soude**
½ c. à c. de **levure chimique**
50 g d'**abricots secs** moelleux coupés en dés

Nappage
200 g de **fromage frais** (type St-Môret)
2 c. à s. de **pâte à tartiner au chocolat**
1 c. à s. de **noisettes** grillées et hachées

Mettez les courgettes dans une passoire et pressez-les pour retirer le maximum d'eau.

Battez les œufs, l'huile, le zeste et le jus d'orange et le sucre dans un saladier. Tamisez la farine, le cacao en poudre, le bicarbonate de soude et la levure, puis incorporez-les au mélange précédent.

Ajoutez les courgettes et les abricots, puis versez la pâte dans un moule à manqué de 20 cm de diamètre, beurré et chemisé de papier sulfurisé.

Faites cuire dans un four préchauffé à 180 °C pendant 40 minutes jusqu'à ce que le gâteau soit gonflé et ferme au toucher. Démoulez le gâteau et laissez-le refroidir sur une grille.

Fouettez le fromage frais et la pâte à tartiner au chocolat, puis étalez ce mélange sur le dessus du gâteau. Parsemez de noisettes.

Pour un nappage à la fraise et au fromage blanc, à utiliser à la place du nappage au fromage frais et à la pâte à tartiner au chocolat, mixez 100 g de fraises et 1 cuillerée à soupe de miel liquide dans un blender ou un robot. Incorporez 125 g de fromage blanc nature et étalez ce mélange sur le dessus du gâteau refroidi. Décorez le dessus du gâteau avec des fraises coupées en deux si vous le souhaitez.

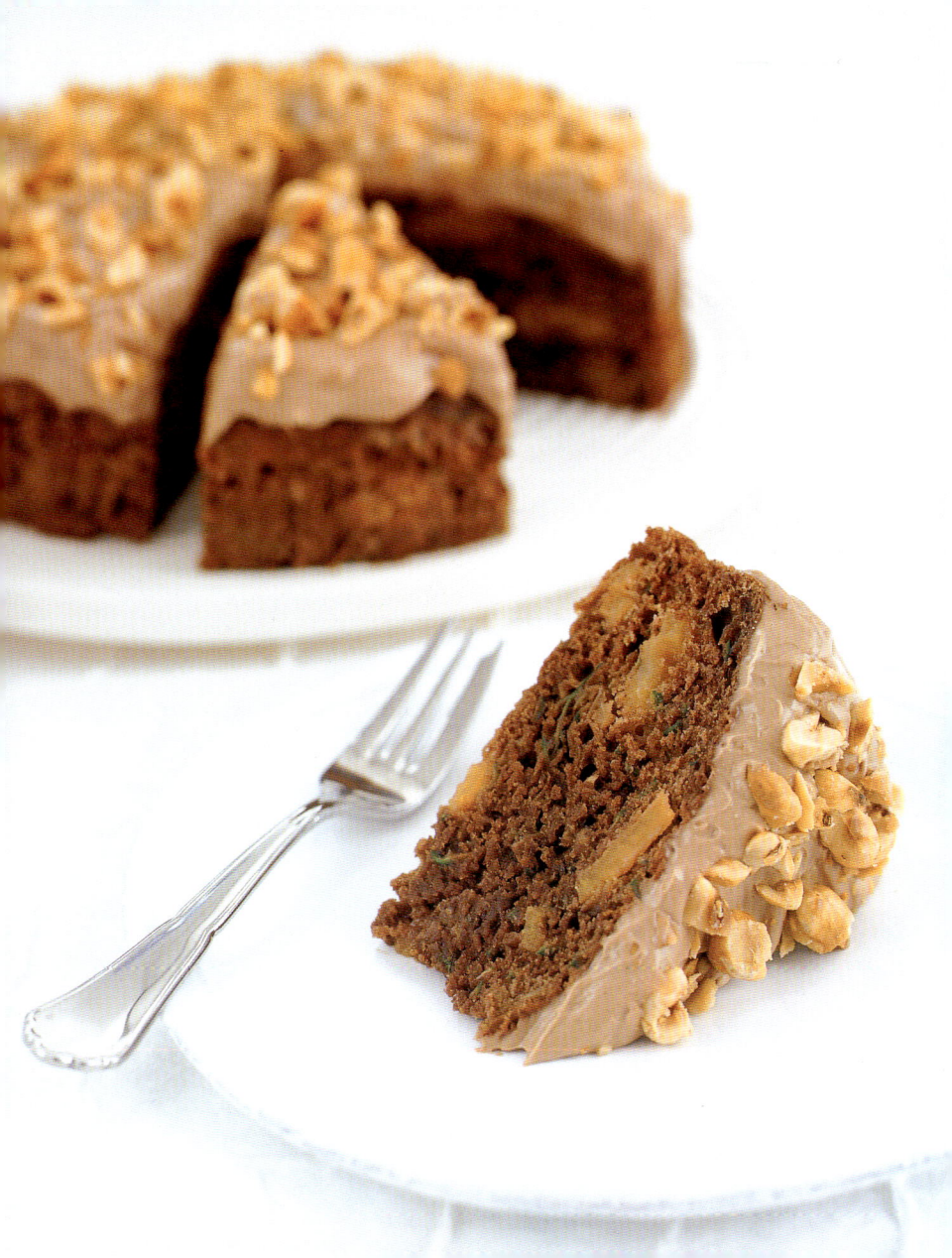

triangles de pommes de terre au thym

Par triangle **91 kcal**
Pour **6 triangles**
Préparation **10 minutes**
Cuisson **5 minutes**

250 g de **pommes de terre** coupées en morceaux de 2 cm et cuites à l'eau 10 minutes
50 g de **farine de riz**
1 pincée de **sel**
1 c. à c. de **levure chimique**
1 c. à c. de **thym** frais haché
2 c. à s. de **lait fermenté** ou de **lait ribot**
1 **œuf** battu
un peu d'**huile végétale** et de **beurre** pour la cuisson

Mettez les pommes de terre et une noisette de beurre dans un saladier et écrasez les pommes de terre en purée. Ajoutez le reste des ingrédients et mélangez pour former une boule de pâte.

Étalez la pâte sur un plan de travail légèrement fariné et formez un disque de 5 mm d'épaisseur que vous découpez en 6 triangles.

Badigeonnez un gril en fonte à rainures ou une poêle antiadhésive avec un peu d'huile et ajoutez une noisette de beurre, puis faites cuire les triangles quelques minutes de chaque côté jusqu'à ce qu'ils soient dorés. Servez avec du beurre et du fromage.

Pour des triangles aux pommes de terre et au safran avec du fromage aux herbes, faites tremper quelques filaments de safran dans 1 cuillerée à soupe d'eau chaude pendant 15 minutes. Pendant ce temps, faites cuire les pommes de terre et écrasez-les en purée comme ci-dessus. Ajoutez l'eau safranée et le reste des ingrédients en supprimant le thym. Formez les triangles et faites-les cuire comme ci-dessus. Mélangez 2 cuillerées à soupe de basilic haché et 2 cuillerées à soupe de persil haché avec 150 g de fromage frais crémeux (type St-Môret) et servez avec les triangles chauds.

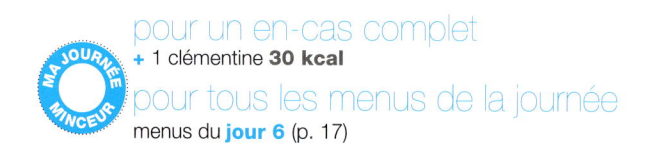

pour un en-cas complet
+ 1 clémentine **30 kcal**

pour tous les menus de la journée
menus du **jour 6** (p. 17)

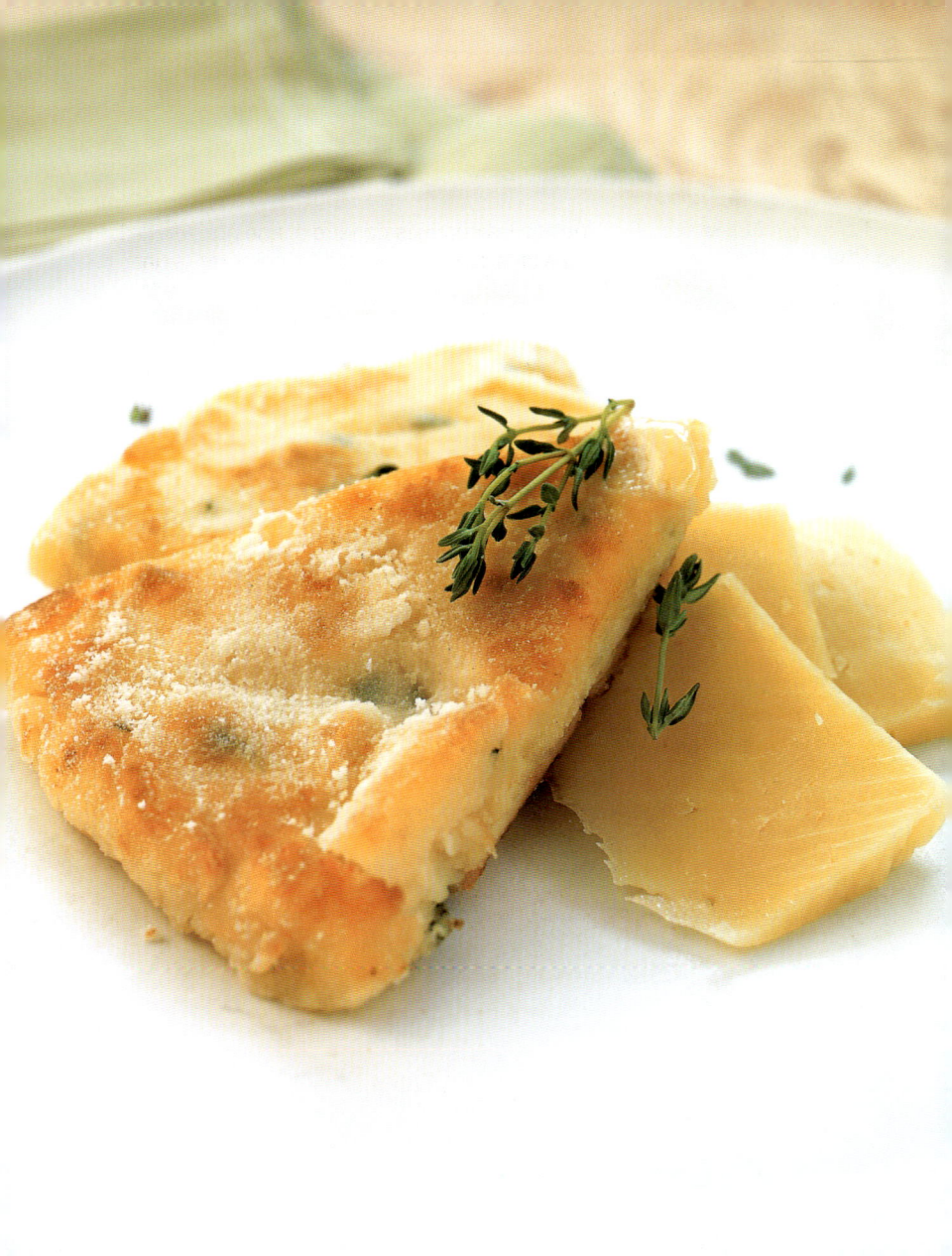

beignets indiens aux oignons

Par beignet **310 kcal**
Pour **6 beignets**
Préparation **20 minutes**
Cuisson **5 minutes**

2 c. à s. d'**huile d'olive**
1 **oignon** coupé en tranches
2 gousses d'**ail** coupées en tranches
1 c. à c. de **graines de cumin**
2 c. à s. de **coriandre** hachée
200 g de **farine de pois chiche**
1 c. à c. de **bicarbonate de soude**
½ c. à c. de **sel**
250 ml d'**eau**

Faites chauffer la moitié de l'huile d'olive dans une poêle antiadhésive, ajoutez l'oignon, l'ail et les graines de cumin, puis faites cuire 5 à 6 minutes jusqu'à ce que l'oignon soit doré et tendre. Ajoutez la coriandre.

Pendant ce temps, mélangez la farine, le bicarbonate de soude, le sel et l'eau dans un saladier. Laissez reposer 10 minutes puis ajoutez l'oignon.

Faites chauffer un peu de l'huile restante dans la poêle et ajoutez quelques cuillerées de pâte pour former des beignets. Faites cuire 2 à 3 minutes en retournant à mi-cuisson. Faites cuire le reste de pâte de la même façon.

Pour un chutney aux herbes et au yaourt à servir avec les beignets, mixez 2 cuillerées à soupe de yaourt, 1 poignée de feuilles de menthe et 1 poignée de feuilles de coriandre dans un blender ou un robot avec 1 cuillerée à soupe de jus de citron jusqu'à ce que le mélange soit lisse. Versez ce mélange dans un bol avec 4 autres cuillerées à soupe de yaourt nature. Salez. Couvrez et placez au réfrigérateur jusqu'au moment de servir les beignets.

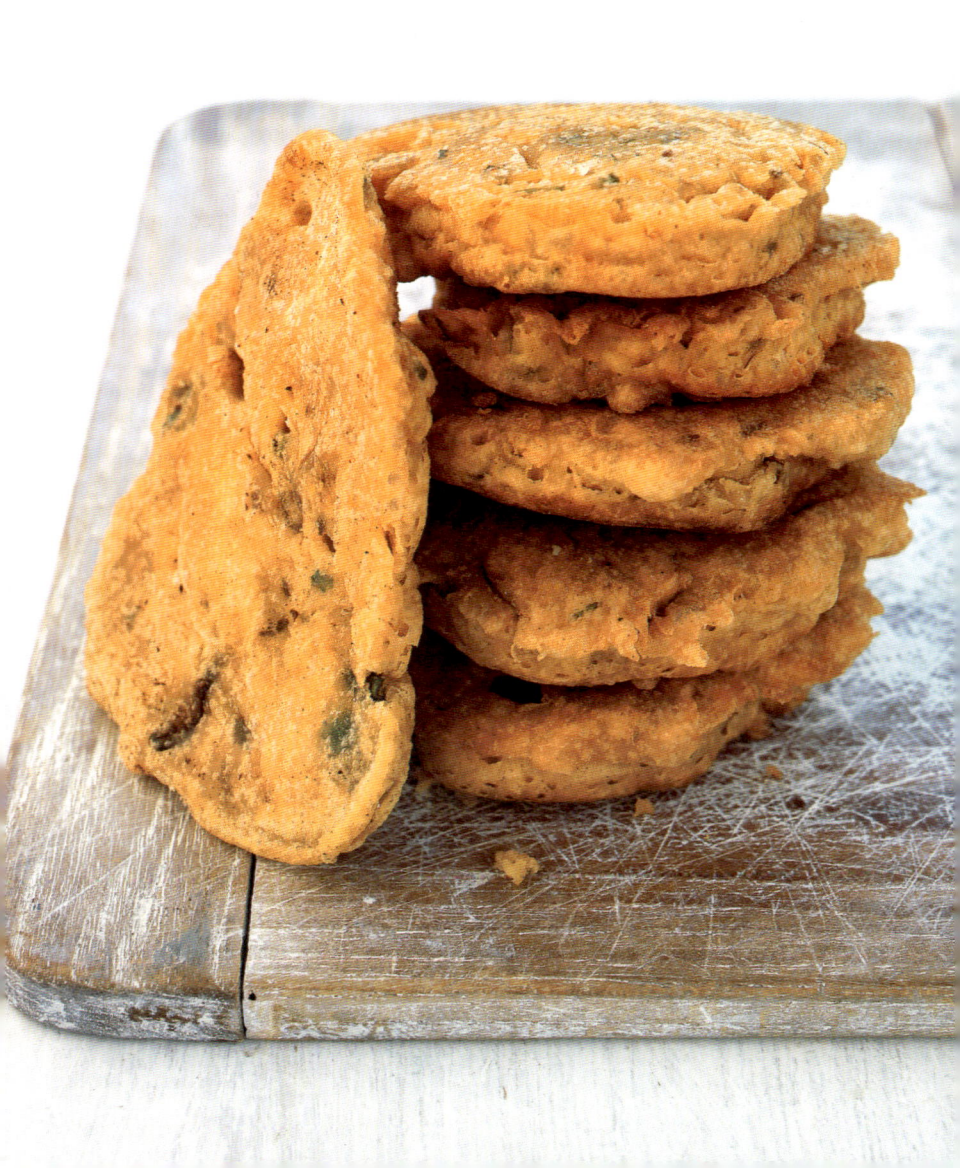

pain moulé à la feta et aux herbes

Par part **118 kcal**
Pour **14 parts**
Préparation **10 minutes**
  + levage et refroidissement
Cuisson **45 minutes**

200 g de **polenta**
100 g de **farine de riz**
50 g de **lait en poudre**
1 pincée de **sel**
7 g de **levure de boulanger déshydratée** super active
2 c. à c. de **sucre en poudre**
2 c. à c. de **gomme de xanthane**
  (magasins diététiques ou professionnels)
3 **œufs** battus
2 c. à s. d'**herbes aromatiques** mélangées
450 ml d'**eau tiède**
100 g de **feta** émiettée

Beurrez un moule à cake d'une contenance de 1 litre et chemisez-le de papier sulfurisé. Tamisez la polenta, la farine de riz, le lait en poudre et le sel dans un saladier puis mélangez bien. Incorporez la levure, le sucre et la gomme de xanthane.

Mélangez les œufs, les herbes et l'eau dans un bol, puis ajoutez-les aux ingrédients secs. Mélangez bien pour former une pâte souple. Pétrissez 5 minutes puis incorporez la feta.

Versez la pâte dans le moule, couvrez avec un torchon propre légèrement humide et laissez gonfler 30 minutes dans un endroit tiède jusqu'à ce que la pâte arrive presque en haut du moule. Faites cuire dans un four préchauffé à 180 °C pendant environ 45 minutes jusqu'à ce que le pain soit doré et qu'il sonne creux lorsque vous tapotez la croûte.

Retirez le pain du four et laissez-le refroidir sur une grille.

Pour un pain à la polenta, aux épinards et au piment, préparez la pâte comme ci-dessus en remplaçant la feta par 100 g d'épinards cuits (essorés dans un torchon et finement hachés), 1 cuillerée à café de graines de carvi et 1 piment rouge, épépiné et finement haché. Faites gonfler la pâte dans le moule, faites cuire et refroidir comme ci-dessus.

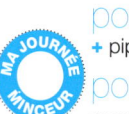

pour un petit déjeuner complet
+ piperade au pastrami **186 kcal** (p. 34)

pour tous les menus de la journée
menus du **jour 2** (p. 15)

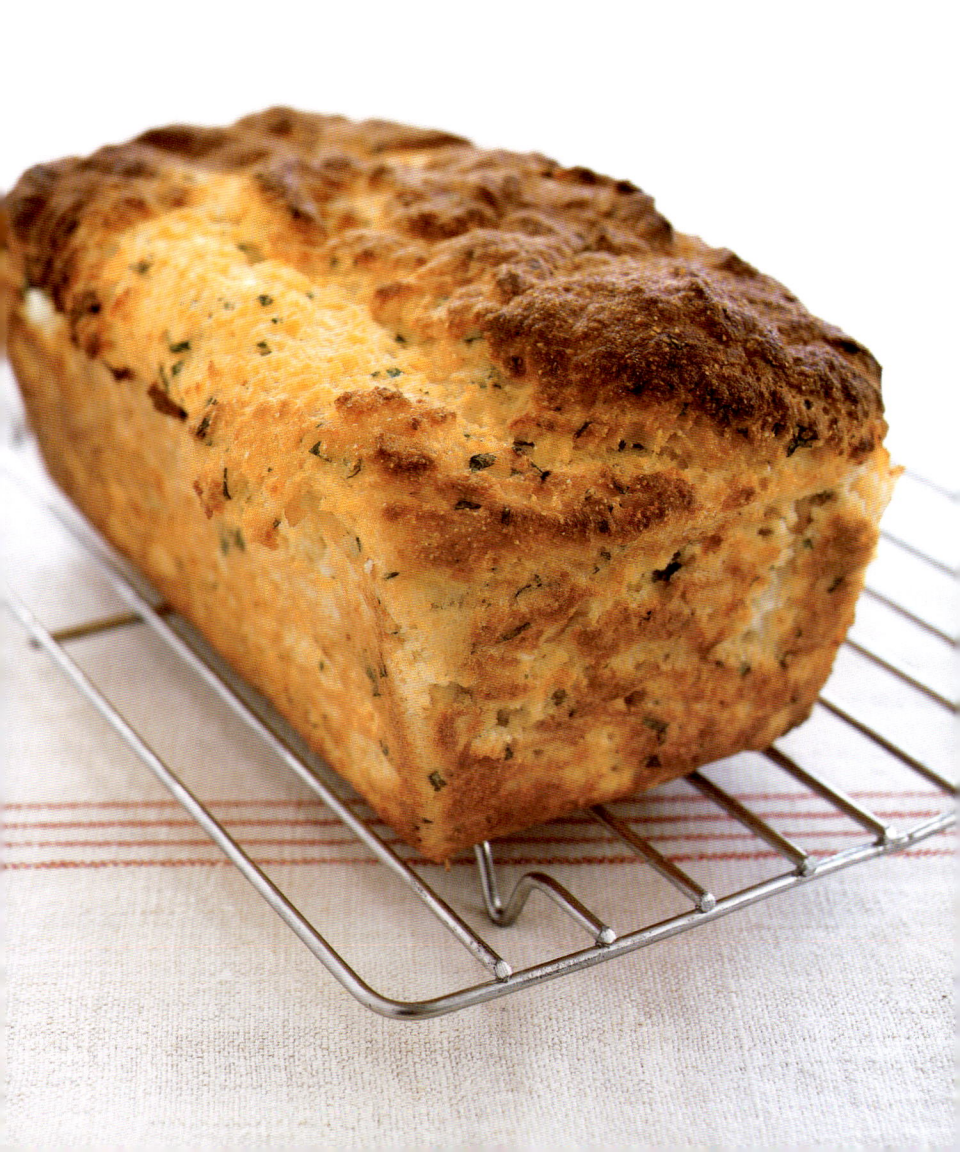

pain aux graines et aux noisettes

Par part **263 kcal**
Pour **8 parts**
Préparation **10 minutes**
Cuisson **25 minutes**

400 g de **farine de riz complète**
25 g de **son de riz**
2 c. à s. de **lait en poudre**
½ c. à c. de **bicarbonate de soude**
1 c. à c. de **levure chimique**
½ à 1 c. à c. de **sel**
1 c. à c. de **gomme de xanthane** (magasins diététiques ou professionnels)
1 pincée de **sucre en poudre**
50 g de **graines mélangées**, comme **graines de tournesol** et **de courge**
50 g de **noisettes** grillées et légèrement hachées
1 **œuf** légèrement battu
300 ml de **lait fermenté** ou de **lait ribot**

Mettez tous les ingrédients secs, y compris les graines et les noisettes, dans un saladier et mélangez bien. Dans un bol, mélangez l'œuf et le lait fermenté, puis ajoutez-les aux ingrédients secs. Mélangez pour former une boule de pâte.

Posez la boule de pâte sur un plan de travail légèrement fariné et formez un disque de 20 cm de diamètre environ. Tracez 8 parts puis placez la pâte sur une plaque de cuisson et saupoudrez-la d'un peu de farine.

Faites cuire dans un four préchauffé au maximum pendant 10 minutes, puis baissez le four à 200 °C et poursuivez la cuisson pendant 15 minutes environ jusqu'à ce que le pain soit doré et sonne creux lorsque vous tapotez la croûte.

Sortez le pain du four et laissez-le refroidir sur une grille.

Pour des petits pains au parmesan et aux graines, préparez la pâte comme ci-dessus en remplaçant les graines mélangées par 50 g de graines de sésame et les noisettes par 50 g de parmesan râpé. Divisez la pâte en 8 petits pains ronds, placez-les sur une plaque de cuisson et saupoudrez-les d'un peu de farine. Faites-les cuire 10 minutes comme ci-dessus, puis baissez le four à 200 °C et faites-les cuire 8 à 10 minutes jusqu'à ce que les petits pains sonnent creux lorsque vous tapotez la croûte.

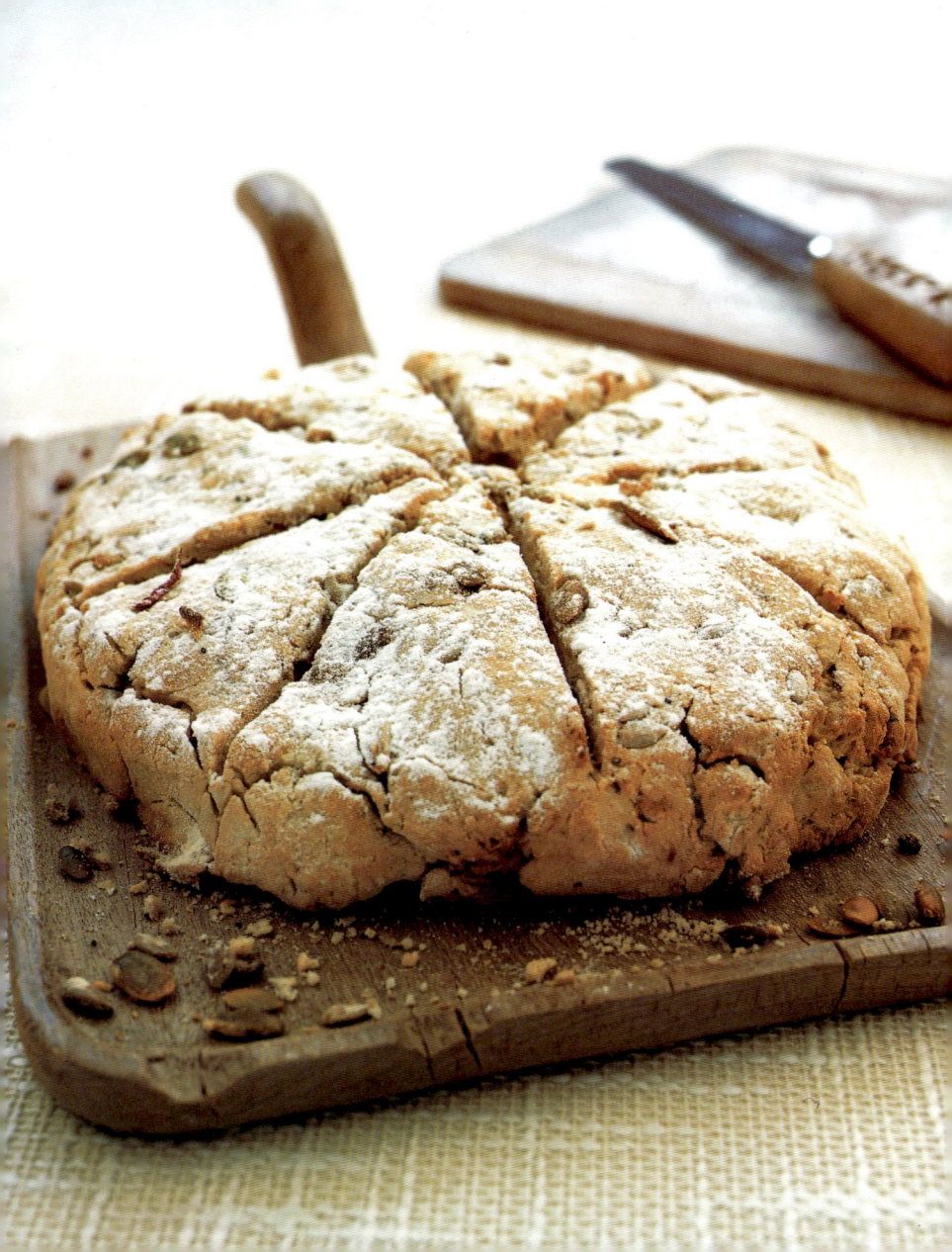

roulés façon pizza

Par roulé **331 kcal**
Pour **8 roulés**
Préparation **25 minutes**
+ levage
Cuisson **15 minutes**

2 sachets de 7 g de **levure de boulanger déshydratée** super active
1 c. à c. de **sucre en poudre**
250 ml de **lait tiède**
175 g de **farine de riz**
125 g de **fécule de pomme de terre**
1 c. à c. de **levure chimique**
1 c. à c. de **gomme de xanthane** (magasins diététiques ou professionnels)
1 pincée de **sel**
1 c. à s. d'**huile de tournesol**
1 **œuf** battu

Garniture
4 c. à s. de **coulis de tomates**
200 g d'un **mélange de fromages râpés**, comme de la mozzarella et du cantal
75 g de **jambon blanc** très finement tranché, coupé en lanières
1 poignée de **basilic** haché

Mettez la levure, le sucre et le lait dans un saladier et laissez reposer 10 minutes environ. Dans un saladier, mélangez la farine de riz, la fécule de pomme de terre, la levure, la gomme de xanthane et le sel.

Mélangez l'huile et l'œuf avec la levure puis ajoutez-les aux ingrédients secs. Mélangez pour former une pâte. Posez la pâte sur un plan de travail fariné avec de la farine de riz et pétrissez 5 minutes en ajoutant un peu de farine de riz si la pâte devient trop collante. Mettez la pâte dans un saladier légèrement huilé, couvrez avec un torchon propre et laissez lever 40 minutes dans un endroit tiède.

Étalez la pâte sur le plan de travail fariné en rectangle de 30 x 25 cm. Étalez dessus le coulis de tomates puis les autres ingrédients de la garniture. Formez un rouleau et coupez-le en 8 morceaux.

Disposez les 8 morceaux côte à côte sur une plaque de cuisson ou dans un moule huilés. Les morceaux doivent se toucher. Faites cuire 12 à 15 minutes dans un four préchauffé à 220 °C.

Pour une pizza au jambon et à la roquette, préparez la pâte et laissez-la lever comme ci-dessus. Étalez-la sur une plaque de cuisson farinée puis ajoutez le coulis de tomates et le fromage. Faites cuire 12 à 15 minutes dans un four préchauffé à 220 °C. Retirez du four et recouvrez le dessus avec 5 tranches de jambon de Parme et parsemez de basilic et de 1 poignée de roquette. Coupez la pizza en carrés.

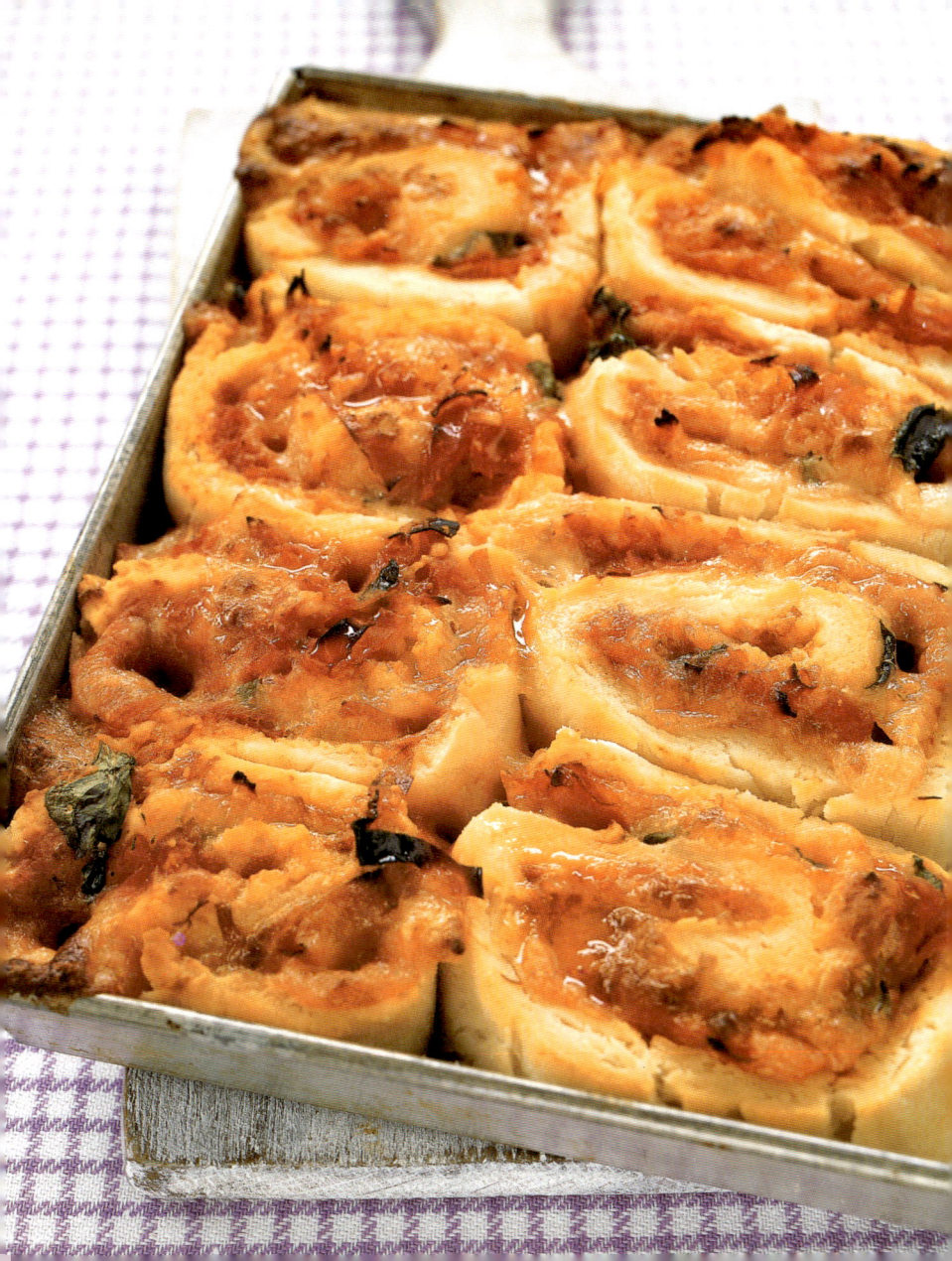

pain aux olives et halloumi

Par part **189 kcal**
Pour **12 parts**
Préparation **15 minutes**
  + levage
Cuisson **25 minutes**

500 g de **farine complète**
  + un peu pour saupoudrer
1 sachet de 7 g
  de **levure de boulanger déshydratée** super active
1 pincée de **sel**
2 c. à s. d'**huile d'olive**
300 ml d'**eau chaude**
1 **oignon** coupé en fines tranches
100 g d'**olives** dénoyautées
75 g de **fromage halloumi** coupé en dés
2 c. à s. de **persil** haché

Mettez la farine, la levure et le sel dans un saladier, puis ajoutez la moitié de l'huile d'olive et l'eau. Mélangez pour former une pâte. Pétrissez la pâte 5 minutes sur un plan de travail fariné pour qu'elle soit lisse et élastique. Mettez-la dans un saladier légèrement huilé, couvrez d'un torchon propre et humide et faites lever 1 heure dans un endroit chaud.

Faites chauffer le reste de l'huile dans une poêle et faites dorer l'oignon 7 à 8 minutes. Laissez refroidir.

Posez la pâte sur le plan de travail fariné, ajoutez le reste des ingrédients, y compris l'oignon, et pétrissez bien. Étalez la pâte en lui donnant une forme ovale et posez-la sur une plaque de cuisson farinée. Laissez lever 1 heure.

Lorsque la pâte a levé, faites quelques entailles sur le dessus, farinez-la légèrement et faites cuire 25 minutes environ dans un four préchauffé à 220 °C. Laissez refroidir sur une grille.

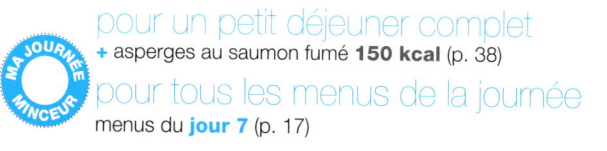

pour un petit déjeuner complet
+ asperges au saumon fumé **150 kcal** (p. 38)

pour tous les menus de la journée
menus du **jour 7** (p. 17)

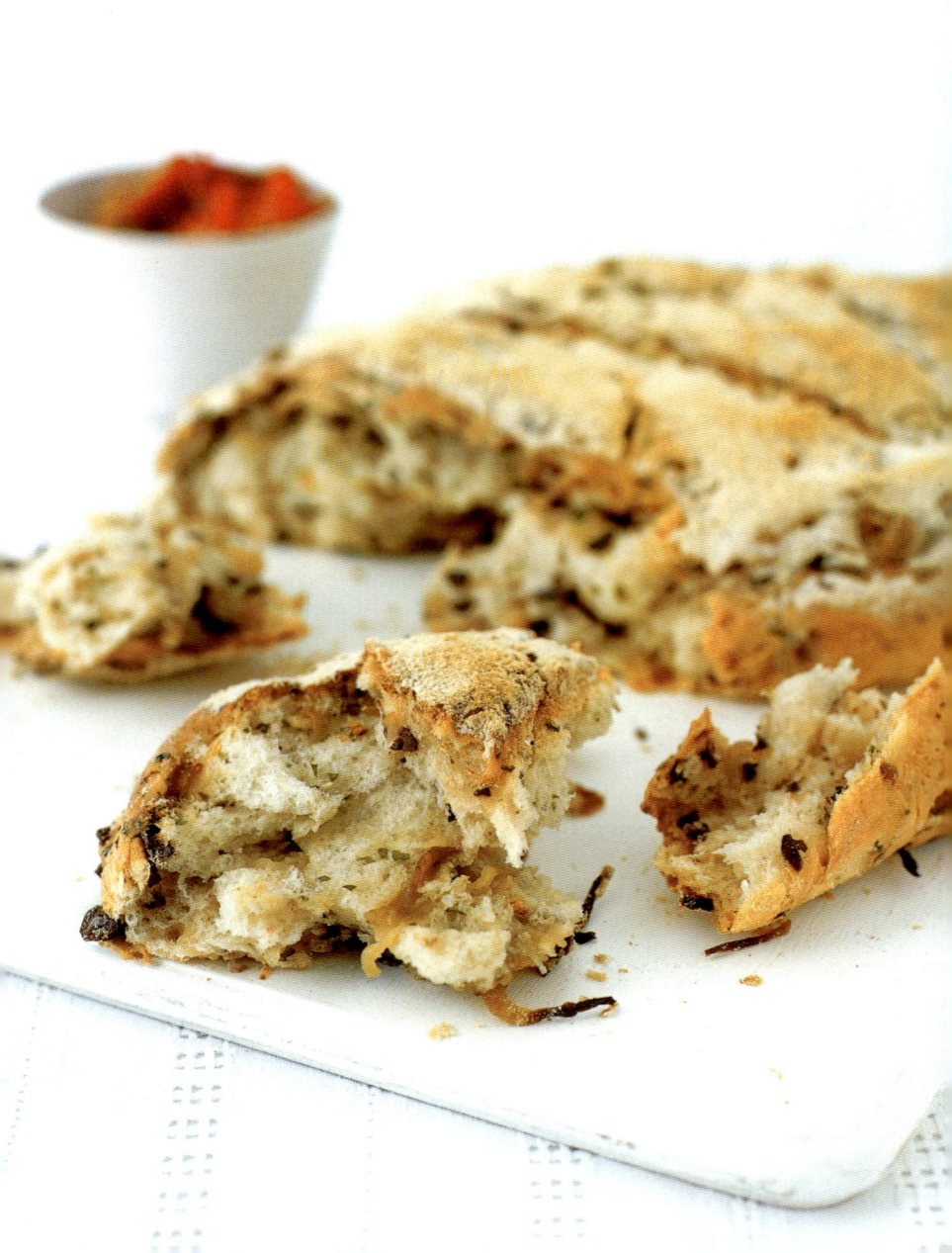

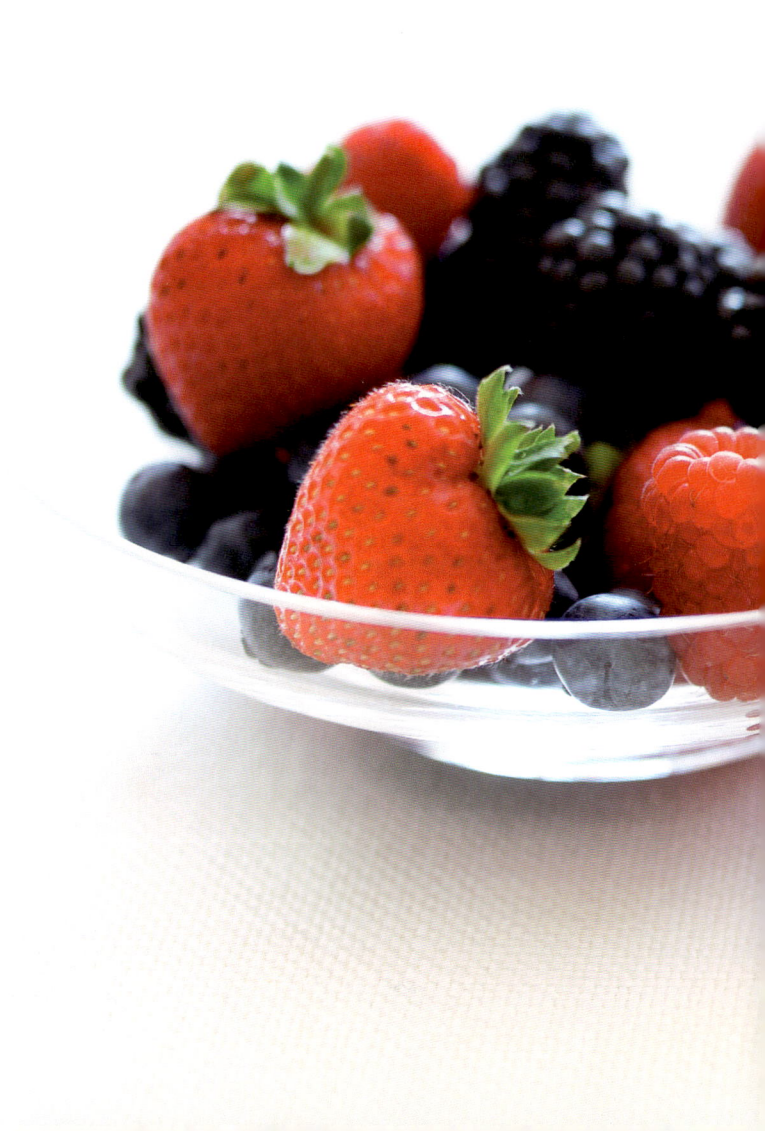

annexe

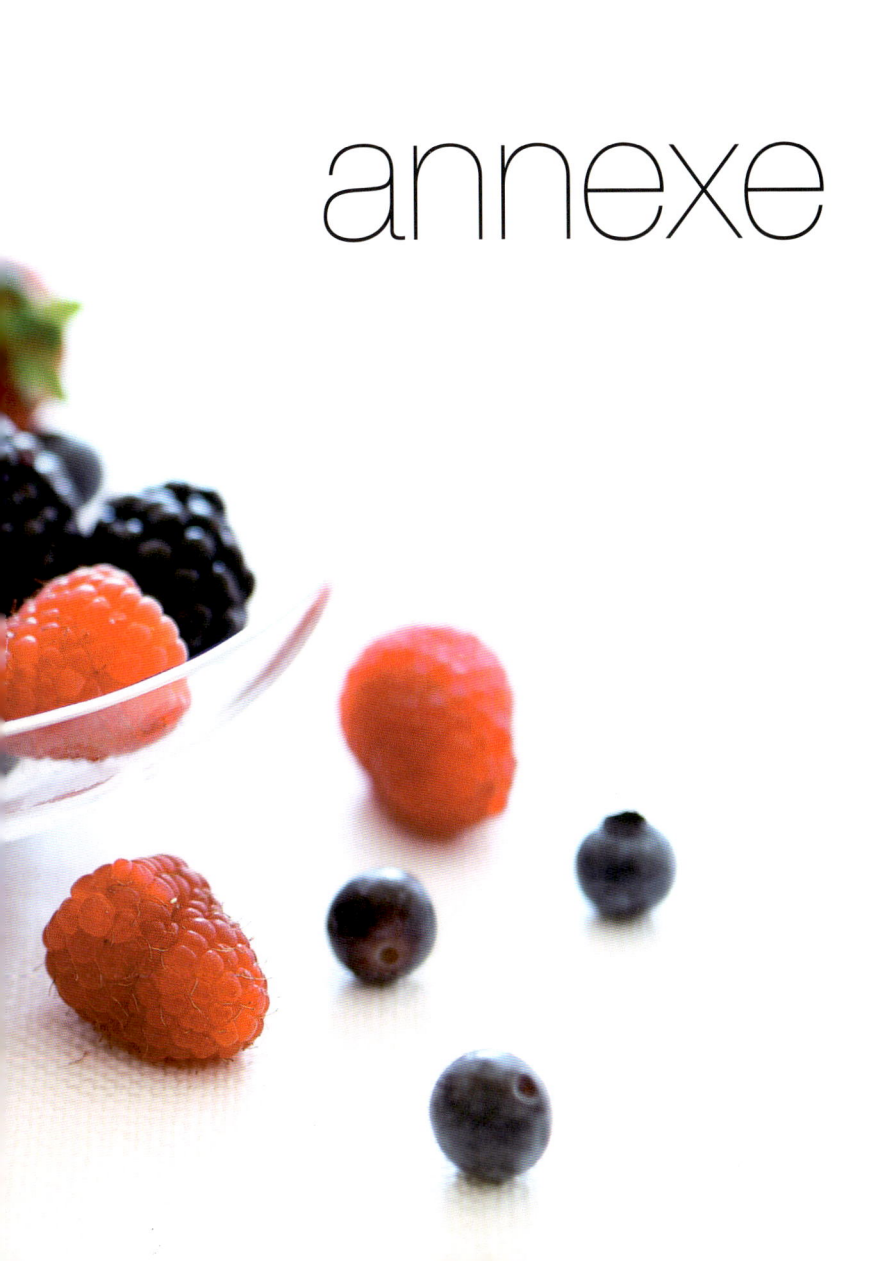

table des recettes

petits déjeuners & brunchs

milk-shake d'été aux fruits 20
granola aux fruits 22
yaourts passion noisettes 24
muffins aux cranberries 26
barres aux céréales 28
muffins à la vanille 30
crêpes légères 32
piperade au pastrami 34
muffins au maïs et au bacon 36
asperges au saumon fumé 38
croquettes de courgettes au bleu 40
scones olives-tomates séchées 42

rapide & léger

soupe de lentilles et petits pois 46
gaspacho 48
soupe à la patate douce et au chou 50
soupe de haricots blancs au bacon 52
soupe miso aux crevettes 54
rognons sautés au marsala 56
bœuf au poivre et mesclun 58
burgers de poulet et salsa de tomates 60
saint-jacques aux asperges 62
croquettes de crabe à la coriandre 64
sardines en persillade 66
barquettes de laitue au crabe 68
crevettes à la pancetta 70
papillote de poisson piment-coriandre 72

rouleaux au crabe et aux nouilles 74
roulés de poivron feta-olives 76
caponata 78
frittatas courgettes-menthe 80
soufflés au fromage de chèvre 82
poivrons farcis à la tapenade 84
granité de melon et jambon cru 86
légumes grillés et rouille
  au poivron rouge 88
patates douces au four 90
salade haricots verts et asperges 92
tortilla pommes de terre et oignons 94
salade de tomates, tofu et poivron 96
sauté au tofu, mangue et gingembre 98
dip au poivron et aux oignons 100

plats minceur à moins de 400 kcal

côtes de porc et purée de panais 104
blancs de poulet laqués au soja 106
pommes de terre, chorizo et poivron 108
riz sauvage jambalaya 110
lasagnes légères 112
haddock aux œufs pochés 114
thon laqué au miel 116
saumon, edamame et céleri-rave 118
saumon en croûte de sésame 120
lentilles vertes au saumon 122
aubergines au four et tzatziki 124
sauté de tofu aux crevettes 126

plats minceur à moins de 300 kcal

côtelettes d'agneau aux herbes	130
agneau mijoté aux flageolets	132
brochettes de bœuf	134
sauté bœuf-poivron à la thaïe	136
brochettes de poulet tikka	138
blancs de poulet farcis	140
brochettes de lotte à la thaïe	142
carrelets frits et sauce à la moutarde	144
saint-jacques et purée de haricots	146
moules au gingembre	148
saint-jacques et sauce au yaourt	150
langoustines au tamarin	152
homards aux échalotes et au vermouth	154
gratin betterave-potiron au chèvre	156
saucisses tofu fumé-abricots secs	158
champignons à la stroganoff	160
tofu et légumes grillés à la chermoula	162

desserts

tartelettes aux noix de pécan	166
tarte renversée aux poires	168
gâteau ricotta-prunes-amandes	170
biscuit roulé chocolat-marrons	172
mousses chocolat blanc-cardamome	174
soufflés chocolat-framboises	176
cheese-cake à la vanille	178
crumble rhubarbe-gingembre-orange	180
granité au champagne	182
parfait rhubarbe-gingembre	184
pavlova aux cerises et nectarines	186
verrines myrtilles-mascarpone	188

gâteaux, biscuits & coupe-faim

petits cakes citron-framboises	192
muffins au cassis et aux amandes	194
mini muffins au chocolat	196
mini banoffee	198
scones aux fraises	200
flapjacks à la mangue	202
biscuits abricot, figue et graines	204
mini sablés à l'orange	206
biscuits cranberries-noisettes	208
biscuits au chocolat blanc	210
biscuits à l'orange et à la polenta	212
carrés citron, pistaches et dattes	214
gâteau carottes-ananas-raisins secs	216
cake moelleux bananes-carottes	218
cake au citron	220
gâteau chocolat-courgette-noisettes	222
triangles de pommes de terre au thym	224
beignets indiens aux oignons	226
pain moulé à la feta et aux herbes	228
pain aux graines et aux noisettes	230
roulés façon pizza	232
pain aux olives et halloumi	234

Les nouveautés :

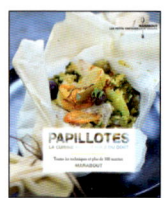

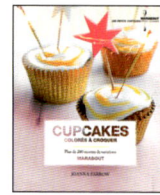

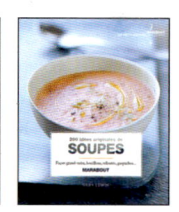

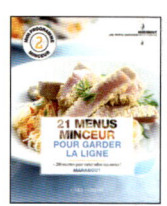

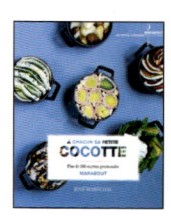

Découvrez toute la collection :

entre amis
À chacun sa petite cocotte
Apéros
Brunchs et petits dîners pour toi & moi
Chocolat
Cocktails glamour & chic
Cupcakes colorés à croquer
Desserts trop bons
Grillades & Barbecue
Verrines

cuisine du monde
200 bons petits plats italiens
Curry
Pastillas, couscous, tajines
Spécial thaï
Wok

tous les jours
200 plats pour changer du quotidien
200 recettes pour étudiants
Cuisine du marché à moins de 5 euros
Les 200 plats préférés des enfants
Mon pain
Pasta
Pâtisserie facile
Petits gâteaux
Préparer et cuisiner à l'avance
Recettes faciles
Recettes pour bébé
Risotto et autres façons de cuisiner le riz
Spécial Débutants
Spécial Poulet

bien-être
5 fruits & légumes par jour
21 menus minceur pour perdre du poids
21 menus minceur pour garder la ligne
200 recettes vitaminées au mijoteur
Papillotes, la cuisine vapeur qui a du goût
Petits plats minceur
Poissons & crustacés
Recettes vapeur
Salades
Smoothies et petits jus frais & sains
Soupes pour tous les goûts

SIMPLE
PRATIQUE
BON

POUR CHAQUE RECETTE, UNE VARIANTE EST PROPOSÉE.

LES PETITS COSTAUDS
MARABOUT CÔTÉ CUISINE